U0607976

YIXUE YINGXIANG JISHU
XUEXI ZHINAN YU GAOPIN KAODIAN

医学影像技术
学习指南与高频考点

主编　王　骏　甘　泉
主审　张玉星

江苏大学出版社

内容提要

面对医学影像技术学与日俱增的知识压力,迫切需要一本既能全面反映当今该学科发展的学习指导用书,又能在短期内辅导应试人员参加各类考试的参考用书。鉴于此,本书按照掌握、熟悉、了解三个层次标明学习侧重点,并在浓缩基本结构、成像原理等精华要点的同时,突出强调各种检查技术的规范作业。书中"高频考点"列出千余道考题,对所学内容进行系统强化。

本书不仅是大学教材《医学影像技术》的辅助教材,也是医学影像技师学习和参加各类考试的辅导用书。

图书在版编目(CIP)数据

医学影像技术:学习指南与高频考点/王骏,甘泉主编. —镇江:江苏大学出版社,2009.8
ISBN 978-7-81130-072-7

Ⅰ.医… Ⅱ.①王…②甘… Ⅲ.影像诊断－医学院校－教学参考资料 Ⅳ.R445

中国版本图书馆 CIP 数据核字(2009)第 150023 号

医学影像技术:学习指南与高频考点

主　编/王　骏　甘　泉
责任编辑/许　龙
出版发行/江苏大学出版社
地　址/江苏省镇江市梦溪园巷 30 号(邮编:212003)
电　话/0511-84446464
排　版/镇江文苑制版印刷有限责任公司
印　刷/丹阳市教育印刷厂
经　销/江苏省新华书店
开　本/787 mm×1 092 mm　1/16
印　张/23.75
字　数/580 千字
版　次/2009 年 8 月第 1 版　2009 年 8 月第 1 次印刷
书　号/ISBN 978-7-81130-072-7
定　价/45.00 元

本书如有印装错误请与本社发行部联系调换

编 辑 委 员 会

主　编　王　骏　甘　泉

副主编　戚跃勇　刘广月　姚建新　吴南洲　王润文

主　审　张玉星

委　员（以姓氏笔画为序）

王　林　（东南大学）　　　　　　王　骏　（南京军区南京总医院）

王润文　（中南大学湘雅医院）　　甘　泉　（江苏大学附属医院）

冯祥太　（石河子大学）　　　　　孙存杰　（徐州医学院）

刘广月　（南京大学）　　　　　　陈　勇　（兰州大学）

杨振贤　（苏州大学）　　　　　　吴南洲　（解放军总医院）

吴虹桥　（常州市妇幼保健院）　　张　宁　（河北医科大学）

张卫萍　（江西医学院上饶分院）　罗来树　（南昌大学）

周学军　（南通大学）　　　　　　赵海涛　（第四军医大学）

姚建新　（南京卫生学校）　　　　侯昌龙　（上海中冶医院）

徐中华　（常州市妇幼保健院）　　戚跃勇　（第三军医大学）

蔡裕兴　（南方医科大学）

其他参加编写人员

邵婷婷　吴佳秋　刘福丽　丁媛媛　王　娇　王玲玲　井昶萍

李　丹　李培红　刘　静　杜　云　陈思羽　管娅芸

序

在知识爆炸的时代，医学影像技术取得了突飞猛进的发展。以暗室技术为例，已从过去的感蓝片、感绿片的暗室化学手工操作，经历了显、定影液套药的自动洗片机冲洗，尔后又经历了激光打印湿式冲洗，最终发展到当今的干式激光打印胶片，使广大医学影像技术人员从暗室操作走向明室作业，并向数字化、网络化发展，做到异地读取照片、通过网络打印胶片，使显示器观察的软阅读成为现实，以至于可以通过网络进行网上会诊。

也正是因为医学影像在短时间的高速发展，我国各大高等医学院校加大了对在校学生的培养力度；卫生行政管理部门设立了在职人员的"三基"考核、上岗考试、职称考试，以及准入制考试；各地学术机构每年也相应举办各类继续教育培训班和学术年会、专题研讨会等，目的就是为了适应时代的高速发展、满足知识更新的需求，最终目标就是：缩短工作流程，提高工作效率，改善服务态度，提高工作质量，提供最佳的影像医疗服务。

然而，面对巨大的知识更新的压力，在短时间内，消化、吸收现代医学影像知识，并将其应用到工作实践中去并非易事。南京军区南京总医院医学影像研究所王骏和江苏大学附属医院甘泉主任组织近20所医学院校和医疗机构的专家针对上述问题编写了本书。

我收到书稿后即利用一切可以利用的时间审读，总体印象很好。本书在每一个章节均分为"学习指南"与"高频考点"两大部分。在"学习指南"中首先突出学习重点，将内容分为掌握、熟悉、了解三个层次，同时突出讲解重点、难点、疑点，在强调工作原理、机械结构的同时加大技术应用的介绍，使传统与现代医学影像技术得到很好的衔接，让业内人员及在校学生学习时有所侧重，使他们做到心中有数、有的放矢。而在"高频考点"中，列有名词、问答、选择等各类试题，以适应各类医学影像技术人员及在校学生的考试需求，通过这些练习可以检查自己的学习效果与掌握情况。

本书作为大学教材《医学影像技术》的辅助教材,内容涉及广泛,深入浅出地做到了理论学习与应试导向相结合。本书作为高校相关专业学生的辅导教材,同样适用于各级医院影像技术人员,是他们参加各类考试的非常有价值的参考书。

本书主编之一王骏是我1990年在福州举办的中华医学会放射技术第三次专题会议上相识的,之后便在诸多全国、全军的学术年会上多次见到他的身影。他始终奋战在医学影像技术工作的第一线,在圆满完成大量繁重的日常工作之余,积极参与教学、科研、科普、宣传工作,发表了数百篇的各类文章,被报刊、杂志、网络媒体广泛转载,并已有数本著作问世。他还利用业余时间创建医学影像健康网,成为我国业内不可多得的品牌网站。不仅如此,他每年还利用业余时间主动承担省、市级学术年会和国家级继续教育学习班的培训工作,在各级学术团体中起到了骨干作用。

我相信:这本学习指导满足了医学影像技术人员的高效学习与应试的多层次需求,将会受到我国医学影像技术学界同仁的广泛欢迎。

全军医学会影像技术专业委员会前主任委员
广州军区武汉总医院教授　　张玉星

2009 年 8 月

目　录

第一篇　对比剂

第二篇　传统X线摄影

第三篇　数字X线摄影

第四篇　计算机断层扫描

第五篇 磁共振成像

第六篇 数字减影血管造影

第七篇 图像处理与计算机辅助诊断

第八篇 医学影像质量控制与成像防护

第九篇 医学影像检查技术的临床应用

第一篇

对 比 剂

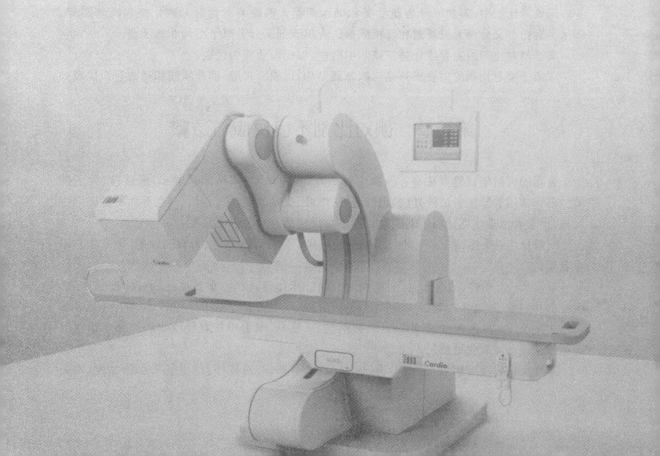

第一章　X线对比剂

学习指南

1. 掌握 X 线对比剂的概念、原理及应用
2. 熟悉对比剂注入的主要方法
3. 了解碘对比剂不良反应的机理

第一节　X线对比剂的分类

X线对比剂分为阴性对比剂与阳性对比剂。

与软组织相比,X线衰减系数小的对比剂,称为阴性对比剂,其特点是密度低、原子序数低、比重小、吸收 X 线少,在 X 线照片上显示为密度低或黑色影像。

与软组织相比,X线衰减系数大的对比剂,称为阳性对比剂,其特点是密度高、原子序数高、比重大、吸收 X 线多,在 X 线照片上显示为密度高或白色影像。

阳性对比剂中,碘剂可分为碘油类和碘水两类。碘油类对比剂有碘化油和碘苯酯等。碘水类对比剂又分为无机碘剂和有机碘剂。有机碘剂又分为离子型和非离子型。

离子型对比剂的主要成分是三碘苯甲酸盐,以泛影葡胺为代表。

非离子型对比剂的主要成分是三碘苯环结构,以碘苯六醇、碘普罗胺和碘曲仑为代表。

第二节　碘对比剂不良反应与急救

常用的碘过敏试验方法有:静脉注射试验、皮内试验、眼结膜试验、口服试验、舌下试验。临床常用静脉注射试验方法,出现恶心、呕吐、头晕、荨麻疹、心慌、气急等症状者属阳性反应,严重者出现休克。临床上碘对比剂不良反应通常分为以下几类:

一般反应:头疼、恶心、呕吐、发热、皮肤瘙痒、荨麻疹等。一般为暂时性的,平卧休息即可恢复。

轻度反应:喷嚏、结膜充血、面部红肿。须卧床休息,吸氧,观察血压、脉搏、呼吸,必要时注射扑尔敏、地塞米松等。

中度反应:面色苍白、呕吐、出汗、胸闷气急、眩晕、喉干痒并有轻度水肿。须立即注射地塞米松或点滴氢化可的松。

重度反应:呼吸困难、意识不清、休克、心律不齐、心搏骤停、严重喉头水肿、大小便失

禁。须组织抢救,可给予肾上腺素皮下注射。

死亡:上述病理反应不可逆,导致呼吸、心跳停止。

高频考点

一、问答题

1. X线对比剂分哪几大类?

2. 碘对比剂不良反应有哪些?

二、单项选择题

1. 碘过敏试验方法中最可靠的是　　(　　)
   A. 口服试验
   B. 皮内试验
   C. 舌下试验
   D. 眼结膜试验
   E. 静脉注射试验

2. 离子型碘对比剂引起低血钙导致心功能紊乱的原因是　　　(　　)
   A. 弱亲水性
   B. 存在羧基
   C. 高离子性
   D. 高渗透性
   E. 化学毒性

3. 非离子对比剂的亲水性与哪项因素相关
   (　　)
   A. 渗透压
   B. 碘含量
   C. 颗粒数量
   D. 羟基数量
   E. 羧基数量

4. CT对比剂过敏反应是机体对异体物质所产生的哪种反应　　　(　　)
   A. 热反应
   B. 病理反应
   C. 神经性反应
   D. 免疫性反应
   E. 刺激性反应

5. 主要经肾脏排泄的离子型对比剂是
   (　　)
   A. 胆影葡胺
   B. 碘必乐
   C. 优维显
   D. 碘苯酯
   E. 泛影葡胺

6. 造影检查中被引入人体可改变与组织器官密度差别的物质称为　　(　　)
   A. 赋活剂
   B. 显影剂
   C. 对比剂
   D. 碘制剂
   E. 促进剂

7. 不属于对比剂重度过敏反应的症状是
   (　　)
   A. 脉搏细弱
   B. 大小便失禁
   C. 严重喉头水肿
   D. 皮肤出现荨麻疹
   E. 皮下或黏膜下出血

8. 下列属于离子型对比剂的是　　(　　)
   A. 泛影葡胺
   B. 欧乃派克

C. 空气

D. 优维显

E. 伊索显

9. 属于重度过敏反应的表现是 　　（　　）

　A. 恶心

　B. 灼热感

　C. 面部潮红

　D. 血压急剧下降

　E. 皮肤荨麻疹

10. 对比剂应具备的条件中哪项是错误的

　　　　　　　　　　　　　　（　　）

　A. 原子序数高

　B. 容易吸收与排泄

　C. 易在体内储存

　D. 理化性能稳定

　E. 没有毒性

三、多项选择题

1. 下列哪些人体组织器官需经 X 线造影检查才能显示影像 　　　　　　　（　　）

　A. 胃肠道

　B. 肺

　C. 血管

　D. 股骨

　E. 肾盂

2. 下列对比剂分类组合,哪些是正确的

　　　　　　　　　　　　　　（　　）

　A. 碘苯酯——阳性对比剂

　B. 碘曲仑——双聚体对比剂

　C. 泛影葡胺——非离子型对比剂

　D. 优维显——高渗对比剂

　E. 碘必乐——肾脏排泄对比剂

3. 下列哪些是组成阳性对比剂的成分

　　　　　　　　　　　　　　（　　）

　A. 镁

　B. 碘

　C. 氮

　D. 钡

　E. 铁

4. 下列哪些是碘过敏试验方法 　（　　）

　A. 静脉注射试验

　B. 束臂试验

　C. 皮内试验

　D. 诱发试验

　E. 眼结膜试验

5. 下列哪些是离子型对比剂 　（　　）

　A. 泛影葡胺

　B. 碘化钠

　C. 泛影钠

　D. 碘化油

　E. 碘酞葡胺

6. 下列哪些是阳性对比剂应具备的条件

　　　　　　　　　　　　　　（　　）

　A. 能迅速从人体内排泄

　B. 原子序数小

　C. 进入人体毒性、不良反应小

　D. 理化性能稳定

　E. 密度低

7. 下列造影检查发生意外的组合,哪些是正确的 　　　　　　　　　　（　　）

　A. 静脉肾盂造影——迷走神经反应

　B. 脑血管造影——碘过敏反应

　C. 逆行肾盂造影——中毒性休克

　D. 冠状动脉造影——心脏骤停

　E. 胃肠造影——钡剂反应

8. 下列哪些是碘对比剂轻度反应的临床
   表现　　　　　　　　　　（　　）
   A. 面部潮红
   B. 恶心、呕吐
   C. 血压下降
   D. 皮肤荨麻疹
   E. 休克

9. 下列哪些是非离子型对比剂　（　　）
   A. 碘必乐
   B. 氧气

C. 优维显
D. 碘苯酯
E. 碘曲仑

10. 心脏血管造影可选择下列哪种对比剂
    　　　　　　　　　　　　（　　）
    A. 优维显
    B. 胆影葡胺
    C. 复方泛影葡胺
    D. 空气
    E. 碘必乐

第二章 MRI 对比剂

学习指南

1. 掌握 MRI 对比剂的概念、原理、分类及应用
2. 熟悉 MRI 对比剂的增强机制
3. 了解含钆对比剂与肾源性系统性纤维化

第一节 MRI 对比剂的分类

一、细胞内、外对比剂

细胞内对比剂：以体内某一组织或器官的一些细胞作为目标靶来分布。如网织内皮系统对比剂和肝细胞对比剂即属此类。

细胞外对比剂：在血管内或细胞外间隙自由通过，在体内分布无特异性的对比剂。如钆制剂即属此类。

二、磁敏感性对比剂

（一）顺磁性对比剂

顺磁性对比剂由顺磁性金属元素组成。如钆、锰、铁等均为顺磁性金属元素，其化合物溶于水时，呈顺磁性。当顺磁性对比剂浓度比较低时，主要使组织的 T_1 缩短；浓度高时，主要使组织 T_2 缩短。

（二）铁磁性对比剂

铁磁性对比剂为铁磁性物质组成的一组紧密排列的原子或晶体（如铁－钴合金），这种物质在一次磁化后，无外加磁场下也会显示磁性。它能极大缩短组织的 T_2。

（三）超顺磁性对比剂

超顺磁性对比剂指由磁化强度介于顺磁性和铁磁性之间的各种磁性微粒或晶体组成的对比剂，其磁化速度比顺磁性物质快，在外加磁场不存在时，其磁性消失。它能明显缩短组织的 T_2。

三、组织特异性对比剂

（一）肝特异性对比剂

肝特异性对比剂分为网状内皮系统对比剂和肝细胞摄取对比剂。

（二）血池对比剂

血池对比剂主要用于磁共振血管造影、心肌缺血时心肌生存率的评价，肿瘤血管性能和肿瘤恶性度的评价。

（三）淋巴结对比剂

淋巴结对比剂用于观察淋巴结的改变。

（四）其他组织特异性对比剂

其他组织特异性对比剂包括胰腺特异性对比剂、肾上腺特异性对比剂等。

第二节　MRI 对比剂的增强机制

一、顺磁性对比剂的增强机制

（一）顺磁性物质的浓度

在一定浓度范围内，浓度越高，顺磁性越强，对 T_1 或 T_2 的影响就越明显。

（二）顺磁性物质的磁矩

顺磁性物质的磁矩越大，顺磁作用就越强，对 T_1 或 T_2 缩短的影响就越明显。

（三）顺磁性物质结合水的分子数

顺磁性物质结合水的分子数越多，顺磁作用就越强。

当然，磁场强度、环境温度和金属离子周围结构等也对弛豫时间有影响。

二、超顺磁性和铁磁性对比剂的增强机制

这两类对比剂的磁矩和磁化率比人体组织和顺磁性对比剂大得多，故形成 T_2，T_2^* 缩短，增强信号呈黑色低信号。

高频考点

一、问答题

MRI 对比剂分哪几大类？

二、单项选择题

1. 下列不属于 MRI 对比剂的是　　（　　）

   A. 顺磁性对比剂

   B. 铁磁性对比剂

   C. 超顺磁性对比剂

   D. 离子型对比剂

   E. Gd-DTPA

2. MR 对比剂的增强机制为　　（　　）

   A. 增加了氢质子的个数

   B. 改变局部组织的磁环境间接成像

   C. 改变局部组织的磁环境直接成像

   D. 增加了水的比重

   E. 减少了氢质子的浓度

3. 关于低浓度顺磁对比剂对质子弛豫时间的影响,正确的是 （ ）
   A. T_1 缩短,T_2 缩短
   B. T_1 缩短,T_2 延长
   C. T_1 延长,T_2 缩短
   D. T_1 缩短,T_2 改变不大
   E. T_1 延长,T_2 延长

4. 关于超顺磁性颗粒对比剂对质子弛豫时间的影响,正确的是 （ ）
   A. T_1 缩短,T_2 延长
   B. T_1 不变,T_2 缩短
   C. T_1 缩短,T_2 缩短
   D. T_1 不变,T_2 延长
   E. T_1 延长,T_2 缩短

5. 下列关于 Gd-DTPA 的说法,错误的是 （ ）
   A. 口服不吸收
   B. 静脉注射后,由肾脏浓缩以原形随尿排出
   C. 不透过细胞膜,主要在细胞外液
   D. 易透过血-脑屏障
   E. 不易透过血-脑屏障

6. 关于高浓度顺磁对比剂对质子弛豫时间的影响,正确的是 （ ）
   A. T_1 延长,T_2 延长
   B. T_1 缩短,T_2 延长
   C. T_1 缩短,T_2 缩短
   D. T_1 缩短,T_2 改变不大
   E. T_1 延长,T_2 缩短

7. 关于铁磁性颗粒对比剂对质子弛豫时间的影响,正确的是 （ ）
   A. T_1 不变,T_2 延长
   B. T_1 缩短,T_2 延长
   C. T_1 缩短,T_2 缩短

   D. T_1 不变,T_2 缩短
   E. T_1 延长,T_2 缩短

8. 在注射 Gd-DTPA 后,不应采用的成像方法是 （ ）
   A. T_1 加权辅以磁化传递成像
   B. T_1 加权辅以脂肪抑制技术
   C. T_2 加权成像
   D. SE 序列的 T_1 加权成像
   E. GRE 序列的 T_1 加权成像

9. 在 MR 技术中,为区分水肿与肿瘤的范围,常采用 （ ）
   A. T_1 加权成像
   B. T_2 加权成像
   C. 质子加权成像
   D. Gd-DTPA 增强后 T_1 加权成像
   E. Gd-DTPA 增强后 T_2 加权成像

10. 关于 MRI 对比增加技术的叙述,错误的是 （ ）
    A. MRI 对比剂本身可以显示 MR 信号
    B. MRI 对比剂对邻近质子可产生影响和效应
    C. MRI 对比剂与质子相互作用影响 T_1 弛豫时间
    D. MRI 对比剂与质子相互作用影响 T_2 弛豫时间
    E. MRI 对比剂的应用可以提高病变对比

11. Gd-DTPA 对比剂的特点是 （ ）
    A. 不能通过完整的血-脑屏障
    B. 可被胃黏膜吸收
    C. 可由细胞外间隙进入细胞内
    D. 有一定的靶器官
    E. 不能改变 T_1 与 T_2

12. 为加强 Gd-DTPA 的增强效果,常辅以
    哪种技术　　　　　　　　　　（　　）
    A. 呼吸门控技术
    B. 磁化传递技术
    C. 预饱和技术
    D. 梯度运动相位重聚技术
    E. 心电门控技术

13. 关于 Gd-DTPA 下述特性哪项错误
    　　　　　　　　　　　　　　　（　　）
    A. 主要缩短组织的 T_1 值
    B. 常规用量为 0.2 mmol/kg
    C. 常规用量下,T_1 加权为高信号
    D. 最后经肝脏分解,随胆汁排出体外
    E. 无组织特异性

14. MRI 增强扫描中,哪个序列强化效果
    最好　　　　　　　　　　　　　（　　）
    A. T_1 加权
    B. T_2 加权
    C. 质子加权
    D. MRCP
    E. 水成像

15. 常规诊断剂量的 Gd-DTPA,图像上所
    反映的主要为　　　　　　　　（　　）
    A. T_1 延长
    B. T_1 缩短
    C. T_2 延长
    D. T_2 缩短
    E. 质子密度增加

16. 使用 MRI 对比剂后,常选用的成像方
    式为　　　　　　　　　　　　（　　）
    A. T_1 加权成像
    B. T_2 加权成像
    C. 质子密度加权成像
    D. 以上全是
    E. 以上全不是

17. 当 Gd-DTPA 的浓度大大高于临床剂
    量时,会出现　　　　　　　　（　　）
    A. T_1 加权高信号,T_2 加权低信号
    B. T_1 加权高信号,T_2 加权高信号
    C. T_1 加权低信号,T_2 加权低信号
    D. T_1 加权低信号,T_2 加权高信号
    E. 以上全不是

（王　骏　姚建新　罗来树　王　林　刘福丽）

第二篇

传统X线摄影

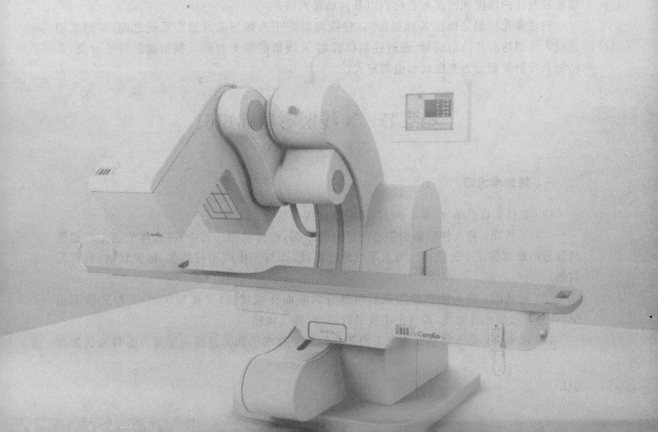

第三章　传统 X 线摄影技术

学习指南

1. 掌握 X 线特征及其成像原理
2. 掌握 X 线摄影条件和基础知识
3. 熟悉 X 线自动曝光
4. 了解传统 X 线机结构

第一节　X 线摄影条件

X 线摄影中在一段时间内不会变动的固定因素,包括 X 线设备的输出、电源、滤过板、滤线器、冲洗胶片的药液,以及增感屏、胶片种类等。而可以改变的因素,包括管电压、管电流和摄影时间、摄影距离、被摄体厚度等。

X 线摄影条件的制定方法,包括变动管电压法(即摄影中各因素作为常数,管电压相应地随着被检体的厚度而变化),固定管电压法(即管电压值固定,mAs 作为照片密度的补偿,随着被照体的厚度和密度而变化),以及自动曝光法。

自动曝光控制是指在 X 线摄影时,将探测器置于人体与屏片组合系统之间,实时监测透过人体到达胶片的射线量,通过控制仪控制 X 线机的曝光时间。根据探测器的种类,自动曝光控制装置分为光电式和电离室式。

第二节　X 线摄影基础知识

一、解剖学术语

(1)立体:自然站立,掌心向前,足尖并拢指向前方。

(2)矢状面:将人体纵断为左右两部分的断面,称矢状面。其中,将人体分成左右相等两部分的断面称正中矢状面。与水平线垂直的线,即与正中线平行的线,称矢状轴,且有无数条。

(3)冠状面:将人体纵断为前后两部分的断面称冠状面(又称额状面)。与矢状面相交,且与矢状面垂直的线,即与正中线平行的线,称冠状轴。

(4)水平面:将人体横断为上下两部分的断面称水平面。自腹前至背后的与矢状轴和冠状轴垂直的线,称腹腔背轴。

二、摄影基线

(1)听眶线(ABL):外耳孔与同侧眶下缘的连线,与解剖学的水平线平行。

(2)听眦线(OML):外耳孔与同侧外眦的连线,与 ABL 约成 12°(10°~15°),是 X 线摄影和 CT 检查时实用的基准线。

(3)瞳间线(IPL):两瞳孔间的连线,与水平面平行。

三、摄影体位

(1)前后位:X 线从被检者前面射至后面到达胶片的位置。

(2)后前位:X 线从被检者后面射至前面到达胶片的位置。

(3)右前斜位(又称第一斜位):身体右前部贴近胶片,X 线从被检者左后方射至右前方到达胶片的位置。

(4)左前斜位(又称第二斜位):身体左前部贴近胶片,X 线从被检者右后方射至左前方到达胶片的位置。

(5)左侧位:身体左侧贴近胶片,X 线从被检者右侧射至左侧到达胶片的位置。

(6)轴位:X 线方向与身体或器官的长轴平行或近似平行。

(7)切线位:X 线的中心线从器官或病灶的边缘通过,到达胶片的位置。

四、摄影原则

(1)摄影时,应在 X 线管负荷允许的情况下,尽量采用小焦点。小焦点一般用于四肢、体厚较薄的部位及头颅的局部位置摄影。大焦点一般用于头颅、脊椎等较厚部位。

(2)摄影时应尽量使肢体贴近暗盒,并且与胶片平行。在肢体与胶片不能靠近时,应根据 X 线机负荷增加焦片距。不能平行时,运用几何摄影原理避免影像变形。

(3)在重点观察的肢体或组织器官平行于胶片时,中心线垂直于胶片。与胶片不平行而成角者,中心线应垂直肢体和胶片夹角的分角面,倾斜中心线与利用斜射线可得到相同效果。

(4)按照摄片部位的大小和焦片距,选用合适的遮线器。

(5)X 线管对准摄影部位后,固定各个旋钮,防止 X 线管移动。为避免肢体移动,在使肢体处于较舒适的姿势后给予固定。暗盒应放置稳妥,体位设计后迅速曝光。

(6)选择较合适的曝光条件,如婴幼儿及不合作被检者应使用高千伏、高电流、短时间进行摄影。

(7)被摄者的呼吸动作对摄片质量有一定影响,一般受呼吸运动影响的部位,需屏气曝光。

(8)照射面积不应超过胶片面积的 10%。一般采用高千伏、低电流、厚过滤可减少 X 线辐射量。

高频考点

一、名词解释

1. X 线照片对比度

2. X 线照片清晰度

3. 焦片距

4. 听眦线

5. 听眶线

6. 右前斜位

二、问答题

1. X 线有哪些特性?

2. 影响 X 线照片对比度的因素有哪些?

三、单项选择题

1. X 线束成为混合射线的原因是　（　　）
   A. 阴极产生的电子能量不同
   B. 固有滤过材料不同
   C. 靶物质材料不同
   D. 光电效应
   E. 康普顿效应

2. 有关连续 X 线在物质中衰减的叙述,错误的是　（　　）
   A. 低能 X 线光子更易被吸收
   B. 透过物质后的散射线平均能量提高
   C. 透过物质后平均能量接近最高能量
   D. 透过物质后的射线量减少而质不变
   E. 滤过板可滤过低能 X 线光子

3. 关于 X 线透视检查的叙述,错误的是　（　　）
   A. 立即获取检查结果
   B. 进行动态观察
   C. 多角度观察病变
   D. 观察细微结构
   E. 可进行胃肠钡餐检查

4. X 线管内保持高度真空的目的是（　　）
   A. 保护灯丝
   B. 保护靶面
   C. 防止电子与空气分子冲击而减速
   D. 形成高压回路
   E. 防止电子与空气分子冲击而引起化学反应

5. X 线强度(I)与管电压的关系是　（　　）
   A. I 与管电压的一次方成正比
   B. I 与管电压的二次方成正比
   C. I 与管电压的三次方成正比
   D. I 与管电压的四次方成正比
   E. I 与管电压的六次方成正比

6. 与 X 线对比度有关的因素是　（　　）
   A. 胶片感光度
   B. 胶片种类
   C. 被照体组织密度
   D. 增感屏增感因子
   E. 显影液的显影活性

7. 滤线栅的特性不包括　（　　）
   A. 栅比
   B. 栅焦距
   C. 栅密度
   D. 栅面积
   E. 铅容积

8. 与照片影像形成无关的因素是 （ ）
   A. X 线的穿透性
   B. X 线的荧光作用
   C. X 线的感光作用
   D. 散射线的产生
   E. 被照体对 X 线吸收程度

9. 与照片影像放大和变形无关的因素是
   （ ）
   A. 曝光量
   B. 物片距
   C. 焦片距
   D. 中心线入射点
   E. 被照体与胶片体位关系

10. 将 X 线束中的低能成分预吸收的
    措施是 （ ）
    A. 使用遮光筒
    B. 使用遮线器
    C. 使用滤过板
    D. 使用滤线栅
    E. 缩小照射野

11. 表现出 X 线具有微粒性的现象是
    （ ）
    A. 频率
    B. 波长
    C. 能量
    D. 折射
    E. 反射

12. 在诊断 X 线范围内,叙述错误的是
    （ ）
    A. 相干散射不产生电离过程
    B. 光电效应产生的几率在 40%
    C. 康普顿效应产生几率与能量成正比
    D. 不发生电子对效应
    E. 不发生光核反应

13. 关于 X 线强度分布的叙述,错误的是
    （ ）
    A. 与靶面倾斜角度有关
    B. 近阳极端 X 线强度分布弱
    C. 在照射野内分布均匀
    D. X 线管短轴方向两端对称
    E. 靶面龟裂强度分布不均

14. 与 X 线产生无关的是 （ ）
    A. 电子源
    B. 高真空
    C. 阳极的旋转
    D. 高速电子的产生
    E. 电子的骤然减速

15. 关于 X 线产生的叙述,错误的是（ ）
    A. 必须有高速电子流
    B. 必须在阴极和阳极间加以高电压
    C. 乳腺 X 线管的靶面由钨制成
    D. 靶面接受高速电子的冲击
    E. X 线管必须保持高度真空

16. 关于照片影像对比度的叙述,错误的是
    （ ）
    A. 乳腺选用低电压为提高影像对比
    B. 骨骼照片有良好的对比
    C. 离体的肺组织照片对比低
    D. 消化道组织本身影像对比最好
    E. 高电压摄影影像对比降低

17. 与几何模糊无关的因素是 （ ）
    A. 焦片距
    B. 物片距
    C. 阳极效应
    D. 焦点面积
    E. 被照体形态

18. X 线照片上相邻组织影像的密度差,
    称为 （ ）

A. 被照体对比度

B. 被照体吸收差

C. 射线对比度

D. 胶片对比度

E. X 线照片对比度

19. 关于 X 线照片密度影响因素的叙述,错误的是 （ ）

A. 密度的变化与管电压的 n 次方成正比

B. 感光效应与摄影距离的平方成反比

C. 增感屏与胶片组合使用可提高影像密度

D. 照片密度随被照体的厚度增大而增高

E. 与照片的显影加工条件有密切关系

20. 有关感光效应的叙述,正确的是（ ）

A. 感光效应与 kV 成反比

B. 感光效应与 kV^n 成正比

C. 感光效应与 kV 成正比

D. 感光效应与 kV^2 成反比

E. 感光效应与 kV^2 成正比

21. 下列影响照片密度值的因素中,能增大照片密度的是 （ ）

A. 增加照射量

B. 增加照射距离

C. 增加滤线栅比

D. 增加物片距

E. 增加焦点面积

22. 在管电压与管电流相同时,与连续 X 线强度有关的是 （ ）

A. 靶面的倾角

B. 管内真空程度

C. 靶物质的厚度

D. 靶物质的原子序数

E. 阳极和阴极之间的距离

23. 决定 X 线性质的是 （ ）

A. 管电压

B. 管电流

C. 毫安秒

D. 曝光时间

E. 摄影距离

24. 被称为"散射效应"的是 （ ）

A. 相干散射

B. 光电效应

C. 康普顿效应

D. 电子对效应

E. 光核反应

25. X 线摄影中,使胶片产生灰雾的主要原因是 （ ）

A. 相干散射

B. 光电效应

C. 光核反应

D. 电子对效应

E. 康普顿效应

26. 关于 X 线强度的叙述,错误的是（ ）

A. X 线管电压增高,X 线波长变短

B. 高压波形不影响 X 线强度

C. X 线质是由管电压决定

D. X 线量用管电流量 mAs 表示

E. X 线质也可用 HVL 表示

27. 导致 X 线行进中衰减的原因是（ ）

A. X 线频率

B. X 线波长

C. X 线能量

D. 物质和距离

E. X 线是电磁波

28. X 线照片影像的形成阶段是 （ ）

A. X 线透过被照体之后

B. X 线透过被照体照射到屏片体系

之后

C. X 线光学密度影像经看片灯光线照
   射之后

D. X 线——被照体——屏片体系——
   显影加工之后

E. X 线影像在视网膜形成视觉影像
   之后

29. 关于被照体本身因素影响照片对比度
    的叙述,错误的是 （　　）

    A. 原子序数越高,对比度越高

    B. 组织密度越大,对比越明显

    C. 原子序数、密度相同,对比度受厚度
       支配

    D. 被照体组织的形状与对比度相关

    E. 具有生命力的肺有很好的对比度

30. 关于照片锐利度的叙述,错误的是
    （　　）

    A. 相邻组织影像界限的清楚程度为锐
       利度

    B. 是照片上相邻两点密度的转变过程

    C. 锐利度公式为 $S=(D1-D2)/H$

    D. 不锐利的照片有漏掉病灶的危险

    E. 照片锐利度与照片的模糊度无关

31. 模糊度的反义词是 （　　）

    A. 光密度

    B. 对比度

    C. 锐利度

    D. 失真度

    E. 颗粒度

32. 关于散射线的叙述,正确的是 （　　）

    A. 散射线与原发 X 线方向一致

    B. 散射线的波长比原发射线短

    C. 大部分散射线由光电效应产生

    D. 散射线的量主要取决于原发射线的
       能量

E. 作用于胶片的 X 线只是直进的原发
   射线

33. 减少和消除散射线的方法中,错误的是
    （　　）

    A. 使用遮线器

    B. 选择低千伏摄影

    C. 选用低感度屏片系统

    D. 适当缩小照射野

    E. 使用滤线栅

34. 消除散射线的设备为 （　　）

    A. 铅板

    B. 滤过板

    C. 增感屏

    D. 遮线器

    E. 滤线栅

35. 哪项 X 线检查能满足下列条件 （　　）
    ①可变动被检者体位,采取不同方向观
    察;②可了解器官的动态变化;③能即
    刻作出初步的结论

    A. 透视

    B. 摄影

    C. 造影

    D. CT

    E. MRI

36. 不包括在 X 线检查项目内的是 （　　）

    A. X 线透视

    B. X 线摄影

    C. X 线造影检查

    D. X 线特殊摄影检查

    E. MRI 扫描

37. 关于滤线栅栅比的叙述,错误的是
    （　　）

    A. 是栅条高度与栅条间隔之比

    B. 是滤线栅的几何特性之一

C. 栅比越大消除散射线作用越好

D. 栅比亦称曝光倍数

E. 高电压摄影应使用大栅比滤线栅

38. 滤线栅的栅焦距是 （ ）

A. 间隔物质的倾斜度数

B. 从栅面到铅条倾斜汇聚点的距离

C. 每厘米长度内所含铅条数

D. X 线管到栅面选择的距离

E. 用线/厘米表示

39. 有关滤线栅使用的叙述,错误的是
（ ）

A. 用高栅比栅,被检者接受的辐射大

B. 管电压较低时,不宜选用高栅比栅

C. TUBE SIDE 是指朝向 X 线管

D. 焦聚栅不能反置

E. 使用交叉栅时,可倾斜 X 线管摄影

40. 摄影体位的命名原则不包括 （ ）

A. 根据中心线与被照体入射关系命名

B. 根据中心线与病灶的入射关系命名

C. 根据被照体与胶片的位置关系命名

D. 根据被照体与摄影床位置关系命名

E. 根据发明人名字命名

41. 人体结构及方位确定的依据是 （ ）

A. 站立位姿势

B. 俯卧位姿势

C. 仰卧位姿势

D. 自由位姿势

E. 解剖学姿势

42. 骨的前面向内侧旋转称为 （ ）

A. 旋内

B. 旋外

C. 内收

D. 外展

E. 屈伸

43. 下列人体体表定位标志中,错误的是
（ ）

A. 喉头隆起——第 4 颈椎高度

B. 剑突——相当第 7 胸椎高度

C. 胸骨柄上缘——第 3 胸椎高度

D. 两侧髂骨嵴连线——第 4 腰椎水平

E. 第一腰椎——相当剑突与肚脐连线
中点

44. 下列摄影位置的对应关系,错误的是
（ ）

A. 蝶鞍测量——汤氏位

B. 额窦骨壁瘤——柯氏位

C. 上颌窦囊肿——华氏位

D. 面骨骨折——铁氏位

E. 颞颌关节脱位——开、闭口位

45. 将人体纵断为前后两部分的断面称为
（ ）

A. 矢状面

B. 冠状面

C. 水平面

D. 垂直面

E. 正中矢状面

46. 身体与摄影床间的位置关系,正确的应
称为 （ ）

A. 摄影方向

B. 摄影体位

C. 摄影位置

D. 摄影方位

E. 摄影姿势

四、多项选择题

1. X 线产生的效率与下列哪些有关（ ）

A. 与靶原子序数成正比

B. 与管电流成正比

C. 与管电压成反比

D. 与管电压成正比

E. 与曝光时间成正比

度的下降

D. 光电效应下被检者接受的照射量小

E. 光电效应下被检者接受的照射量大

2. 关于滤过板在 X 线摄影中应用的叙述哪些是正确的 （　）

A. 在 X 线摄影中只使用固有滤过板

B. 铜不能单独作滤过板使用

C. 使用复合滤过板时，应将高原子序数的物质面向 X 线管

D. 滤过板的作用是吸收软 X 线减少被检者照射剂量，其次是调整照片密度

E. 铜铝复合滤过板，铝板吸收铜产生的标识 X 线

3. 下列说法哪些是错误的 （　）

A. X 线管长轴方向，阳极 X 线量多，阴极少

B. X 线管长轴方向，阳极 X 线量少，阴极多

C. X 线管短轴方向，阳极 X 线量多，阴极少

D. X 线管短轴方向，阳极 X 线量少，阴极多

E. X 线管长轴、短轴方向 X 线量基本对称

4. 作为 X 线管阳极，应具备哪几个条件 （　）

A. 原子序数高

B. 熔点高

C. 散热系数高

D. 蒸发压力低

E. 能产生高磁场

5. 有关光电效应在摄影中的实际意义，下列叙述哪些是错误的 （　）

A. 光电效应不产生散射线

B. 光电效应可扩大射线对比度

C. 光电效应可产生散射线及引起对比

6. 关于物质对 X 线吸收的叙述，哪些是错误的 （　）

A. 随着 X 线能量的增加，物质的光电吸收比康普顿吸收有所增加

B. 康普顿效应的质量衰减序数与单位质量和电子数成正比

C. 光电效应是 X 线光子与原子核外电子相互作用的结果

D. 光电效应产生的光子在所有方向上是均等的

E. 在摄影能量范围内，主要作用形式是光电效应和康普顿效应

7. 光电效应产生的几率，受下面哪些因素影响 （　）

A. 原子序数

B. X 线光子必须具有克服电子结合能的足够能量

C. 光子能量必须与电子结合能相等或稍大

D. 每克电子数

E. 光子能量低于电子结合能

8. 在 X 线摄影的能量范围内，利用了 X 线与物质相互作用的哪种形式 （　）

A. 不变散射

B. 光电效应

C. 康普顿散射

D. 电子对的产生

E. 光蜕变

9. X 线的波长与下列哪些因素有关（　）

A. 原子被击电子所在壳层

B. 填补的电子所属壳层

C. 管电压

D. 管电流

E. 电子撞击靶物质时所具的动能

10. 下列说法哪些是正确的　　　（　　）

A. 焦点虽然很小，但不是一个点，而是具有一定大小的面积

B. 焦点可认为是理想点光源的点扩散

C. 焦点可视为一个矩形函数

D. 矩形函数的傅里叶变换是焦点的光学传递函数

E. X 线成像系统中产生伪影的原因主要是焦点不是理想点光源

11. 感光效应是 X 线对胶片产生的感光作用，而密度是胶片对感光效应的记录，取决于感光效应的因素有　　（　　）

A. 射线因素

B. 照片因素

C. 冲洗因素

D. 被照体本身因素

E. 观片灯的因素

12. 管电压在摄影条件选择中的意义，正确的是　　　　　　　　　　（　　）

A. 电压代表着 X 线的穿透力

B. 管电压控制着影像对比度

C. 管电压对照片密度的影响小于照射量

D. 低电压技术，照片对比度大

E. 高电压技术，照片对比度大

13. 为减小几何模糊，正确的措施是（　　）

A. 被照体远离胶片

B. 被照体贴近胶片

C. 使用小焦点

D. 使用小的焦片距

E. 使用大的焦片距

14. 关于控制 X 线影像变形的方法，下列正

确的是　　　　　　　　　（　　）

A. 影像的失真受 X 线投影中几何条件的控制

B. 被照体平行胶片时，放大变形最小

C. 被照体接近中心线时，影像的位置变形最小

D. X 线通过被检部位，垂直胶片时，形状变形最小

E. 使用倾斜中心线摄影，不会产生影像失真

15. 影响散射线含有率的主要因素　（　　）

A. 管电压

B. 照射野

C. 管电流

D. 被照体厚度

E. 摄影距离

16. 抑制散射线的方法有　　　　（　　）

A. 采用遮线筒

B. 缩小照射野

C. 扩大照射野

D. 增大千伏值

E. 降低千伏值

17. 有关滤线栅标有的一些数据，下列哪些是正确的　　　　　　　　（　　）

A. FFD——栅焦距

B. RATIO——栅比值

C. 45LP/cm——栅密度

D. CASSETTE SIDE——此面向暗盒

E. TUBE SIDE——此面向 X 线管

18. 下列组合，正确的是　　　　（　　）

A. 左前斜位-中心线经被照体的右后射向左前

B. 右前斜位-中心线经被照体的左后射向右前

C. 右后斜位-中心线经被照体的左前

射向右后

D. 左后斜位-中心线经被照体的左前
射向右后

E. 斜位-中心线经被照体的前面射向
后面

19. 不属于摄影体位内容的是 （　　）

A. 摄影距离

B. 肢体体位

C. 胶片位置

D. 中心线入射方向

E. 滤线器

20. X 线摄影条件的基本因素包括 （　　）

A. 管电压

B. 管电流

C. 摄影时间

D. 摄影距离

E. 滤线栅

21. 有关中心线的描述,哪些是正确的

（　　）

A. 中心线是垂直于窗口平面中心的
射线

B. 中心线与斜射线成一定夹角

C. 中心线表示摄影体位的方向

D. 中心线是位于任何一平面照射野的
中心位置

E. 中心线是体表定位的标志

22. 在选择摄影条件时,应考虑到可变因素
包括 （　　）

A. 被照体结构

B. 移动因素

C. 病理因素

D. 屏片系统

E. 显定影条件

23. X 线摄影的标准姿势有下面哪几项

（　　）

A. 身体直立

B. 两眼平视正前方

C. 上肢下垂置于躯干两侧

D. 下肢并拢

E. 掌心和足尖向前

第四章 X 线特殊摄影技术

学习指南

1. 掌握高千伏摄影
2. 掌握口腔曲面全景体层摄影
3. 掌握眼球异物定位

第一节 高千伏摄影

高千伏摄影是用 120 kV 以上的管电压产生能量较大的 X 线,以获得在较小的密度值范围内显示层次丰富的 X 线照片的一种摄影方法,常应用于胸部摄影、鼻咽部摄影。

高千伏摄影的设备要求为:大容量的 X 线机(中、高频 X 线机更佳),管电压可达 120 kV 以上,X 线管窗口附加滤过 3.5 mm 厚的铝;高栅比的滤线栅(栅比 12:1 以上);高速增感屏和高反差系数的胶片。

高千伏摄影的优点是:① 可获得层次丰富的照片;② 减少被检者接受 X 线辐射剂量;③ 缩短曝光时间;④ 减轻 X 线管的负荷;⑤ 提高曝光宽容度。

高千伏摄影的缺点是:由于散射线的增多,使照片的灰雾度增加,照片的对比度下降。

第二节 口腔曲面全景体层摄影

口腔曲面全景体层摄影多用三轴转换体层摄影,被检者不动,胶片和 X 线机头做相对运动。

(1) 体层幅度:前牙 4 mm,磨牙 6 mm,上下垂直幅度为 150 mm。

(2) 被检者体位:坐位,颈椎伸直,下颌骨置于颏托的正中,矢状面与水平面保持垂直。

① 上下颌全口牙齿摄影:眶下缘及外耳道口上缘连线必须在水平线上。被检者头的矢状面对准颏托中心线,听眶线垂直于头颅基准线。

② 颞下颌关节摄影:将颏托向前移 10 mm,可观察两侧颞下颌关节、下颌头、髁突;将颏托向被检测的对侧移动 10 mm,可观察关节结构。

(3) 曝光条件:70～90 kV,15～30 mAs。

该摄影方法的优点是:① 一次曝光即可将全口牙齿的体层影像清晰显示在一张胶片上;② 将立体的下颌骨平面显示在一张胶片上。

该摄影方法的缺点是：① 中轴出现纵行高密度伪影；② 牙列上下、横向位置及弧形异常；③ 两侧颞下颌关节不一致等。

第三节　眼球异物定位

眼内异物性质不同，X线摄影定位方法也有所不同。有的需使用多种定位方法，如非金属性异物、半透过性异物，其密度低，此时取薄骨位或无骨像摄影方法，有可能显示。

眼内异物直接定位方法较多，如巴尔金定位法、角膜缘环定位法、眼内异物几何学定位法（三角函数计算定位法、方格定位法），前两种应用最广。

高频考点

一、单项选择题

1. 下列哪项不属于 X 线特检范畴　（　　）
   A. X 线体层摄影
   B. 眼球异物定位
   C. 软 X 线摄影
   D. 乳腺管造影
   E. 磁共振成像

2. 体层摄影层间距的确定，与下列哪项关系不大　（　　）
   A. 病灶的形态
   B. 病灶的大小
   C. 被照体厚度
   D. 病灶的密度
   E. 照射角的大小

3. X 线放大摄影要求焦点不应大于（　　）
   A. 0.3
   B. 1.0
   C. 1.5
   D. 2.0
   E. 以上都不对

4. 可用于观察早期网状和结节病变，有助尘肺早期诊断的是　（　　）
   A. 高千伏摄影
   B. 干板摄影
   C. 体层摄影
   D. 荧光摄影
   E. 放大摄影

5. 高千伏摄影主要适用于哪个部位的检查　（　　）
   A. 胸部
   B. 骨骼
   C. 乳腺
   D. 颈部软组织
   E. 腹部

6. 关于高千伏摄影的特点哪项是错误的　（　　）
   A. 影像显示层次丰富
   B. 提高照片清晰度
   C. 缩短 X 线管寿命
   D. 缩短曝光时间
   E. 曝光宽容度扩大

7. 进行肺结核、肺癌的集体检查，最适用的方法是　（　　）

A. X 线平片

B. 放大摄影

C. 高千伏摄影

D. 记波摄影

E. 荧光摄影

8. 装有单面增感屏和单药膜胶片的暗盒，经常用做哪种检查　　　　（　　）

A. 放大摄影

B. 淋巴系造影

C. 体层摄影

D. 乳腺摄影

E. 眶内异物定位

9. 眼球异物定位的注意事项中，哪项是错误的　　　　　　　　　　（　　）

A. 选用干净的增感屏

B. 眼睛应直视

C. 用小焦点摄影，并用小遮线筒

D. 曝光时眼球应随之转动

E. 胶片近距离摄影

10. 高千伏胸部摄影的技术条件中，哪项是错误的　　　　　　　　　（　　）

A. 管电压 100～150 kV

B. X 线量 2～4 mAs

C. 滤线栅 10：1 以下

D. X 线总滤过 3.5 mmAL

E. 焦片距 30～50 cm

11. 乳腺各发育期的摄影条件中，哪项不正确　　　　　　　　　　　（　　）

A. 青春期：30～40 kV，80～90 mAs

B. 发育期：35 kV，120～150 mAs

C. 哺乳期：25～30 kV，30～40 mAs

D. 有哺乳史：28～32 kV，40～50 mAs

E. 老年妇女：25～30 kV，30～40 mAs

二、多项选择题

1. 胸部高千伏摄影的特点是　　　　（　　）

A. 诊断细节的可见度增大

B. 摄影条件的宽容度增大

C. 照射量减小

D. 容易连续追踪气管、支气管影像及肺纹理

E. 可使用小焦点、短时间曝光、提高锐利度，延长 X 线管使用寿命

2. 影响体层厚度的因素包括哪些　　（　　）

A. 照射角

B. 焦点面积

C. 组织-胶片距

D. 组织密度

E. 机械精度

3. 体层摄影中，定层的方法有哪几种（　　）

A. 平片测量法

B. 解剖学选层法

C. 直接测量法

D. 透视法

E. 几何学法

4. 同时多层体层摄影的优点中，哪些是正确的　　　　　　　　　　　（　　）

A. 节省操作时间

B. 减少机器的负荷

C. 有利于被检者的防护

D. 散射线较少

E. 体层片质量较单片者好

5. 放大摄影的特殊效应有哪些　　　（　　）

A. 改善了空间分辨率

B. 背景弥散效应

C. 半影的滤过效应

D. 散影线的滤过效应

E. 叠加效应

6. 近距离摄影多用于哪些部位的检查（　　）

    A. 胸锁关节

    B. 膝关节

    C. 颞颌关节

    D. 肩关节

    E. 乳突伦氏位

7. 软射线摄影一般可用于哪些部位的

   检查　　　　　　　　　　　（　　）

    A. 乳腺

    B. 喉侧位

    C. 四肢软组织

    D. 骨骼

    E. 胸部

8. 眼内异物平片摄影包括哪些体位（　　）

    A. 眼眶正位（异物位）

    B. 眼眶侧位

    C. 眼眶薄骨位

    D. 眼球无骨（Vogt位）

    E. 眼球无骨（切线位）

（王　骏　刘广月　蔡裕兴　吴佳秋　井昶萍）

第五章 计算机X线摄影技术

第三篇

数字X线摄影

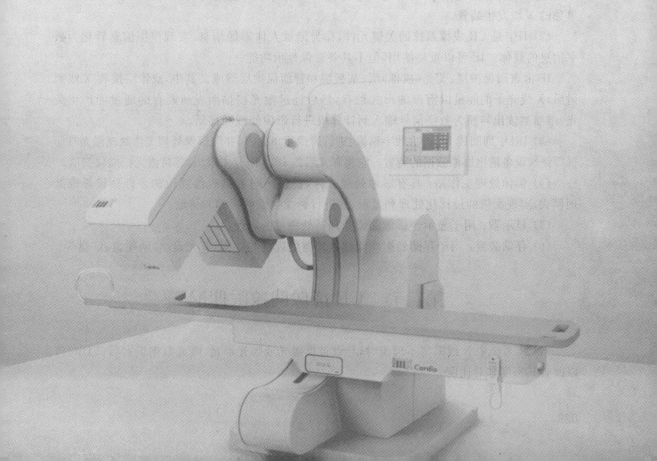

第五章　计算机 X 线摄影技术

学习指南

1. 掌握 CR 系统的结构和四象限理论
2. 熟悉 CR 能量减影和 CR 的评价
3. 了解数字 X 线成像基础知识

第一节　CR 系统的结构

CR 系统以成像板（IP）为探测器，利用现有的 X 线设备进行 X 线信息的采集来获取图像，主要由 X 线机、IP、影像阅读装置（IRD）、影像处理工作站、影像存储系统和打印机组成。

（1）X 线机：暗盒型阅读装置的 CR 需要暗盒作为载体装载 IP 经历曝光、激光扫描的过程，所用的 X 线机与传统的 X 线机兼容，不需要单独配置；无暗盒型读取装置 CR 系统的 IP 曝光和阅读装置组合为一体，连同影像向工作站传输的整个过程都自动完成，需要配置单独的 X 线发生装置。

（2）IP：是 CR 成像系统的关键元件，作为记录人体影像信息、实现模拟信息转化为数字信息的载体。IP 可以重复使用，但不具备影像显示功能。

IP 由表面保护层、荧光（成像）层、基板层和背面保护层组成。其中，成像层接收 X 线照射后，X 线光子的能量以潜影的形式贮存，然后经过激光扫描激发所贮存的能量而产生荧光，继而被读出转换为数字信号输入到计算机进行影像处理和存储。

（3）IRD：即阅读 IP、产生数字影像、进行影像简单处理，并向影像处理工作站或激光打印机等终端设备输出影像数据的装置。它将曝光后的 IP 从暗盒中取出，等待激光扫描仪扫描。

（4）影像处理工作站：具有影像处理软件，提供不同解剖成像部位的多种预设影像处理模式，实现影像的最优化处理和显示，并进行影像数据的存储和传输。

（5）显示器：用于显示经影像阅读处理器处理过的影像。

（6）存储装置：用于存储经影像阅读处理器处理过的数据，有光盘、移动硬盘、U 盘等。

第二节　CR 成像四象限理论

当 CR 系统中 X 线采集不理想时，导致过度曝光或曝光不足，曝光数据识别器（EDR）可以改善其密度和对比度。

一、EDR 的基本原理

（1）第一象限：显示入射的 X 线剂量与 IP 的光激励发光强度的关系。

（2）第二象限：显示 EDR 的功能，即描述了输入到 IRD 的光激励发光强度（信号）与通过 EDR 决定的阅读条件所获得的数字输出信号之间的关系。

（3）第三象限：显示影像的增强处理功能（谐调处理、空间频率处理和减影处理），它使影像能够达到最佳的显示效果。

（4）第四象限：显示输出影像的特征曲线。输入到第四象限的影像信号被重新转换为光学信号以获得特征性的 X 线照片。

二、EDR 的方式

（1）自动方式：自动调整阅读宽度和敏感度。

（2）半自动方式：阅读宽度固定，敏感度自动调整。

（3）固定方式：阅读宽度和敏感度均固定。

第三节　能量减影

CR 系统一般采用能量减影的方式，有选择地去掉影像中的骨骼和软组织的信息，可分为一次曝光能量减影法和二次曝光能量减影法。

（1）一次曝光能量减影法：即利用两块 IP，中间夹有一块同样大小的金属滤过板，一次曝光后同时获得两幅不同能量的影像再进行减影的方法。一次曝光减影法能克服运动伪影，在胸部减影中广泛应用，且减少了 X 线的曝光剂量。但也有影像放大率不一致、噪声增加的缺点。

（2）二次曝光能量减影法：即利用两种不同的 X 线能量（即选择不同的电压），在两块不同的 IP 中对同一被照体进行曝光，对所得到的两幅不同能量的影像进行减影的方法。二次曝光减影法对移动的解剖结构不能达到满意的减影效果。此外，因二次曝光，其 X 线剂量也相应加大。但它克服了一次曝光能量减影法的缺点。

要获得较高质量的减影影像必须具备：① 前后两块 IP 的两次曝光的 X 线能量差别要大；② IP 的检测效率要高；③ IP 的检测线性要好；④ 散射线的影响要小。

高频考点

一、问答题

1. 简述 CR 成像的四象限理论。

2. 减影方式有哪些？优缺点各是什么？

二、单项选择题

1. 计算机 X 线摄影与下述称谓无关的是

（　　）

A. 存储荧光体数字 X 线摄影

B. 数字发光 X 线摄影

C. 光激励发光 X 线摄影

D. CR

E. DR

2. CR 阅读器固态与气态激光源相比,其优点不包括 ( )

A. 更紧凑

B. 更有效

C. 更可靠

D. 持续时间长

E. 延迟时间在 6 ~10 ms/像素

3. 关于 CR 阅读器部件功能的叙述,错误的是 ( )

A. 集光器用以收集成像板的发射光线

B. 光电探测器的作用是将发射光子转换为电信号

C. 模数转换器是将数字信号转化为模拟信号

D. 擦抹装置用于清除成像板上的所有残留信号

E. 传输环节能够在与快速扫描方向垂直的方向上传送成像板

4. 成像板的空间分辨率取决的因素不包括 ( )

A. 成像板的结构

B. 成像板的厚度

C. 激光点的尺寸

D. 荧光体内可见光的散射

E. 照射量

5. 有关 CR 直方图的叙述,错误的是 ( )

A. 直方图形状取决于解剖

B. 直方图形状取决于影像采集的摄影技术

C. 直方图分析的结果使得原始影像数据的标准化成为可能

D. 直方图可以正确重建影像的灰阶范围

E. 直方图的 X 轴为发生频率的图形,Y 轴为像素值

6. IP 成像层中使用的活化剂是 ( )

A. 溴离子

B. 氯离子

C. 氟离子

D. 铕离子

E. 钆离子

7. 与屏片系统相比,关于 CR 特点的叙述,错误的是 ( )

A. 具有更宽的曝光范围

B. 大大简化了工作流程

C. 强大的后处理功能可提高图像质量

D. 一定程度上降低被检者辐射剂量

E. 分辨率能基本满足临床需要

8. 目前,CR 系统的空间分辨率主要取决于 ( )

A. 激光束的直径

B. 激光源的强度

C. 荧光点的尺寸

D. 采样间隔

E. 成像板的扫描间隔

9. CR 影像的噪声源不包括下列哪项 ( )

A. 成像板

B. 扫描装置

C. 曝光量大小

D. X 线机的功率

E. X 线量子噪声

10. CR 的新技术不包括下列哪项 ( )

A. 动态成像

B. 双面阅读方式

C. 结构化存贮荧光体

D. 线扫描方式

E. 双能量减影

C. 水平分割

D. 轴向分割

E. 垂直分割

11. 成像板的扫描过程不包括下列哪一环节 （ ）

A. 激光激励

B. 光导管采集荧光

C. 成像板由马达带动平移

D. 模数转换

E. 图像打印

16. 不属于 CR 谐调处理的调节参量的是 （ ）

A. 旋转量

B. 移动量

C. 基础曲线

D. 旋转中心

E. 频率增强

12. 下列关于 CR 图像处理的描述错误的是 （ ）

A. 实际上是对数字化二维矩阵的处理

B. 包括影像对比度的改变

C. 包括影像的空间频率调整

D. 包括一些特殊影像算法（如能量减影）

E. 图像处理的方式和程度由技师根据每个被检者的实际确定

17. 有关 CR 优点的叙述不包括 （ ）

A. IP 可重复使用

B. 影像可数字化存储

C. 具有多种图像后处理功能

D. 完成多种幅式打印

E. 可与原有 X 线摄影设备匹配使用

13. 激光束的传导装置不包括 （ ）

A. 强度控制器

B. 线束偏导装置

C. 线束成型光学装置

D. 光学滤波器

E. f-θ 透镜

18. 将成像板光激励发光信息转换为电信号的部件是 （ ）

A. 探测器

B. 影像增强器

C. A/D 转换器

D. D/A 转换器

E. 光电倍增管

14. CR 系统的组成不包括 （ ）

A. 影像板

B. 影像阅读器

C. X 线摄影装置

D. 影像存储系统

E. 影像处理工作站

19. 关于四象限理论的叙述,错误的是 （ ）

A. 第一象限反映激光系统固有特征

B. 第二象限显示曝光数据识别功能

C. 第三象限显示影像增强处理功能

D. 第四象限显示输出影像的特性曲线

E. 四象限理论包含了信息采集、转换、处理、显示过程

15. CR 系统四种分割曝光模式的类型不包括 （ ）

A. 无分割

B. 四分割

20. 关于 CR 系统信息转换过程的描述,正确的是 （ ）

A. 读取存储在成像板上的数字信号

B. 优化处理成像板上数字信号

C. 将模拟信息转换为数字信息

D. 光电倍增管将X线吸收差别量化

E. 数字信号强弱与二次激发时激光束能量无关

A. 无屏胶片摄影

B. 屏片系统摄影

C. CR系统摄影

D. 单面胶片乳腺摄影

E. 纵断体层X线摄影

21. 成像板的结构中,不包括　　（　　）

A. 基板层

B. 防光晕层

C. 背面保护层

D. 表面保护层

E. 光激励荧光物质层

22. CR影像读取中,与激光束能量无关的是　　（　　）

A. 存储能量的释放

B. 读取扫描的时间

C. 荧光滞后的效果

D. 残余信号的保留

E. 影像处理的模式

23. CR影像读取中,与"快速扫描方向"属于同一概念的是　　（　　）

A. 慢扫描方向

B. 屏扫描方向

C. 副扫描方向

D. 激光扫描方向

E. 成像板传送方向

24. CR四象限理论中,第三象限表达的是　　（　　）

A. EDR的功能

B. 输出影像的特征曲线

C. 影像的增强处理功能

D. 阅读条件与数字输出信号之间关系

E. X线剂量与IP光激励发光强度的关系

25. X线曝光宽容度较大的是　　（　　）

26. 对CCD的叙述,错误的是　　（　　）

A. 是一种半导体器件

B. 是一种固定摄像器

C. 是一种发光二极管

D. 是一种电耦合器件

E. 是一种光照下能产生电荷的器件

27. 有关影像板的描述,错误的是　（　　）

A. 影像板是CR系统中信息的阅读部件

B. 发光中心能贮存X线光子能量

C. 潜影可用强光照射消除

D. 本身不具备影像显示功能

E. 寿命与机械磨损和化学损伤有关

28. CR摄影记录影像信息的部件是（　　）

A. CCD阵列

B. 影像板

C. 多丝正比室

D. 平板探测器

E. Ⅱ-TV系统

29. CR影像板的光激励发光强度与入射的X线曝光量动态范围超过　　（　　）

A. 1∶10

B. 1∶10^2

C. 1∶10^3

D. 1∶10^4

E. 1∶10^5

30. 对CR图像后处理中谐调处理的叙述,不妥的是　　（　　）

A. 也叫层次处理

B. 有多种协调曲线类型
C. 突出影像边缘锐利度
D. 调节影像的整体密度
E. 改变影像的对比度

31. 属于 CR 空间频率处理技术的是
　　　　　　　　　　　（　　）
A. 旋转量
B. 移动量
C. 基础曲线
D. 频率等级
E. 旋转中心

32. CR 的空间频率处理主要用于改善影像的　　　　　　（　　）
A. 密度
B. 对比度
C. 锐利度
D. 颗粒度
E. 失真度

三、多项选择题

1. CR 系统中的成像板由哪几部分构成
　　　　　　　　　　　（　　）
A. 支撑体
B. 荧光物质
C. 保护层
D. 编辑层
E. 检索层

2. CR 系统中的信息转换部分主要组成有
　　　　　　　　　　　（　　）
A. 成像板
B. 激光扫描器
C. 光电倍增器
D. A/D 转换器
E. 光盘

3. CR 系统的主要组成部分是　　（　　）
A. 信息采集
B. 信息转换
C. 信息的处理与记录
D. 图像信息的传输
E. 探测器

4. CR 系统的信息采集部分主要组成有
　　　　　　　　　　　（　　）
A. X 线管
B. 成像板
C. X 线胶片
D. 增感屏
E. 激光扫描仪

5. CR 系统的信息处理可分为　　（　　）
A. 谐调处理
B. 空间频率
C. 减影处理
D. 放大处理
E. 压缩处理

6. 下列哪些是 CR 系统后处理所具备的功能　　　　　　　　（　　）
A. 测量
B. 局部放大
C. 对比度转换与反转
D. 边缘增强
E. 双幅显示

7. 根据成像板应用的目的,可分为（　　）
A. 标准型
B. 高分辨力型
C. 减影型
D. 激发型
E. 多层体层摄影型

8. CR 图像处理技术包括　　　（　　）
A. 分割曝光模式识别

B. 谐调处理

C. 曝光野的识别

D. 空间频率处理

E. 动态范围控制

9. CR 图像识别技术包括　　（　　）

A. 分割曝光模式识别

B. 谐调处理

C. 曝光野的识别

D. 空间频率处理

E. 直方图分析

10. CR 新技术包括　　　　（　　）

A. 双面读成像板

B. 谐调处理

C. 针状结构存储荧光体

D. 空间频率处理

E. 激光线扫描技术

11. 数字摄影技术的发展是基于什么的
　　需要　　　　　　　　（　　）

A. 医院创收

B. 医院信息系统建立

C. 医院知名度

D. 医疗改革

E. 医疗设备市场

第六章　数字化 X 线摄影技术

学习指南

1. 掌握直接与间接 DR 的分类
2. 掌握非晶硅 DR 的结构与原理
3. 熟悉 CCD、非晶硒 DR 的结构与原理
4. 了解多丝正比电离室 DR 的结构与原理

DR 系统最重要的组成部件是平板探测器(FPD),根据成像特点,DR 系统可分为直接数字化 X 线成像(非晶硒、多丝正比电离室成像)和间接数字化 X 线成像(非晶硅、CCD 成像)。

第一节　非晶硒 X 线成像

一、非晶硒 FPD 成像原理

当入射的 X 线照射非晶硒层时,由于导电特性发生改变,形成电流,电流的大小与入射 X 线光子的数量成正比,这些电流信号被存贮在 TFT 的极间电容上。每个 TFT 形成一个采集图像的最小单元(即像素)。在读出控制信号的控制下,存储于电容内的像素信号逐一按顺序读出、放大,送到模数转换器,从而将对应的像素电荷转化为数字化图像信号。

二、非晶硒 X 线成像评价

非晶硒 FPD 由于将 X 线直接转换成电信号,X 线的失锐大为下降,图像层次丰富,能满足绝大多数的诊断需要。非晶硒 X 线成像速度快,改善和优化了工作流程,容许一定范围内的曝光误差,并可在后处理中调节、修正成像。但是,大面积 TFT 在工业生产中有一定难度。

第二节　非晶硅 X 线成像

一、非晶硅 FPD 成像原理

非晶硅 FPD 利用碘化铯的特性,将入射后的 X 线光子转换成可见光,再经具有光电二极管作用的非晶硅阵列转化为图像电信号,通过外围电路检出及模数变换,从而获得数字化图像。

二、非晶硅 FPD 成像评价

非晶硅 FPD 具有成像速度快,良好的空间及密度分辨率,高信噪比,直接数字输出等优点,是目前数字成像的主流产品。但是,X 线一旦被转换成可见光,就会产生一定的散射和反射,从而在一定程度上降低了对 X 线的响应和空间分辨率。

第三节　CCD X 线成像

一、CCD 成像原理

CCD X 线成像的主要原理是 X 线在荧光屏上产生的光信号由探测器内的 CCD 接收,转换成电荷并形成 X 线图像。CCD 是通过变换电极电位使电荷发生移动,在一定时序的驱动脉冲下,完成电荷包从左到右的转移。当信号电荷传到 CCD 器件的终端时,由位于 CCD 器件内部多只场效应管组成的输出电路将该信号读出。

二、CCD 评价

CCD 被广泛应用于各种间接转换的 X 线成像装置中。CCD 的突出特性是外形小且比典型的 X 线投射面积还要小。CCD 的优点是固有噪声系数极低,动态范围广,对入射信号有很好的线性响应,具有较高的空间分辨率和几乎 100% 的填充系数。但是,由于透镜或光纤渐变器可减少到达 CCD 的光子数量,产生几何变形、光线散射,加上其本身内部的热噪声,均对图像质量有一定的影响。

第四节　多丝正比电离室 X 线成像

一、多丝正比电离室成像原理

多丝正比电离室是一个矩形密封腔体,腔内充填惰性气体,并设有漂移电极、阴极和阳极,形成一个漂移电场和一个加速电场。当 X 线射入漂移电场时,X 线光子能量将使漂移电场内惰性气体、分子电离,产生高速脉冲信号,脉冲数与入射光子成正比。将水平排列的通道计数按位置排列,就可得到数字图像的一行记录,通过扫描可形成平面数字图像。

二、多丝正比电离室评价

多丝正比电离室直接 X 线摄影装置具有扫描剂量低、动态范围宽、重建图像快、探测面积大的特点,有低剂量直接数字化 X 线机(LDRD)之称。LDRD 系统中的图像边缘锐化和 CR 系统一样,通过对空间频率的调节来实现;LDRD 系统已设两档且每档又分 4 级;同时,LDRD 系统具有骨密度测量功能。此外,LDRD 无需模数转换,采集效率高,能大量消除散射线(约 70%)。

第五节　数字合成 X 线连续体层摄影

一、传统 X 线体层摄影及其劣势

在传统 X 线体层摄影中,X 线球管与暗盒以兴趣区层面为中心进行平行相对匀速运动,以此获取一个兴趣区层面的图像,而兴趣区层面之外的图像因运动而模糊。若要获取另一个层面的图像,则以同样的方法再次进行体层摄影。

传统 X 线体层摄影由于技师经验水平、被检者配合程度以及机器精度等原因,常常不能把兴趣区准确摄取在一张体层照片上,且检查效率低下,废片率较高,被检者所受 X 线辐射剂量较大。更主要的是,传统 X 线体层照片因照射野大,散射线多,使体层照片缺乏一定的密度分辨率,背景影像非但消除不佳,且使众多组织结构重叠在照片上,兴趣区层面组织结构显示不清晰。

二、数字合成 X 线连续体层摄影及其优势

数字合成 X 线连续体层摄影(Digital Tomosynthesis)X 线球管只需运动一次,即可将一系列摄影图像快速采集,通过数字合成技术,像素位移—迭加程序进行图像重建,经去模糊修正处理等一系列低剂量三维立体重建技术,避免层面以外组织结构干扰,在显示器上展示兴趣区及其前后相关层面的连续多幅数字 X 线体层摄影照片。

与传统 X 线体层摄影相比,数字合成 X 线连续体层摄影的优势在于,X 线球管运动一次,即可通过图像处理等诸多技术显示无层面外组织结构干扰的、兴趣区及其前后相关的、多个连续层面的图像,对兴趣区及其周围达到容积显示,大大简化工作流程,缩短检查时间,降低废片率,提高检查效率,且照片空间分辨率高,被检者 X 线辐射剂量低。

影响数字合成 X 线连续体层摄影的因素有:X 线球管运动的最大角度、摄影图像的多少、重建层面的数目、被检者总的 X 线辐射剂量等。

高频考点

一、问答题

1. 简述非晶硒数字 X 线成像原理。

2. 简述非晶硅数字 X 线成像原理。

二、单项选择题

1. DR 成像,直接转换方式使用的探测器是
（　　）

A. 成像板
B. 闪烁体＋CCD 摄像机阵列
C. 非晶硅平板探测器
D. 非晶硒平板探测器
E. 硫氧化钆平板探测器

2. 属于 DR 成像间接转换方式的部件是
（　　）

A. 增感屏
B. 非晶硒平板探测器

C. 多丝正比电离室

D. 碘化铯＋非晶硅探测器

E. 半导体狭缝线阵探测器

3. 非晶硅平板探测器中,为减少光散射,碘
化铯晶体形状加工成　　　　(　　)

　　A. 扁平状

　　B. 针状

　　C. 颗粒状

　　D. 圆柱状

　　E. 粉状

4. DR 进行双能量减影的关键技术是(　　)

　　A. 像素尺寸

　　B. 像素矩阵

　　C. 刷新率

　　D. 采用非结晶硒

　　E. 碘化铯结晶形态

5. 时间减影的临床意义是　　　(　　)

　　A. 肺结节的显示

　　B. 追踪病变的进展

　　C. 乳腺癌的钙化灶

　　D. 病灶的定性分析

　　E. 可同时提供高、低能量的影像

6. 非晶硒探测器是利用了非晶硒的(　　)

　　A. 导电性

　　B. 绝缘性

　　C. 荧光特性

　　D. 光电导性

　　E. 电离作用

7. DR 摄影,与图像质量无关的是　(　　)

　　A. 良好的线性

　　B. 后处理功能

　　C. 量子检测率

　　D. 直接读出方式

　　E. 探测器刷新速度

8. 非晶硒探测器使用的衬底材料是(　　)

　　A. 铅板

　　B. 铜板

　　C. 铝板

　　D. 纸板

　　E. 玻璃

9. 应用 CCD 面阵结构的成像设备是(　　)

　　A. 扫描仪

　　B. 数码照相机

　　C. CR 数字 X 线摄影

　　D. 半导体狭缝扫描仪

　　E. 直接转换平板探测器

10. 非晶硅探测器四步成像过程不包括

(　　)

　　A. X 线曝光

　　B. 可见光信息

　　C. 电荷图像

　　D. 银盐图像

　　E. 数字图像

11. 非晶硅平板探测器基本结构不包括

(　　)

　　A. 闪烁体层

　　B. 非晶硅光电二极管阵列

　　C. 行驱动电路

　　D. 列驱动电路

　　E. 图像信号读取电路

12. 非晶硒平板探测器中,构成探测元的是

(　　)

　　A. 电容和电荷放大器

　　B. 电容和光电导体材料

　　C. 电容和薄膜晶体管

　　D. 光电导体材料和电荷放大器

　　E. 光电导体材料和薄膜晶体管

13. 使用非晶硒平板探测器摄影时,与影像矩阵大小有关的因素是　（　　）
    A. 入射 X 线管
    B. 非晶硒涂层厚度
    C. 偏置电压大小
    D. 探测元数量
    E. 模数转换器数量

14. 非晶硒探测器中场效应管的作用是　（　　）
    A. 接收作用
    B. 转换作用
    C. 形状作用
    D. 读取作用
    E. 放大作用

15. 影响 CCD 探测器空间分辨率的是（　　）
    A. 入射光子能量
    B. 入射光子数量
    C. 光敏元件种类
    D. 光敏元件数量
    E. 电路排列方式

16. 间接转换型平板探测器中,非晶硅光电二极管的作用是　（　　）
    A. 产生荧光
    B. 将可见光转换成荷
    C. 将 X 线光子转换成光电子
    D. 将电子转换成光子
    E. 将电信号转换为数字信号

17. 应用 CCD 线阵结构的成像设备是（　　）
    A. 摄像机
    B. 传真机
    C. 数码相机
    D. CCD 数字 X 线摄影机
    E. 直接数字 X 线摄影机

18. CCD 光电灵敏度高,可成像的最小照度为　（　　）
    A. 0.01 lux
    B. 0.02 lux
    C. 0.10 lux
    D. 0.50 lux
    E. 0.80 lux

19. 反映 CR 响应性的参数除影像的频率响应外,还有　（　　）
    A. 影像的锐利度
    B. 影像的对比度
    C. 影像的清晰度
    D. 影像的失真度
    E. 影像的模糊度

20. CR 光量子噪声的量与下述哪项成反比　（　　）
    A. 入射的 X 线量
    B. IP 的 X 线吸收效率
    C. IP 的光激发发光量
    D. 聚集 PSL 的光导器的集光效率
    E. 以上都是

21. 有关 CR 影像的处理的四象限理论中,哪项解释欠妥　（　　）
    A. 第一象限,表示 IP 的固有特性,在系统运行中可以调节
    B. 第二象限,表示输入到影像读出装置的信号和输出信号之间的关系
    C. 第三象限,表示影像处理功能,即经影像处理装置,显示出适用于诊断的影像
    D. 第四象限,表示影像记录装置,将影像信号重新转换为光学信号以获得 X 线照片
    E. 第二至四象限在 CR 系统运行中可充分调节,实施影像处理功能

22. CR 图像空间频率处理中,高频率等级
(6~9)可用于增强 （   ）
    A. 软组织
    B. 肾脏
    C. 肺野血管
    D. 骨骼轮廓
    E. 细小骨结构

23. 除哪项外,均是 CR 系统中的固有噪声
（   ）
    A. 光量子噪声

B. 量子化噪声
C. IP 结构噪声
D. 模拟电路噪声
E. 激光噪声

24. CR 系统中有几种谐调类型 （   ）
    A. 10 种
    B. 4 种
    C. 15 种
    D. 5 种
    E. 12 种

（王 骏 吴南洲 陈 勇 孙存杰 陈思羽）

第四篇

计算机断层扫描

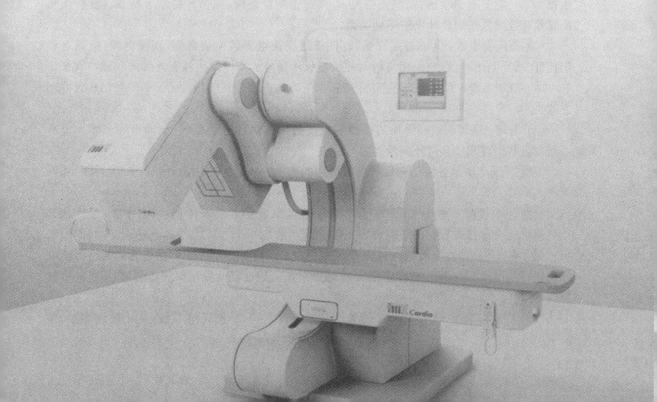

第七章　普通 CT

学习指南

1. 掌握 CT 基本结构与成像原理
2. 掌握 CT 的临床应用
3. 熟悉 CT 的产生与发展

第一节　CT 基本结构

CT 的硬件构成,主要包括扫描系统、计算机系统及其他附属设备。

一、扫描系统

扫描系统由扫描机架、X 线球管、高压发生器、滤过器、准直器、探测器阵列、检查床等组成。

(1) 扫描机架:是 X 线球管、准直器、数据采集系统、机械传动装置以及控制电路的载体,是 CT 数据采集的关键部分。机架扫描孔径常规多为 70 cm。

(2) X 线管:目前常用的旋转阳极球管,功率大,散热率较高,发出的 X 线不随旋转阳极靶摆动。它具有双轴承、靶盘直径大、金属管壳陶瓷绝缘、油循环冷却等特点。旋转阳极 X 线管有连续发射和脉冲发射不同类型。

(3) 高压发生器:其原理是将低频、低压的交流电源转换成高频、高压电源,应具有稳定性好、功率高的特性,应采用高精度的反馈稳压措施。高压发生器有连续式和脉冲式。

(4) 冷却系统:有水冷却、空气冷却和水气冷却三种。目前新型的 CT 多采用水气冷却方式。

(5) 滑环:通过碳刷和滑环的接触导电使机架作单向连续旋转,此即滑环技术。滑环类型有盘状滑环和筒状滑环两种。

根据 X 线产生部分接受电压的高低滑环的传导方式分为高压滑环(120~140 kV)和低压滑环(<200 V)。

目前,CT 机都采用低压滑环。低压滑环的 X 线发生器要求体积小、功率大,球管和其他控制单元全部都安装在机架的旋转部件上。

(6) 准直器:前准直设置在球管的 X 线出口处,作用为:① 对 X 线束的宽度进行调节并决定扫描层厚。② 减少被检者的 X 线辐射剂量。后准直设置在探测器前,作用是减少散射线的干扰。

(7) 滤过器(板):通常置于 X 线球管与被检者之间,吸收低能 X 线,优化射线能谱,使

X 线束变成能量均匀的高能线束,降低人体辐射剂量,提高图像的质量。

(8)探测器:是接收透射 X 线光子,并将其转换成相同强度比例的电信号的装置。探测器必须具备:转换效率高;具有一定的响应时间,具有一定的动态范围;稳定性好等特性。

转换效率指探测器将 X 线光子俘获、吸收和转换成电信号的能力;响应时间指两次 X 线照射之间探测器能够工作的间隔时间长度;动态范围指在线性范围内接收到的最大信号与能探测到的最小信号的比值;稳定性指探测器响应的前后一致性,如果探测器的稳定性较差,则 CT 机必须频繁地校准来保证信号输出的稳定。

探测器有两种类型:收集电离电荷的探测器(又分为气体探测器和固体探测器)和收集荧光的射线探测器(即闪烁探测器)。

(9)模数转换器:是将来自探测器的输出信号放大、积分后多路混合变为数字信号送入计算机处理的装置。它由频率发生器和比较积分器组成,后者的作用是把模拟信号通过比较积分后转变成数字信号。常用的模数转换器有:逐次逼近式模数转换器和双积分式模数转换器。同样,数模转换器是上述的逆运算,它将输入的数字信号转换成相应的模拟信号。

(10)检查床:检查床的作用是将被检者送进扫描架内,并将被检部位准确定位到扫描的位置上,要求检查床定位和移动速度的精度要高。检查床要能够承重特殊体型被检者,其床面材料必须由易被 X 线穿透、能承重和易清洗的碳素纤维组成。

二、计算机系统

CT 的计算机系统主要由主控计算机和阵列处理机两部分组成。

(1)主控计算机:采用微型计算机完成工作,主要是接受数据采集系统的数字信号,并将接收到的数据处理重建成一幅横断面的图像。

(2)阵列处理机:与主计算机相连,其本身不能独立工作,主要任务是在主计算机的控制下,进行图像重建等处理。图像重建时,阵列处理器接收由数据采集系统或磁盘送来的数据,进行运算后再送给主计算机,然后在显示器上显示。

(3)存储器:用来存储支持计算机运行的操作系统软件和 CT 的工作软件,也可以对采集的原始数据和重建后的图像进行储存。

(4)操作台:通过操作台控制 CT 机对被检者进行扫描,输入扫描参数、显示和贮存图像,还可以对系统故障进行诊断。操作台一般由交互系统、图像显示系统、存储系统构成。

(5)其他附属设备。

三、应用软件

CT 机中软件最重要的功能是将探测器采集到的信号进行图像重建。CT 机的应用软件的基本功能应包括:扫描功能;诊断功能;摄片和图像贮存功能;图像处理功能;故障诊断功能等。

第二节　CT 成像原理

CT 的成像基本过程是:球管发射 X 线束,经准直器准直后,对被检体层面进行透射,透过层面的射线强度(即被人体衰减后的强度)被探测器探测并记录,经计算机计算获得一组完整的投影值,经模数转换器转换成数字信号,由计算机进行重建,重建后的非叠加图像再由数模转换器转换成模拟信号,以不同的灰度等级显示在荧屏或胶片上。CT成像过程大致分为数据采集、数据处理、图像重建和图像显示。

一、数据采集

当X线透射人体时,每条射线路径中各组织或器官对X线的衰减系数不相同,总的衰减取决于局部衰减系数在射线路径上之和。CT数据采集就是对被检体在多个不同方向,多点进行测量,获得众多个这样的线积分,即多组完整的投影值和衰减系数分布函数。

二、数据处理

为获得较准确的重建图像数据,在进行图像重建之前,计算机要对这些数据进行处理:减除空气值和零点漂移值、线性化、X线束硬化效应、正常化。

三、图像重建

(1)反投影法:利用所有射线的投影累加值计算各像素的吸收值,从而形成CT图像,或者说是某一点(像素)的(吸收)值正比于通过这一点(像素)射线投影的累加。

(2)迭代法:将近似重建图像的投影同实测的剖面进行比较,再将比较所得差值反投影到图像上,每次反投影后可得一幅新的近似图像,对所有的投影方向都做上述处理,完成一次迭代;如此反复迭代,直到结果满意为止。

(3)解析法:是CT图像重建技术中应用最多的一种方法,它的基础是傅里叶变换。其主要方法有:二维傅里叶变换重建法;空间滤波反投影法;褶积反投影法。在实际应用中,主要采用的是褶积反投影法。

解析法在成像速度和精确性方面优于迭代法,但迭代法能用于不完整的原始数据,而解析法则不能。

四、图像显示

CT扫描图像是将重建后矩阵中每个像素的CT值转换成相应的不同明暗度的信号,并将其显示在图像上或显示器上。CT值是相对值,以水的衰减系数作为参考。CT值的计算公式如下:

$$CT值 = \frac{\mu_T - \mu_水}{\mu_水} \times 1\ 000\ HU$$

在图像显示时只能对感兴趣的CT值区域选择性显示,这一区域称为窗口,窗口以外将显示为白或黑。选择窗口方法称为窗口技术,选择显示CT值区域中心称为窗位,区域范围宽度称为窗宽。窗位相当显示结构的CT值中间值,窗宽则确定图像的对比。

双窗是一种最普通的非线性窗,是把两种CT值相差较大的组织在同一窗口中显示。

Sigma窗的窗宽、窗位调节不能使窗的显示呈线性变化,当窗宽和窗位中某一设定不变而改变另一设置时,它的变化才是线性的。

高频考点

一、名词解释

1. CT 值

2. 窗位

3. 窗宽

二、问答题

1. 简述 CT 的基本结构。

2. 简述 CT 的成像原理。

3. 简述 CT 的临床应用价值。

三、单项选择题

1. CT 的图像重建中,采用大矩阵的意义是
（　　）
   A. 图像处理较容易
   B. 改善密度分辨率
   C. 提高空间分辨率
   D. 降低噪声
   E. 减少被检者的辐射剂量

2. 关于 CT 技术的发展趋势的叙述,错误的是（　　）
   A. 扫描快
   B. 层数多
   C. 双能减影
   D. 密度分辨率已超过 MR
   E. 层厚薄

3. 关于 CT 成像局限性的认识,正确的是
（　　）
   A. 空间分辨率低于常规 X 射线检查
   B. 检查应用范围广,适合所有器官检查
   C. 病变的定位、定性十分准确
   D. CT 血管造影成像可完全取代 DSA
   E. 密度分辨率高,可分辨所有病理改变

4. 关于 CT 准直器的叙述,错误的是（　　）
   A. 位于 X 线管前方
   B. 指示照射野范围
   C. 可减少散射线
   D. 用于决定 X 线束厚度
   E. 单螺旋 CT 机可决定层厚

5. CT 成像技术的优势不包括 （　　）
   A. 可作定量分析
   B. 密度分辨率高
   C. 真正的断面图像
   D. 病灶定性诊断准确
   E. 可利用计算机处理图像

6. 关于 CT 滤过器的作用,错误的是
（　　）
   A. 吸收低能 X 线
   B. 优化射线能谱
   C. 减少被检者 X 线剂量
   D. 使滤过 X 线束能量分布均匀
   E. 决定扫描层厚

7. 非螺旋 CT 扫描后得到的是 （　　）
   A. 横断面扫描数据
   B. 冠状面扫描数据
   C. 矢状面扫描数据
   D. 斜面扫描数据
   E. 容积扫描数据

8. 与 CT 机高对比度分辨率衰退无关的因素是 （　　）
   A. 重建算法
   B. 焦点变大
   C. 探测器老化
   D. X 线管老化
   E. 机械磨损、颤动

9. 闪烁晶体探测器结构中不包括 （　　）
   A. 闪烁晶体
   B. 光导纤维
   C. 光电倍增管
   D. 电离室
   E. 前置放大器

10. 高压滑环 CT 机的旋转机架安装部件不包括 （　　）
    A. 准直器
    B. A/D 转换器
    C. 高压发生器
    D. 探测器
    E. 滤过器

11. CT 成像系统中滤过器的主要作用是 （　　）
    A. 降低被检者的辐射剂量
    B. 缩短扫描时间
    C. 去除图像伪影
    D. 均衡到达探测器的射线强度
    E. 减少 mA 的使用量

12. 高压滑环与低压滑环技术的区别不包括 （　　）
    A. 低压滑环的高压发生器安装在机架内
    B. 低压滑环机架内的高压发生器与球管一起旋转
    C. 高压滑环的高压发生器安装在扫描机架外

D. 高压滑环的高压发生器不与球管一起旋转
E. 无球管的启动、加速、减速、停止的过程

13. 与 MRI 相比，CT 的优势是 （　　）
    A. 直接多平面成像
    B. 对钙化及骨质结构敏感
    C. 对比剂安全性高
    D. 化学位移成像
    E. 对含水组织结构敏感

14. 与传统 CT 结构比较，滑环式 CT 的缺点是 （　　）
    A. 增加设备操作的难度
    B. 扫描速度受到限制
    C. 电缆容易发生折断
    D. 碳刷易发生磨损
    E. 图像质量下降

15. CT 机主控计算机的功能不包括 （　　）
    A. 进行 CT 值校正及插值处理
    B. 控制和监视扫描过程
    C. 进行故障诊断和分析
    D. 控制自动洗片机程序
    E. 控制图像重建程序

16. 滑环技术的主要特点是 （　　）
    A. 连续曝光
    B. 连续数据采集
    C. 检查床连续移动
    D. 高压发生器连续旋转
    E. 球管沿一个方向连续旋转

17. CT 检查时，与 X 线束穿过物质衰减无关的是 （　　）
    A. X 线经过的距离
    B. 物质衰减系数
    C. 物质厚度

D. 物质面积

E. X 线强度

B. 图像的密度分辨率高

C. X 线散射少

D. 空间分辨率高

E. 可进行各种图像重建

18. 下述不属于 CT 基本成像步骤的是
（　　）

A. 模数转换器将模拟信号转换为数字信号

B. X 线球管阴极端的电子高速撞击阳极靶面

C. 图像以数字图像形式存入硬盘

D. 阵列处理器重建图像

E. X 线束经准直器成型

23. 与 CT 球管散热率有关的因素是
（　　）

A. 高频发生器

B. 探测器类型

C. 阳极靶面面积

D. 射线束准直器

E. 附加滤过材料

19. CT 图像重建中直接反投影法的主要缺点是
（　　）

A. 伪影太多

B. 成像不够清晰

C. 运算时间太长

D. 硬件成本昂贵

E. 需专用的重建处理器

24. CT 的成像方式是
（　　）

A. 反射成像

B. 直接透射成像

C. 散射成像

D. 数字重建成像

E. 荧光作用成像

20. 下列不属于 CT 图像重建方法的是
（　　）

A. 迭代法

B. 三维成像法

C. 直接反投影法

D. 褶积反投影法

E. 空间滤波重建法

25. 关于 CT 准直器的叙述,错误的是
（　　）

A. 位于 X 线管前方

B. 指示照射野范围

C. 可减少散射线

D. 用于决定 X 线束厚度

E. 单螺旋 CT 机可决定层厚

21. 操作台无法完成的功能是
（　　）

A. 系统故障显示及诊断

B. 修改扫描参数

C. 输入被检者信息

D. 控制扫描程序

E. 改变被检者体位

26. CT 机房的工作环境要求中,不包括
（　　）

A. 电源功率大,频率稳定

B. 符合磁屏蔽要求

C. 保持 40%～60% 的相对湿度

D. 清洁、防尘的工作环境

E. 保持 18～22℃ 的室温

22. 与普通 X 线检查相比较,不属于 CT 特点的是
（　　）

A. 真正的断面图像

27. 闪烁探测器结构不包括
（　　）

A. 闪烁晶体

B. 光导纤维

C. 光电倍增管

D. 电离室

E. 前置放大器

28. CT成像"链"的正常顺序是 （　　）

A. 探测器阵列—DAS—ADC—阵列处理器

B. DAS—ADC—阵列处理器—探测器

C. ADC—探测器阵列—DAS—阵列处理器

D. 阵列处理器—探测器阵列—ADC—DAS

E. ADC—DAS—探测器阵列—阵列处理器

29. CT机采用的冷却系统中,效果最好的是 （　　）

A. 水冷

B. 气冷

C. 水、气冷

D. 油冷

E. 油、气冷

30. CT扫描机特殊功能软件不包括（　　）

A. 三维图像重建

B. 图像重建

C. 平滑滤过

D. 灌注成像

E. 定量骨密度测定

31. 第三代和第四代CT机,在采样方法上的根本区别是 （　　）

A. X线管

B. DAS系统

C. X线束

D. 扫描方式

E. 高压发生器

32. CT成像过程中,将模拟信号变为数字

信号的部件是 （　　）

A. 探测器

B. 放大器

C. 计算机

D. 阵列处理机

E. A/D转换器

33. CT成像中,X线透过物体组织后的光子与原发射线是 （　　）

A. 非线性关系

B. 对数关系

C. 指数关系

D. 偶整数关系

E. 指数幂关系

34. 关于CT透视装置性能的叙述,错误的是 （　　）

A. 采用连续扫描

B. 快速图像重建

C. 实时显示图像

D. 采集速率要求15幅/s

E. 专用图像重建处理设备

35. CT成像过程中将X线信号转换为可见光的是 （　　）

A. 光电倍增管

B. A/D转换器

C. 准直器

D. 滤过器

E. 闪烁晶体

36. 关于CT扫描特点的叙述,错误的是 （　　）

A. CT密度分辨率比MRI低

B. CT扫描可获取断面图像

C. 层厚与CT密度分辨率有关

D. CT空间分辨率比常规X线摄影高

E. CT密度分辨率比常规X线检查高

37. CT 扫描中所采用的射线能谱通常是
（　　）
　A. 包括长短波长的多能谱射线
　B. 强度均匀的单能谱射线
　C. 能量均衡的伽玛射线
　D. 波长相同的多能谱射线
　E. 有强度变化的单能谱射线

38. CT 扫描通常使用较高的 kVp，其主要原因是
（　　）
　A. 缩短扫描时间
　B. 减少重建时间
　C. 减少部分容积效应
　D. 减少光子能的吸收衰减系数
　E. 增加图像的宽容度

第八章　螺旋 CT

学习指南

1. 掌握螺旋 CT 基本结构与成像原理
2. 熟悉螺旋 CT 扫描方式特性和图像重建

第一节　基本结构

螺旋 CT 采用了"滑环技术",进行容积扫描,可连续采集数据并对数据进行不同方式的图像重建和不同方位的图像重组。螺旋 CT 分为单层螺旋 CT 和多层螺旋 CT。

螺旋 CT 扫描架内有多组平行排列的滑环和电刷,CT 球管通过电刷和滑环接触实现导电。每一组滑环作用不一,分别负责供电、输入控制信号、输出探测器采集的数据信号等。单纯滑环 CT 的数据采集和重建方法与普通 CT 相似。螺旋 CT 固定的部分是前端存储器、计算机和初级高压发生器;旋转部分是 X 线球管、探测器系统和次级高压发生器。

螺旋 CT 一般选用高热容量的 X 线球管,X 线管多采用飞焦点。球管采用金属管套和陶瓷作为绝缘材料,目前一般采用的是钛、锆、钼和石墨组成的复合材料靶体结构,并采用液体轴承,其主要成分是液态的镓基金属合金。

螺旋 CT 的 X 线管的冷却是用绝缘油与空气进行热交换,扫描机架的冷却是用风冷或水冷进行热交换,螺旋 CT 大多配有水冷却机协助散热。降低电压、电流,缩短扫描范围,增大螺距等可以降低热容量。扫描机架内温度一般在 18～27℃为宜。

螺旋 CT 大多采用固态稀土陶瓷探测器,检测效率极高,余辉少,稳定性高。

单层螺旋 CT 扫描的扇形 X 线束是通过前准直器调节后获得。单层螺旋 CT 和普通 CT 只有一个数据采集系统。

螺旋 CT 对计算机容量、处理速度提出更高的要求,通常采用大容量计算机或多台计算机并列处理。

第二节　成像原理

螺旋扫描有单次螺旋扫描、多次螺旋扫描、多方向螺旋扫描、螺旋放大扫描几种扫描方式,完全不同于非螺旋扫描。

单层螺旋 CT 常用内插法重建图像,最常用的数据内插方式是线性内插。

螺旋扫描时,采集的扫描数据分布在一个连续的螺旋形空间内,因而有以下一些新的成像参数:

(1)扫描层厚与射线束宽度:扫描层厚是扫描时被准直器校准的层面厚度或球管旋转一周探测器测得Z轴区域的射线束宽度。单层螺旋CT使用扇形X线束,只有一排探测器,扫描层厚与准直器宽度一致。

(2)床速:是扫描时检查床移动的速度,即球管旋转一圈检查床移动的距离。

(3)螺距:为球管旋转一周扫描床移动的距离与准直器宽度的比值(检查床移动距离:层厚)。扫描剂量一定时,大螺距扫描探测器接收到的X线量较少,可供成像的数据相应少,图像质量下降。常规螺旋扫描的螺距用1;病灶较小时,螺距可小于1,病灶较大时,螺距可大于1。

(4)重建间隔:是被重建相邻两层横断面之间长轴方向的距离。采用不同重建间隔可确定被重建图像层面的重叠程度,需做多方位图像重组的横断面重建间隔较小,层面重叠50%~70%。

重建间隔小可在不增加X线照射剂量的同时提高图像的纵向分辨率,减少三维图像的"锯齿状"伪影。重建间隔大可减少容积伪影,改善图像质量,但可能遗漏小病灶。

(5)重建层厚:是重建图像的实际厚度。单层螺旋CT只有一排探测器,扫描层厚不能重新分割,其重建厚度一般为扫描层厚。

与普通CT相比,螺旋CT主要优点是:大大减少了病灶遗漏的可能性;扩大了CT检查的适应证;提高了对比剂的利用率;可任意地回顾性重建;扫描覆盖面广、无间隙,采集容积数据,便于各种方式、从各个角度的影像重建。缺点是:纵向分辨率下降;X线管损耗大、要求高、价格贵;X线量多,对被检者造成的损伤大。

高频考点

单项选择题

1. 螺旋CT扫描的射线束的类型是（　　　）
   A. 反扇束
   B. 小扇束
   C. 动态空间重现
   D. 大扇束/孔束
   E. 单束扫描

2. 螺旋CT机的球管需提高散热效率,其主要原因是（　　　）
   A. X线的产生效率高
   B. 扫描时间长
   C. 使用了高kVp

   D. 使用了高mA
   E. 采用了滑环技术

3. 螺旋CT的基本结构属于（　　　）
   A. 第一代CT机
   B. 第二代CT机
   C. 第三代CT机
   D. 第四代CT机
   E. 第五代CT机

4. 单层螺旋CT由于扫描方式的改变,产生的层厚响应曲线形状通常是（　　　）
   A. 笔形
   B. 圆形

C. 矩形

D. 扇形

E. 铃形

5. 不属螺旋 CT 扫描基本概念的是（　　）

  A. 扫描范围逐层数据采集

  B. 没有明确的层厚概念

  C. 非平面的扫描数据

  D. 有效扫描层厚增宽

  E. 容积数据内插预处理

6. 螺距公式内容的描述，正确的是（　　）

  A. mm/R——每次旋转床移动距离

  B. W——加权系数

  C. s——扫描机架旋转周数

  D. R——螺距

  E. P——射线束宽度

7. CT 成像中的内插方法常用于（　　）

  A. 非螺旋 CT 中的图像重建

  B. 螺旋 CT 中的图像重建

  C. 动态 CT 扫描中的时间计算

  D. 图像后处理中的三维重组

  E. CT 灌注扫描中的灌注量计算

8. 单层螺旋 CT 任意回顾性重建的含义是

  （　　）

  A. 可作任意螺距大小的图像重建

  B. 可对原始数据进行修改的重建

  C. 可作任意间隔、重复的重建

  D. 可任意修改图像的重建方向

  E. 需将以前的检查对照后重建

9. 螺旋 CT 的高压发生器安装在（　　）

  A. 控制台

  B. 电源控制柜

  C. 扫描机架

  D. 稳压电源柜

  E. 水冷控制柜

10. 与 CT 螺旋扫描方式无关的是（　　）

  A. X 线球管绕被检者旋转

  B. 一次屏气完成数据采集

  C. 探测器接收采样数据

  D. 球管停止旋转，移床

  E. X 线曝光与床移同步

11. 下述 CT 图像重建术语中，属于螺旋扫
描使用的是（　　）

  A. 算法

  B. 线性内插

  C. 卷积

  D. 重建函数核

  E. 滤过反投影

12. 单层螺旋扫描方式中，如准直宽度 10
mm，螺距 0.5，床速是（　　）

  A. 2.5 mm/圈

  B. 4.0 mm/圈

  C. 5.0 mm/圈

  D. 10.0 mm/圈

  E. 20.0 mm/圈

13. 有关螺旋 CT 扫描的叙述，错误的是

  （　　）

  A. 实际层厚大于标称层厚

  B. SSP 的半值宽度相应增加

  C. 检查时间延长

  D. Z 轴空间分辨率降低

  E. 部分容积效应增大

14. 在单层螺旋扫描方式中，决定扫描层厚
的是（　　）

  A. 检查床的运行距离

  B. 探测器的排列方式

  C. 像素的大小

  D. 准直器宽度

  E. 矩阵的尺寸

第九章　多排探测器 CT

学习指南

1. 掌握多排探测器 CT 的基本结构及成像原理
2. 熟悉多排探测器 CT 数据采集通道和图像重建

第一节　基本结构

多排探测器 CT 的 X 线球管旋转一圈可以获得多个层面的图像,其核心技术是使用多排探测器。

二维的探测器阵列是多排探测器 CT 的关键部件,其在 Z 轴方向有不同排列方式。多排探测器 CT 大致分等宽型和不等宽型探测器阵列。

多排探测器 CT 采用大热容量 X 线球管和高功率高压发生器,以及"可变焦点"和"剂量调节"技术提高 X 线的利用率和降低过多的 X 线剂量。另外,X 线束为可调节宽度的锥形束,根据拟采集的层厚选择锥形束宽度,激发不同数目的探测器,一次采集可同时获得多层图像。

多排探测器 CT 将纵向不同探测器的输出信息进行组合,然后连接到相应的积分放大电路上。探测器的不同组合是通过电子开关实现的,它根据输入指令调节探测器的组合。多排探测器 CT 采用 4~64 个数据采集通道。

多排探测器 CT 的旋转驱动采用电磁驱动使转速更平稳。

多排探测器 CT 采用大容量计算机或多台计算机并列处理方式改善工作流程,处理速度相应加快,重建时间更短,图像后处理快捷。

第二节　成像原理

多排探测器 CT 的数据通道有多组,在 X 线管旋转 360°后,CT 机能得到多个层面的图像。

关于多排探测器 CT 的螺距的定义存在分歧,普遍认为,它是进床速度与接收探测器有效宽度的比值。

在重建技术上多排探测器 CT 采用多层圆锥断层重建方法,以克服重建中的伪影。多排探测器 CT 的图像重建基本上仍采用线性内插的方法。常用的数据插补和重建方法有优化采样扫描、长轴内插、扇形束重建等。

多排探测器 CT 的优势在于各向同性和碘浓度监测自动触发扫描。同时，它的优点还有：① 缩短检查时间；② 图像后处理质量显著提高；③ 延长扫描覆盖长度；④ 提高检测效率；⑤ X 线管的冷却时间减少(几乎为零)；⑥ 对比剂用量减少。

高频考点

单项选择题

1. 目前多层螺旋 CT 的探测器采用的材料是（　　）
   A. 钨酸镉
   B. 钨酸钙
   C. 稀土陶瓷
   D. 闪烁晶体
   E. 高压氙气

2. 目前 64 层螺旋 CT 的机架常规最快的旋转时间是（　　）
   A. 0.30 s
   B. 0.35 s
   C. 0.36 s
   D. 0.37 s
   E. 0.38 s

3. 64 层 CT 的纵向分辨率是（　　）
   A. 1.0 mm
   B. 0.8 mm
   C. 0.6 mm
   D. 0.4 mm
   E. 0.2 mm

4. 256 层螺旋 CT 探测器扫描层厚是（　　）
   A. 0.6 mm
   B. 0.5 mm
   C. 0.75 mm
   D. 0.625 mm
   E. 0.4 mm

5. 256 层螺旋 CT 一次扫描覆盖范围是（　　）
   A. 10 mm
   B. 96 mm
   C. 128 mm
   D. 256 mm
   E. 256 mm

6. 320 层螺旋 CT，其探测器的覆盖范围是（　　）
   A. 2 cm
   B. 4 cm
   C. 8 cm
   D. 16 cm
   E. 32 cm

7. 256 层螺旋 CT 的最新功能是（　　）
   A. 全器官灌注
   B. 最大密度投影
   C. 最小密度投影
   D. 去金属伪影
   E. 去骨功能

8. 256 层 CT 扫描剂量是目前 16 层的几分之一（　　）
   A. 1/2
   B. 1/4
   C. 1/3
   D. 1/5
   E. 1/8

9. 256 层 CT 在关节方面的最新功能是
（　　）

A. 去金属伪影

B. 三维成像

C. 关节运动观察

D. 骨折诊断

E. 关节脱位诊断

10. 256 层机架采用的驱动方式是　（　　）

A. 钢带

B. 数字化钢带

C. 线性马达驱动

D. 皮带

E. 数字化皮带

11. 16 层螺旋 CT 的纵向分辨率是（　　）

A. 1.0 mm

B. 0.9 mm

C. 0.8 mm

D. 0.7 mm

E. 0.6 mm

12. 对"等宽型"多排探测器的叙述,错误
的是　　　　　　　　　　　（　　）

A. 探测器的排列是对称的

B. 探测器排列的层厚组合较灵活

C. 等宽型探测器的排列亦称对称型

D. 与不等宽型相比,射线利用率高

E. 过多的排间隔会造成有效信息丢失

13. 多层螺旋 CT 主要采用的技术是（　　）

A. 增加扫描射线的剂量

B. 增加探测器的排数

C. 采用多滑环技术

D. 改进碳刷与滑环接触的方式

E. 采用射线的动态空间分布技术

14. 不属于 4 层螺旋 CT 扫描图像重建预
处理的方法是　　　　　　　（　　）

A. Z 轴滤过长轴内插

B. 交叠采样修正

C. 优化采样扫描

D. 锥形束投影

E. 扇形束重建

15. MDCT 扫描中最常用的造影是（　　）

A. 静脉给药 CTA

B. 脑室造影

C. 关节造影

D. 脊髓造影

E. 胆囊造影

16. 多层螺旋 CT 纵向分辨率改善,成像质
量改变最明显的是　　　　　（　　）

A. 密度分辨率

B. 图像噪声

C. 平面内分辨率

D. 多平面重组

E. 图像对比度

第十章 电子束CT

学习指南

1. 掌握电子束CT的基本构造与成像原理
2. 了解电子束CT扫描方式与适应证

第一节 基本结构

电子束CT与常规螺旋CT相比,扫描速度更快,达到毫秒级水平,时间分辨率显著提高,故又称作超高速CT。

电子枪位于系统后部,由离子清除电极保持高真空,其阴极灯丝加热产生游离电子簇,在高压下加速产生电子束。

聚焦线圈在真空管中使电子束聚焦成毫米级的小焦点。

偏转线圈使电子束偏转轰击扫描架的靶面。

电子束CT的扫描架固定不动,在它的下方由4个并排的圆弧形静止钨靶环,上方有两组钨酸镉晶体探测器环,配有光纤信号传输系统,一排探测器数目432个为第一组,另一排探测器数目864个为第二组,两个探测器环与4个靶环联合使用。

检查床位于系统前部,床面可倾斜25°(头高足低),并可左右旋转25°。

电子束CT是靠靶环装置上的水冷却系统快速消除热量和巨大钨靶体积分散热量。另外,电子束CT装置了4个靶环,更进一步分散了传递到靶环上的热量。

第二节 成像原理

电子束由聚焦线圈和偏转线圈控制通过真空偏移管,聚焦线圈使电子束聚集,而偏转线圈的磁场变化使得聚焦电子束旋转轰击扫描架下方的4个靶环中的一个产生X线,实现CT扫描。扫描架上方的两组固定探测器接收扫描体衰减后的X线信号,经光电转换,由数据采集系统进行预处理后经光缆送至扫描存储器,再传输到快速重建系统进行层面图像重建。

第三节 电子束 CT 与多排探测器 CT 的比较

一、扫描速度

电子束 CT 用电子枪发射电子束轰击靶环产生 X 线,扫描速度电子束 CT 优于多排探测器 CT。

二、扫描体位

电子束 CT 检查床可以转换不同角度,从横轴位、短轴位和长轴位等不同的轴位进行心脏扫描。多排探测器 CT 检查床的角度不能改变,只能进行心脏横轴位扫描。

三、扫描方式和范围

电子束 CT 的多层扫描每次最多采集 8 层容积数据,如需连续容积数据采集,电子束 CT 只能进行单层连续容积扫描,扫描范围为 629 mm;目前采集 64 层容积数据的多排探测器 CT 可应用多层扫描进行连续容积数据采集,最大扫描范围已达 1 750 mm。

四、图像质量

电子束 CT 有两排探测器,多排探测器 CT 有数十排探测器,多排探测器 CT 的密度分辨率和空间分辨率均较电子束 CT 高,图像质量优于电子束 CT。

五、临床应用

(1)心脏检查:电子束 CT 和 16 层以上多排探测器 CT 均可进行冠状动脉造影、冠状动脉钙化斑块和软斑块分析、心肌灌注和心功能分析、心腔和瓣膜的显示等。

(2)其他部位检查:在心脏以外的其他部位,因电子束 CT 的价格昂贵,密度和空间分辨率不及多排探测器 CT,应用不如多排探测器 CT 广泛。

高频考点

单项选择题

1. 电子束 CT 检查主要用于　　（　　）
   A. 心脏动态器官
   B. 四肢关节
   C. 肝胆胰系统
   D. 颅脑
   E. 前列腺

2. 不属于超高速 CT 机结构的是　（　　）
   A. 电子枪
   B. 偏转线圈

   C. 聚焦线圈
   D. 真空系统
   E. 旋转阳极 X 线管

3. 电子束 CT 成像的扇形射线束源来自
   　　　　　　　　　　　（　　）
   A. 电子枪
   B. 偏转线圈
   C. 探测器阵列环
   D. 固定钨环
   E. 聚焦线圈

第十一章 双源CT

学习指南

1. 掌握双源CT基本结构与成像原理
2. 熟悉双源CT的优势

第一节 基本结构

双源CT是在64层CT技术的基础上,再装有两个高压发生器、两个直接冷却金属球管、两套超快速陶瓷探测器组、两套DAS。

双源CT的基本结构包括主机配电柜、扫描机架、检查床、成像控制系统、图像重建系统及图像后处理系统等。

两个小体积的X线球管通过机架旋转90°即可获得180°数据,每个最大峰值输出功率为80 kW,同时工作为160 kW,保证了即使在最快的扫描和进床速度下,也能获得较好的图像质量。

双源CT采用双能量扫描时两个球管的管电压分别为80 kV和140 kV,两个球管能同时、同层进行扫描,所获得的低能和高能数据不存在位置和时间上的偏差。

双源CT具备78 cm孔径和200 cm的扫描范围,移床速度较高条件下仍可获得各向同性的高分辨率。此外,双源CT实现了电磁直接驱动,并采用先进的静音技术,特殊的散射线校正技术。

第二节 成像原理

使用该设备进行定位像扫描只使用一套主DAS(单源),而轴位像扫描通常采用两种模式。一种是在机架旋转扫描过程中只使用一套主DAS(单源),其工作原理与单源64层CT基本一致。此时主球管产生X线由对侧主探测器组接收,经过相应后处理,一次扫描产生64层CT图像。要获得一幅完整的CT图像,主球管及主探测器组至少旋转180^0(1个采集周期)。另一种是两套DAS同时使用,每个球管产生X线分别由对侧探测器组接收,经过相应后处理,一次扫描产生64层CT图像。

两个球管的管电压和管电流(能量)相同时,主要用于提高时间分辨率或增加肥胖被检者射线功率,同时160 kW高功率的曝光所产生的两组数据可叠加以提高图像信噪比;不同时,主要用于双能量减影技术。

第三节 双源 CT 的优势

双源 CT 的优势主要包括以下方面：

（1）有利于心脏及冠状动脉成像。

（2）有利于颈部成像。

（3）有利于胸腹部成像。

（4）有利于骨、软骨、肌腱和韧带成像。

（5）有利于急诊快捷显示。

（6）射线剂量的安全性高。

高频考点

单项选择题

1. 双源 CT 扫描系统的定义是　（　　）

   A. 有两套独立 X 线球管的 CT 机

   B. 有两套独立探测器系统的 CT 机

   C. 有两套定位光源的 CT 机

   D. 有两套独立 X 线球管和两套独立探测器系统的 CT 机

   E. 有两个界面控制系统的 CT 机

2. 双源 CT 扫描机的英文缩写是　（　　）

   A. SYCT

   B. PECT

   C. EBCT

   D. DSCT

   E. ECT

3. 双源 CT 机在 XY 轴平面上两套线管的角度是　（　　）

   A. 120°

   B. 110°

   C. 95°

   D. 90°

   E. 60°

4. 双源 CT 机单扇区扫描的时间分辨率是　（　　）

   A. 33 ms

   B. 63 ms

   C. 83 ms

   D. 42 ms

   E. 103 ms

5. 双源 CT 机两个 X 线管总功率是（　　）

   A. 180 kW

   B. 160 kW

   C. 140 kW

   D. 120 kW

   E. 100 kW

6. 双源 CT 机在急诊扫描中的最大扫描范围是　（　　）

   A. 1.5 m

   B. 2 m

   C. 2.5 m

   D. 3 m

   E. 4 m

第十二章 CT 扫描技术

学习指南

1. 掌握 CT 扫描的基本概念和常用术语
2. 掌握常见的扫描方式

第一节 常用术语

一、像素、体素

像素是组成图像矩阵的基本单元,也是组成矩阵中的一个小方格。像素是一个二维概念。

体素即体积单元的简称,是某组织一定厚度的三维空间的体积单元,若以 X 线通过人体的厚度作为深度,则像素乘以深度即为体素。

二、矩阵

矩阵即二维排列的方格,是将计算机所计算的人体横断面每一点的 X 线吸收系数按行和列排列的分布图,实际上是一幅纵横二维排列的像素。在相同的采样野内,矩阵的大小与像素点的多少成正相关。矩阵分为显示矩阵和采集矩阵,前者是显示器上的图像像素的量,后者是每幅图像所含像素的量。为确保显示图像的质量,显示矩阵应等于或大于采集矩阵。

三、探测器孔径

探测器孔径是 X 线能够进入探测器的有效口径,通常是指探测器阵列面向 X 线方向上的孔径尺寸。

四、阵列处理机

阵列处理机是指快速重建计算及数据处理用的专用计算机,该机的部分指令已被"硬件"化。

五、间距

间距是指常规 CT 扫描中,上一层面的上缘与下一层面的上缘的距离,可以等于、小于或大于层厚;小于层厚为重叠扫描。

六、重建、重组

原始扫描数据经计算机采用特定的算法处理,最后得到能用于诊断的一幅图像,该处理方法或过程称为重建。

重组是不涉及原始数据处理的一种图像处理方法,如多平面图像重组、三维图像处理等。

七、内插

内插是采用数学方法在已知某函数的两端数值的前提下,估计该函数在两端之间任一值的方法。CT扫描采集的数据是离散的、不连续的,需要从两个相邻的离散值求得其函数值。

八、准直宽度、层厚与有效层厚

在非螺旋和单层螺旋扫描,采用的准直器宽度决定了层厚的宽度,即层厚等于准直器宽度。但在多层螺旋扫描时,同样的准直宽度可由4排甚至16排探测器接收,而此时决定层厚的是采用探测器排的宽度。有效层厚指扫描时实际所得的层厚。层厚的误差与扫描所采用的方式和设备的类型(是否螺旋)无关。

九、扫描时间、扫描周期时间

扫描时间是指X线球管和探测器阵列围绕人体旋转扫描一个层面所需的时间,有全扫描(360°扫描)、部分扫描(小于360°扫描)和过度扫描(大于360°扫描)。

从开始扫描、图像重建一直到图像显示,这一过程称为扫描周期时间。在一些特殊扫描方式下,扫描后的重建未结束就开始下一次的扫描,所以,扫描周期时间并非始终是扫描时间和重建时间之和。

十、采集时间、重建时间

采集时间指获取一幅图像所需要的时间。重建时间指计算机阵列处理器将扫描原始数据重建成图像所需要的时间。重建时间与重建矩阵的大小成正比,重建时间与减少运动伪影无关。

十一、扫描野、重建视野

扫描野或称有效视野,是扫描前设定的可扫描范围。扫描野可有一个或数个,大小范围为16~50 cm。扫描完成后原始数据可再重建图像,该有效视野的大小仍可改变,此时的有效视野大小称为重建视野。理论上重建视野只能小于扫描野。

十二、时间分辨率、纵向分辨率

时间分辨率是影像设备单位时间内采集图像的帧数,是影像设备的性能参数之一。它与每帧图像的采集时间、重建时间以及连续成像的能力有关,它表示CT设备的动态扫描功能。

纵向分辨率是扫描床移动方向或人体长轴方向的图像分辨率,表示 CT 机多平面和三维成像的能力。纵向分辨率的优劣主要涉及与人体长轴方向有关的图像质量。

十三、层厚响应曲线

层厚响应曲线(SSP)是 CT 沿长轴方向通过机架中心测量的点分布函数的长轴中心曲线。螺旋 CT 与非螺旋 CT 相比,其层厚响应曲线增宽,半值宽度也相应增加,即螺旋扫描的实际层厚增加。理想的 SSP 应为矩形,非螺旋 CT 的 SSP 接近矩形而螺旋 CT 的 SSP 呈铃形分布。

十四、物体对比度、图像对比度

物体对比度是相邻两个物体之间对 X 线的吸收差异,在 CT 成像中物体对比度与物体的大小、物体的原子序数、物体的密度、重建算法和窗的设置有关。CT 值大于 100 HU 时的对比度差,称高对比度;小于 10 HU 时称低对比度。图像对比度是重建后的图像与 CT 值有关的亮度差。它与射线衰减后 CT 值的高低以及接受器亮度的调节有关。

十五、接收器分辨率

接收器分辨率包括图像显示器和胶片的分辨率。CT 中的空间分辨率概念只指 CT 机本身由于系统接收和传递过程中所产生的分辨率,它与接收器的分辨率无关。当显示器分辨率低于 CT 机的空间分辨率时,再高的系统分辨率也无法在图像上得到体现。

十六、模数转换、数模转换

模数转换(A/D)将模拟信号转换成数字信号,即将连续的模拟信号分解成分离的数字信息,并分别赋予相应的数字量级,该转换过程在模数转换器上完成。

数模转换(D/A)将数字信号转换成模拟信号,它是模数转换的逆转。该转换的过程在数模转换器上完成。

第二节　扫描方式

一、普通扫描

普通扫描又称为平扫或非增强扫描,是指血管内不注射对比剂的单纯 CT 扫描。常采用横断面扫描和冠状面扫描。普通扫描主要适用于骨骼、肺等密度差异较大的组织,其次是急腹症以及对比剂有禁忌证的被检者。

二、定位扫描

定位扫描即定位片,根据会诊单上的病史及体征并结合检查部位,选择适当的定位片,有目的、有步骤地选择扫描范围,常用于胸部、腹部、盆腔、脊柱及垂体等部位的扫描。定位扫描时扫描机架在 12,3 或 6,9 点钟位置固定不动,只有检查床作某个方向的运动。

三、逐层扫描、容积扫描

逐层扫描与容积扫描分别表示两种不同的扫描方式。非螺旋 CT 通常采用逐层扫描方式,其特点是,扫描层厚和层距设定后,每扫描一层,检查床移动一定的距离,然后做下一次扫描。螺旋 CT 扫描通常都采用容积扫描方式,它以人体部位的一个器官或一个区段为单位做连续的容积采集。

四、薄层扫描、高分辨率扫描

薄层扫描是指扫描层厚小于 5 mm 的扫描。目的是减少部分容积效应,观察病变内部细节以及用来发现一些小病灶,某些特定部位(如鞍区、眼眶、脑桥小脑三角、肾上腺和耳部等)常规也应该采用薄层扫描。另外,对于某些需要重建和后处理的部位,原则上也应采用薄层扫描。

获得良好的组织细微结构及高的图像空间分辨率的 CT 扫描方法,称高分辨率 CT 扫描。它主要用于观察小病灶内部结构的细微变化,但由于高分辨率 CT 不能替代常规 CT,它只能作为常规 CT 的一种补充形式。

高分辨率 CT 扫描必须具备以下条件:① 全身 CT 机的固有空间分辨率应小于 0.5 mm。② 必须采用超薄层扫描,层厚在 1.0～1.5 mm。③ 图像重建必须采用高空间分辨率算法(即骨算法)。④ 矩阵为 512×512 以上。⑤ 采用高电流(200～220 mA)和高管电压(120～130 kV)。⑥ 扫描时间应尽量短,一般为 1～2 s。

五、目标扫描和放大扫描

目标扫描又称靶扫描,即只对兴趣区进行较薄的层厚、层距扫描,而对其他非兴趣区进行较大层厚、层距扫描的一种方法,可减少被检者 X 线剂量。

放大扫描指缩小扫描野进行扫描,可提高诊断效果。它与图像后处理的放大功能不同,后者不提高空间分辨率。

六、重叠扫描

重叠扫描指层间距小于层厚,使相邻的扫描层面部分重叠的 CT 扫描。重叠扫描的目的除减少部分容积效应,使图像更真实地反映病灶外,关键是提高小病灶的检出率。

七、增强扫描

经静脉内注入对比剂后的 CT 扫描,称为增强扫描。其目的是使血供丰富的组织、器官和病灶内碘含量增高,血供较少的脏器或病灶内的碘含量降低,增加组织与病灶间的密度差,易于发现小病灶、等密度病灶或显示不清的病灶,以及观察血管结构和血管性病变。常用的 CT 增强方法为团注法。

八、延迟扫描

延迟扫描指注射对比剂后,等待数分钟甚至数小时后再行 CT 扫描的方法。延迟扫描的时间因不同组织和病变的性质而定。其根本原因在于碘对比剂在体内不同的组织和病变的代谢不一致。几乎肝脏所有的病灶都需要延迟扫描,如血管瘤、小肝癌、肝腺瘤以及局灶性肝内结节增生等,不同的病灶表现出不同的延迟特点。

九、动态扫描

动态扫描指静脉团注对比剂后,在极短的时间内对某一组织器官进行快速连续扫描,扫描结束后再重建图像的方法。该方法可获得动脉早期、动脉期、静脉期和静脉晚期等不同时相的强化图像。它分为两种:进床式动态扫描和同层动态扫描。

十、螺旋 CT 血管造影

螺旋 CT 血管造影指静脉内快速团注高密度对比剂后,靶血管内的对比剂浓度快达到峰值时,再进行螺旋 CT 容积扫描,经工作站后处理,重组靶血管的多维图像。常见的后处理方法有最大密度投影法和表面遮盖显示法。

高频考点

一、名词解释

1. 密度分辨率

2. 空间分辨率

3. 部分容积效应

4. 扫描周期时间

5. 目标扫描

6. 放大扫描

7. 高分辨率扫描

二、单项选择题

1. 下列关于体素的叙述,正确的是 （　　）
   A. 主要根据层厚大小
   B. 又称为像元
   C. 由长、宽组成决定
   D. 是 CT 扫描的最小体积单位
   E. 大小一般在 0.1~1 mm 之间

2. CT 增强扫描的作用是 （　　）
   A. 提高 Z 轴分辨率
   B. 提高空间分辨率
   C. 减少被检者的 X 线剂量
   D. 减少部分容积效应的影响
   E. 提高定性诊断正确率或小病灶的检出率

3. 影响 CT 空间分辨率的因素不包括 （　　）
   A. 射线束的宽度
   B. 扫描层厚
   C. 重建算法
   D. 滤波函数
   E. 显示矩阵和重建矩阵

4. 影响 CT 图像噪声的因素不包括（　　）
   A. 光子的数量
   B. 物体的大小
   C. 扫描的层厚
   D. 显示矩阵和重建矩阵
   E. 滤波函数

5. 关于时间分辨率的叙述,错误的是( )
   A. 时间分辨率的高低决定使用功能
   B. 与采集时间无关
   C. 与重建时间有关
   D. 是单位时间内采集图像的帧数
   E. 是评价影像设备性能参数之一

6. 在 CT 图像重建中,能提高分辨率的算法是( )
   A. 精细平滑滤过算法
   B. 低通滤过加权卷积处理
   C. 软组织算法
   D. 卷积滤过反投影
   E. 边缘增强算法

7. 矩阵 512×512,显示野为 25 cm 时,像素的大小为( )
   A. 0.2 mm
   B. 0.3 mm
   C. 0.4 mm
   D. 0.5 mm
   E. 0.8 mm

8. 体素的三要素是( )
   A. 面积、矩阵、单位
   B. 准直、剂量、吸收
   C. 层厚、层距、螺距
   D. 长、宽、高
   E. 幂、方、根

9. 下述 CT 术语的组合,正确的是( )
   A. 曲面重建——CPR
   B. 最小密度投影——SSD
   C. 矩阵——二维像素阵列
   D. 体素——pixel
   E. 像素——体积单位

10. 关于密度分辨率的叙述,错误的是( )
    A. 又称低对比分辨率
    B. 常用单位 mm
    C. 受噪声影响明显
    D. X 线剂量大密度分辨率高
    E. 分辨组织间密度差别的能力

11. 一幅 CT 图像中,窗位的含义是( )
    A. 显示图像的对比度范围
    B. 重建图像的对比度范围
    C. 窗宽范围的中心 CT 值
    D. 窗宽范围的上限 CT 值
    E. 窗宽范围的下限 CT 值

12. CT 薄层扫描的优点是( )
    A. 降低设备损耗
    B. 提高时间分辨率
    C. 提高密度分辨率
    D. 减少部分容积效应
    E. 减少被检者辐射剂量

13. 关于 CT 多期扫描的叙述,正确的是( )
    A. 必须注射对比剂
    B. 减少被检者射线量
    C. 采用非螺旋扫描
    D. 检查床床位固定
    E. 层厚应小于层距

14. CT 透视主要用于( )
    A. 活检穿刺
    B. 放疗定位
    C. 三维成像
    D. 动态增强
    E. 灌注成像

15. 关于目标扫描的叙述,正确的是(　　)
    A. 层厚小于层距
    B. 层厚大于层距
    C. 采用不同层厚、层距
    D. 又称几何放大扫描
    E. 必须采用小扫描野

16. 不属于 CTA 特点的是　　(　　)
    A. 操作简便
    B. 属于微创检查
    C. 诊断准确率较高
    D. 显示血管立体结构影像
    E. 获得血流的时间-密度曲线

17. 关于高分辨率 CT 扫描的叙述,错误
    的是　　　　　　　　(　　)
    A. 采用较薄扫描层厚
    B. 采用高分辨率算法
    C. 能减少图像噪声
    D. 能提高空间分辨率
    E. 能减少部分容积效应

18. 多期扫描对 CT 设备性能的要求是
    　　　　　　　　　　(　　)
    A. 重建速度快
    B. 扫描速度快
    C. 空间分辨率高
    D. 密度分辨率高
    E. 特殊重建算法

19. 不属于 CT 常规扫描程序的是 (　　)
    A. 输入被检者资料
    B. 设计扫描方案
    C. 设计扫描体位
    D. 扫描前定位
    E. 完成扫描

20. 不属于缩短 CT 扫描时间优点的是
    　　　　　　　　　　(　　)
    A. 减少重建时间
    B. 缩短检查时间
    C. 提高检查速度
    D. 减少运动伪影
    E. 动态器官成像

21. CT 薄层扫描噪声增加的主要原因是
    　　　　　　　　　　(　　)
    A. 采用平滑算法
    B. 采用标准算法
    C. 组织对比下降
    D. X 线光子数减少
    E. 系统 MTF 影响

22. CT 机的密度分辨率范围,通常是
    　　　　　　　　　　(　　)
    A. 0.1%～0.2%
    B. 0.15%～0.25%
    C. 0.25%～0.5%
    D. 1.0%～3.0%
    E. 5.0%～10%

23. 关于像素的叙述,正确的是　(　　)
    A. 像素是构成图像最小的单位
    B. 像素是体积元的略语
    C. 像素是三维的概念
    D. 像素又称为体素
    E. 采样野相同,矩阵越大,像素越少

24. 与 CT 扫描前定位的作用无关的是
    　　　　　　　　　　(　　)
    A. 确定扫描野
    B. 确定扫描起始线
    C. 确定扫描终止线
    D. 确定扫描的范围
    E. 确定扫描的层数

25. 注射对比剂后进行 CT 扫描的检查方
法称为 （ ）
A. 容积扫描
B. 重叠扫描
C. 放大扫描
D. 增强扫描
E. 目标扫描

26. 下列组合属于 CT 重叠扫描的是（ ）
A. 层厚 10 mm，层距 10 mm
B. 层厚 10 mm，层距 15 mm
C. 层厚 5 mm，层距 10 mm
D. 层厚 10 mm，层距 5 mm
E. 层厚 5 mm，层距 5 mm

27. 关于 CT 平扫的叙述，错误的是（ ）
A. 可显示血管壁钙化
B. 常规扫描，应用最多
C. 射线剂量少于增强扫描
D. 四肢检查须双侧同时扫描
E. 通常以部位或器官为检查单位

28. CT 的几何放大扫描指 （ ）
A. 减薄扫描层厚
B. 缩小扫描间距
C. 缩小扫描野
D. 缩小显示野
E. 后处理放大

29. 不属于 HRCT 图像特征的是 （ ）
A. 噪声较明显
B. 影像清晰锐利
C. 空间分辨率高
D. 边缘增强效果好
E. 可出现条形"双裂征"影

30. CT 成像中，靶扫描又称 （ ）
A. 放大扫描
B. 目标扫描

C. 重叠扫描
D. 动态扫描
E. 定位扫描

31. 层厚、层间距为 2 mm 的 CT 扫描称（ ）
A. 薄层扫描
B. 超薄扫描
C. 重叠扫描
D. 高分辨率扫描
E. 中间加层扫描

32. 与重建时间无关的是 （ ）
A. 检查效率
B. 运动伪影
C. 内存容量
D. 重建图像矩阵
E. 阵列处理器速度

33. 有关接收器分辨率的叙述，正确的是
（ ）
A. 是指 CT 空间分辨率
B. 是指 CT 密度分辨率
C. 是指显示器图像分辨率
D. CT 系统分辨率等于接收器分辨率
E. 胶片的分辨率不属于接收器分辨率

34. 下列组合，错误的是 （ ）
A. CT 血管造影——DSAQ
B. 多平面重组——MPR
C. 层厚响应曲线——SSP
D. 表面阴影显示——SSD
E. 最大密度投影——MIP

35. 在 CT 平扫注意事项中，错误的是（ ）
A. 准确定位，保证合适扫描范围
B. 减少被检者的不必要射线剂量
C. 采用体表标记来标注左右方位
D. 四肢检查须双侧同时扫描
E. 作必要记录以备参考

36. 关于CT增强扫描的叙述,错误的是
                                    ( )
    A. 增强体内需观察物体的对比度
    B. 对比剂可通过不同方式注入
    C. 增强组织的辐射衰减差异
    D. 扫描方式与平扫不同
    E. 提高病变的检出率

37. 下述关于扫描周期时间的叙述,正确的是
                                    ( )
    A. 扫描架最短旋转时间
    B. 每秒重建图像的速率
    C. 扫描开始到图像显示的时间
    D. 计算机并行处理能力
    E. 被检者上床加扫描时间

38. 关于CT中图像接收器的叙述,正确的是
                                    ( )
    A. 接收器仅指胶片
    B. 接收器即探测器
    C. 接收器指显示器
    D. 接收器指准直器
    E. 接收器包括胶片和显示器

39. 影响密度分辨率的主要因素是 ( )
    A. 重建算法
    B. 窗口技术
    C. 探测器孔径
    D. X线管电压
    E. 模数转换效率

40. 可增强影像边缘锐利度的方法是( )
    A. 三维图像重建
    B. 多平面重组
    C. 矢状位重建
    D. 冠状位重建
    E. 高对比分辨率算法

41. 欲观察病变的微细结构,应采用的扫描方式是
                                    ( )
    A. 间隔扫描
    B. 动态扫描
    C. 快速扫描
    D. 超薄层扫描
    E. 标准全周扫描

42. 脂肪的CT值接近于 ( )
    A. −1000 HU
    B. −100 HU
    C. 35 HU
    D. 60 HU
    E. 100HU

43. 与扫描定位精度无关的是 ( )
    A. 准直器
    B. 扫描方式
    C. 定位投光器
    D. X线束的准直校正
    E. 检查床运动控制系统

44. 婴幼儿行CT检查前为了镇静可口服水合氯醛,其用量为 ( )
    A. 10～15 mg/kg
    B. 20～25 mg/kg
    C. 30～35 mg/kg
    D. 50～75 mg/kg
    E. 80～85 mg/kg

45. 属于CT机的准备工作是 ( )
    A. CT值校准
    B. 给予镇静剂
    C. 审核CT检查申请单
    D. 被检者的呼吸训练
    E. 去除被检部位金属物

46. 下述关于重建函数核的叙述,正确的是
（　　）
   A. 是球管窗口前的滤过装置
   B. 是 kV、mA 参数的组合
   C. 是一种降低噪声算法
   D. 是一种图像重建算法函数
   E. 是螺旋扫描的成像参数

47. 纵向分辨率的含义是　　　（　　）
   A. 图像平面内的分辨率
   B. 等同于空间分辨率
   C. 人体长轴方向的分辨率
   D. 探测器的固有分辨率
   E. 被扫描物体的分辨率

48. CT 扫描中理想的层厚响应曲线为
（　　）
   A. 矩形
   B. 方形
   C. 菱形
   D. 椭圆形
   E. 圆形

49. CT 的高分辨率算法扫描常用于（　　）
   A. 肌肉、脂肪
   B. 肝脏、脾脏
   C. 肺、骨骼
   D. 颅脑
   E. 肾脏

50. 高分辨率 CT 扫描的特点是　（　　）
   A. 黑白更为分明
   B. 图像噪声相对较低
   C. 密度分辨率相对较高
   D. 空间分辨率相对较高
   E. 图像显示相对较为柔和

三、多项选择题

1. 颅脑 CT 横断层面扫描的基线有（　　）
   A. 眶耳线
   B. 听鼻线
   C. 听眶下缘线
   D. 听眶线
   E. 眉间线

2. 头面颈部 CT 冠状层面可清晰显示
（　　）
   A. 颈静脉窝
   B. 鼓室底
   C. 卵圆孔
   D. 听小骨
   E. 鼓膜嵴

3. 头面颈部 CT 横断层面能较好显示
（　　）
   A. 鼓室的前、后、内、外壁
   B. 乙状窦壁
   C. 颞颌关节
   D. 外耳道前、后壁
   E. 水平半规管

4. 属 CT 的特殊检查法的有　（　　）
   A. 薄层扫描
   B. 重叠扫描
   C. 靶扫描
   D. 高分辨率扫描
   E. 图像堆积扫描

5. CT 靶扫描适应于哪些部位　（　　）
   A. 内耳
   B. 鞍区
   C. 脊柱
   D. 肾上腺
   E. 胰头区

6. CT 图像堆积扫描适用于 　　（　　）
   A. 脑干病变
   B. 后颅窝病变
   C. 脑垂体病变
   D. 肾上腺病变
   E. 眼眶病变

7. 影响定量 CT 测量结果的因素有（　　）
   A. CT 机自身不稳定带来的飘移性
   B. 扫描场内射线的不均质性
   C. 被检者位于扫描场内的位置
   D. 校正体模的制作材料
   E. 被检者兴趣区周围的组织密度

8. CT"两快一长"增强扫描主要用于
   　　　　　　　　　　　　（　　）
   A. 肝海绵状血管瘤
   B. 肝内胆管细胞型肝癌
   C. 肺内孤立性结节
   D. 肺内多发性结节
   E. 肝脓肿

9. CT 透视的缺陷和不足是　　（　　）
   A. 局部 X 线照射量较大
   B. 操作者暴露在 X 线下操作
   C. 图像显示延迟
   D. 不能快速连续扫描
   E. 穿刺针的金属伪影

10. CT 螺旋扫描的参数选择中,正确的是
   　　　　　　　　　　　　（　　）
   A. 球管电压 80～140 kV
   B. 球管电流 50～450 mA
   C. 扫描时间最长可连续曝光 100 s
   D. 扫描时 X 线束的厚度由准直器的宽
      度决定
   E. 检查床移动速度 1～20 mm/s

11. CT 透视应用的 X 线参数是　（　　）
   A. 球管电压为 120 kV
   B. 球管电流为 30～50 mA
   C. 层厚 1～10 mm
   D. 图像矩阵 512×512
   E. 透视时间常限制在 50 s 内

12. CT 表面遮盖显示(SSD)技术多用于哪
   些部位的观察　　　　　　（　　）
   A. 颅面骨
   B. 支气管
   C. 肝脏
   D. 血管
   E. 骨盆

13. CT 仿真内镜成像术(CTVE)多用于哪
   些部位的观察　　　　　　（　　）
   A. 鼻咽喉
   B. 膀胱
   C. 支气管
   D. 肝脏
   E. 主动脉

14. 多层螺旋 CT 扫描的主要技术特点是
   　　　　　　　　　　　　（　　）
   A. 先进的旋转方式
   B. 采用新技术的准直器
   C. 增加数据采集系统
   D. 采用新方法的重建技术
   E. 模拟电子开关的应用

15. 多层螺旋 CT 临床应用的优势为
   　　　　　　　　　　　　（　　）
   A. 扫描速度提高
   B. 图像空间分辨率提高
   C. CT 透视定位更准确
   D. 提高了 X 线的利用率
   E. 图像的密度分辨率减少

16. CT 图像上出现条状或星芒状伪影的原因是 （　　）
    A. 胃肠道内未排空的钡剂
    B. 被检者体内、外的金属异物
    C. 手术放置的银夹和金属支架
    D. 胃肠道的正常蠕动
    E. 扫描参数设定过低

17. 需行 CT 薄层横断平扫加增强扫描的是 （　　）
    A. 眼眶病变
    B. 眼球病变
    C. 喉部病变
    D. 鼻腔病变
    E. 颈部软组织病变

18. 必须先做 CT 平扫,然后再做常规增强扫描的是 （　　）
    A. 脑肿瘤
    B. 脑脓肿
    C. 脑寄生虫病
    D. 脑萎缩
    E. 脑梗死

19. CT 机设备本身产生的伪影包括下述哪些伪影 （　　）

A. 环状伪影
B. 条状伪影
C. 点状伪影
D. 指纹状伪影
E. 混合状伪影

20. 下述哪组有关 CT 图像的窗宽和窗位是正确的 （　　）
    A. 骨窗宽取 1 000～1 500 HU;窗位取 250～350 HU
    B. 软组织窗宽取 300～500 HU;窗位取 40～60 HU
    C. 椎间盘窗宽取 500～700 HU;窗位取 50～80 HU
    D. 盆腔窗宽取 250～400 HU;窗位取 25～40 HU
    E. 肾上腺窗宽取 250～350 HU;窗位取 10～45 HU

21. CT 常用的检查技术包括 （　　）
    A. 普通扫描
    B. 增强扫描
    C. 造影 CT
    D. CT 容积扫描
    E. 三维重建

（王　骏　戚跃勇　甘　泉　杨振贤　王　娇）

第五篇

磁共振成像

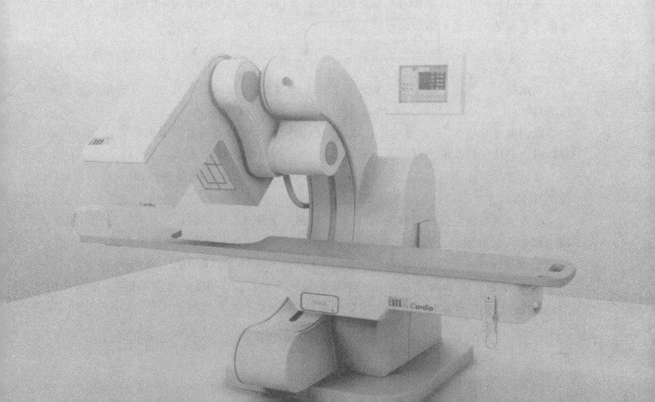

第十三章　MRI 基本原理

学习指南

1. 掌握 MRI 的临床应用
2. 了解 MRI 的产生与发展
3. 了解 MR 物理学原理
4. 掌握 MR 图像重建原理

磁共振成像（MRI）是利用射频脉冲对置于磁场中的含有自旋非零的原子核的物质进行激发，产生核磁共振，用感应线圈采集磁共振信号，按一定数学方法进行处理而建立的一种数字图像成像技术。

第一节　MR 物理学原理

一、MR 产生

磁共振是利用射频脉冲对平衡态的自旋系统作功，使其吸收能量，射频停止后，系统释放能量并逐渐恢复至平衡态。

二、弛豫

弛豫指自旋系统由激发态恢复至其平衡态的过程，包括纵向磁化的恢复和横向磁化衰减的过程。

纵向弛豫是指 $90°$ 射频脉冲停止后纵向磁化矢量从零状态恢复到最大值的过程。T_1 值是指纵向磁化矢量从最小值恢复至平衡态的 63% 所经历的弛豫时间。

通过采集部分饱和的纵向磁化产生的 MR 信号的对比具有 T_1 依赖性，其重建的图像即为 T_1WI。

横向弛豫与纵向弛豫同时发生，但横向磁化矢量衰减与纵向磁化矢量的恢复并不同步，横向磁化矢量衰减的过程较纵向磁化的恢复得快，是一个从最大值恢复至零状态的过程。T_2 值是射频脉冲停止后，横向磁化矢量衰减至其最大值的 37% 时所经历的时间。

T_2^* 弛豫是自旋-自旋弛豫和磁场不均匀性的共同效应，MRI 中常常采集 T_2^* 信号产生 T_2^* 加权图像，用于发现具有磁化率不同的病灶。

三、MR 信号

射频脉冲停止后,纵向磁化矢量转向横向磁化矢量并在 XY 平面内绕 Z 轴进动,正如一个 XY 平面内的旋转磁体,可以在接收线圈内产生感应电压,这个随时间波动的电压即为 MR 信号。MR 信号是 MRI 仪中使用的接收线圈探测到的电磁波,它具有一定的相位、频率和强度。

以拉摩频率在 XY 平面内自由旋进的横向磁化矢量,在线圈感应出频率相同的、幅度快速衰减的 MR 信号称为自由感应衰减(FID)信号。FID 信号描述的是信号瞬间幅度与时间对应关系。FID 信号不仅提供幅值和频率,它还提供幅值和频率相关的相位信息。

不同组织在受到同一个脉冲激发后产生的信号各不相同,相同的组织在受到不同的脉冲激发后的信号特点也不一样。因此,受检组织在 MRI 上的亮暗差别随信号不同而不同,FID 信号的表现特点受到组织本身的质子密度、T_1 值、T_2 值、运动状态、磁敏感性等因素影响,成像时采用的不同脉冲组合及其相关参数都是为了显示组织特性。这些不同的脉冲组合,就是脉冲序列。

第二节　MR 图像重建原理

MR 信号无空间位置信息,不能形成图像,必须对其进行空间编码及图像重建。MRI 的空间编码技术是采用梯度磁场,以达到选层和像素编码的目的。

一、梯度磁场

梯度磁场指在一定方向上磁场强度的变化情况,是在主磁场基础上外加的一种磁场,使成像时感兴趣的人体受到的磁场强度出现微小的差别。

梯度磁场的作用就是动态地修改主磁场。梯度磁场性能是评价 MRI 设备性能的一个重要指标,影响着图像空间分辨率和信噪比。

二、层面选择

层面的选择可使用选层梯度磁场及一定中心频率的射频脉冲,通过改变射频脉冲的中心频率实现不同层面的选择,改变射频带宽可控制层面的厚度。改变层面厚度的方法:第一种采用更窄的带宽,第二种增大磁场梯度的斜率。在梯度磁场一定时,层面与射频带宽成正比;在射频带宽一定时,选层方向磁场梯度与层厚成反比。

三、空间编码及图像重建

将所选择的层面在相互垂直的两个方向上(X,Y 轴)分别将其分割为相同间距的若干行及相同间距的若干列,形成体素。

MR 图像重建采用傅里叶变换图像重建方法。所谓傅里叶变换就是将信号的时间-强度函数关系变换为频率-强度的函数关系。

一维傅里叶变换图像重建法类似于 CT 投影图像重建法。对一个选定层面的体素进行相位编码和频率编码,经重建形成二维 MR 图像。

四、K-空间与二维傅里叶变换图像重建

按相位和频率两种坐标组成另一种虚拟的空间位置排列矩阵,即为"K-空间"。K-空间实际上是 MR 信号的定位空间。

在 K-空间采集中,频率和相位编码的位置一一对应,虽然图像信号采集的矩阵为 128×256 或者 256×256,但 K-空间在计算机中为一个规整的正方形矩阵。K-空间中心位置的数据点代表的电磁波信号的空间频率低、幅度大、信号强;而 K-空间边缘部位的数据点代表的电磁波信号的空间频率高、幅度小、信号弱。

二维傅里叶变换图像重建首先使每一个 MR 信号变成一个具有二维空间频率的电磁波信号,并置于 K-空间的相应位置;再将 K-空间内每个原始数据所代表的电磁波相互叠加产生 MR 图像。

二维傅里叶变换法是 MRI 特有且最常用的图像重建方法。K-空间排列的原始数据整合了相位、频率和强度的信息,傅里叶转换技术将以上的 K-空间信息逐行、逐点地解析并填补到真正的空间位置上去,形成很多幅反映信号强弱的 MR 图像。

三维傅里叶变换图像重建与二维傅里叶变换方法基本一致,只是在层面选择方向改为相位编码梯度,射频激发范围由二维的平面扩展为一个容积,每个信号都具有三维空间频率,被置于相应三维 K-空间内,图像重建与二维相同。

五、MR 图像与信号的关系

MR 图像像素的亮度对应于相应体素产生 MR 信号的磁化矢量的幅度。这个磁化矢量的幅度,通常使用一对相位差为 90° 的一对线圈(又称正交检测线圈)来检测。

高频考点

一、名词解释

1. 纵向弛豫

2. 横向弛豫

3. K-空间

二、问答题

1. MRI 的临床应用价值是什么?

2. MRI 有哪些禁忌证?

3. 简述 MR 成像的基本原理。

三、单项选择题

1. 下列哪项不是 MRI 的主要参数 (　　)
   A. 拉摩频率
   B. 自旋密度
   C. T_1 弛豫时间
   D. T_2 弛豫时间

2. T_1 弛豫时间与哪项所需时间相关 (　　)
   A. M_Z 转变成平衡

B. M_{XY} 转变成平衡

C. 横向饱和

D. 纵向饱和

3. 某组织 T_1 弛豫时间是 750 ms,当被检
者脱离磁场 1.5 s 时,M_Z 的值将是

（　　）

A. 0.37 M_Z

B. 0.14 M_Z

C. 0.37 M_0

D. 0.14 M_0

4. 一般来说 T_1 弛豫时间　　（　　）

A. 比 T_2 弛豫时间短

B. 与 T_2 弛豫时间大致一样

C. 比 T_2 弛豫时间长

D. 依各组织所相关 T_2 弛豫时间而异

5. 离开磁场约 5 倍 T_1 弛豫时间,M_Z 将约
等于　　　　　　　　（　　）

A. 0

B. 0.37 M_0

C. 0.63 M_0

D. 0.85 M_0

6. M_Z 返回到 M_0 的时间常数是　（　　）

A. 自旋密度

B. T_1 弛豫时间

C. T_2 弛豫时间

D. 进动频率

7. 当 B_0 增加时,T_1 弛豫时间将　（　　）

A. 减少

B. 保持不变

C. 增加

D. 依不同组织而异

8. 弛豫到均衡表示返回到　　　（　　）

A. 低能量状态

B. 相同的能量状态

C. 较高的能量状态

D. 由组织决定的能量状态

9. 横向磁化的弛豫被哪项控制　（　　）

A. 自旋密度

B. T_1 弛豫

C. T_2 弛豫

D. 进动

10. FID 是哪项弛豫结果　　　（　　）

A. B_0

B. M_0

C. M_{XY}

D. M_Z

11. M_Z 和 M_{XY} 的弛豫是　　　（　　）

A. 仅仅在弛豫的早期相互依存

B. 仅仅在弛豫的后期相互依存

C. 相互依存

D. 独立存在

12. 一个 FID 的屏蔽指　　　　（　　）

A. 全部弛豫时间

B. 最初的自旋密度

C. 信号长度变直

D. 直线与信息峰值的连结

13. 在 T_2 加权图像上,组织具有　（　　）

A. 高自旋密度显示黑色

B. 高 B_0 显示明亮

C. 短 T_2 显示明亮

D. 长 T_2 显示明亮

14. T_2 弛豫有时被称作　　　　（　　）

A. 自旋—自旋弛豫

B. 自旋—晶格弛豫

C. 均衡弛豫

D. 进动弛豫

15. 产生横向弛豫是因为 （ ）
    A. 能量从 RF 吸取
    B. 能量被 RF 释放
    C. 自旋质子独立存在
    D. 自旋质子相互作用

16. 自旋在同一频率中进动而方向各异,这称之为 （ ）
    A. 同相
    B. 不同相
    C. 均衡
    D. 饱和

17. 自旋在同一频率中进动而方向一致,这称之为 （ ）
    A. 同相
    B. 不同相
    C. 均衡
    D. 饱和

18. FID 不能代表真正 T_2 弛豫时间,因为 （ ）
    A. 在同一像表内不同的组织
    B. 磁化率的影响
    C. 磁场不均匀
    D. 自旋密度不均匀

19. 自旋回波的第一半像显示为 （ ）
    A. FID
    B. FID 镜相影像
    C. 90°RF 脉冲
    D. 180°RF 脉冲

20. FID 的屏蔽与哪项有关 （ ）
    A. T_1
    B. T_2
    C. T_1^*
    D. T_2^*

21. 下列哪项关系是正确的 （ ）
    A. $T_1 < T_1^*$
    B. $T_1 > T_1^*$
    C. $T_2 < T_2^*$
    D. $T_2 > T_2^*$

22. 组织的氢谱受哪项支配 （ ）
    A. 水和脂肪
    B. 水和肌肉
    C. 脂肪和肌肉
    D. 肌肉和骨骼

23. 在组织氢谱中最突出的颠峰是由于 （ ）
    A. 脂肪
    B. 水
    C. 肌肉
    D. 骨骼

24. J-连结独立于 （ ）
    A. B_0
    B. M_0
    C. SD
    D. T_1 或 T_2

25. J-连结依赖于 （ ）
    A. M_0
    B. B_0
    C. 邻近的电子
    D. 邻近的核

26. 自由激发衰减是 （ ）
    A. 样本数目
    B. 指数曲线
    C. 分散信号
    D. 连续信号

27. MRI 信号含有能改变数值的强度的
( )

(1) 时间
(2) 电荷
(3) 空间
(4) 能量
A. 1、2 和 3
B. 1 和 3
C. 2 和 4
D. 4

28. MRI 信号数据可以用哪项来表示
( )
A. X 和 Y 坐标
B. 距离和角度值
C. 量值与相位
D. 频率与相位

29. 当 M_z 弛豫到均衡时,会出现 ( )
A. 信号强度降低
B. 信号强度增加
C. 产生 FID
D. 无任何发生

30. 在 MRI 中傅里叶转换的作用是( )
A. 对磁场精确地成形
B. 把 MR 信号转换成图像
C. 从 T_2 分离出 T_1
D. 测量 MR 信号的频率带宽

31. 在空间频率方面,边缘锐利的物体
( )
A. 含有高频率
B. 接近单个频率
C. 含有窄幅频率
D. 与频率无关

32. 在 MRI 中,傅里叶转换的结果称之为
( )

A. 源点函数
B. 物体函数
C. 影像函数
D. 转换函数

33. 在 MRI 中,哪项表示光滑的物体
( )
A. 0 频率
B. 低频
C. 高频
D. 宽的频率范围

34. 在 MR 成像时,层面选择要求一个磁场
梯度及 ( )
A. 一个合适的 RF 脉冲
B. 单个信号频率 RF 脉冲
C. 一个翻转 RF 脉冲
D. 一个平坦的 RF 脉冲

35. 在 MRI 中,取样是哪项的过程 ( )
A. 检测 MR 信号
B. 转换 MR 信号
C. 从源点函数到转换函数来改变 MR
信号
D. 从连续到分散来改变 MR 信号

36. 如果 FT 符号代表傅里叶转换,FT^{-1}
代表 ( )
A. 阴性傅里叶转换
B. 虚构傅里叶转换
C. 真实傅里叶转换
D. 翻转傅里叶转换

37. MRI 信号的傅里叶转换形成什么图形
的函数 ( )
A. 强度与时间
B. 强度与 1/时间
C. 强度与长度
D. 强度与 1/长度

38. MR 信号由傅里叶转换成频率，其结果是 （   ）
    A. 层面选择
    B. NMR 频谱
    C. 体积单元
    D. 梯度回波

39. 截去一个 MR 信号是 （   ）
    A. 对信号作傅里叶转换
    B. 人为地强化信号
    C. 信号中扩大频率范围
    D. 突然截除频率范围

40. 用于层面选择的 RF 脉冲的形状由哪项决定 （   ）
    A. 傅里叶转换
    B. 反转傅里叶转换
    C. 梯度脉冲
    D. 反转梯度脉冲

41. 样本的处理由哪项完成 （   ）
    A. 模数转换
    B. 自由感应衰减
    C. 傅里叶转换
    D. 反转傅里叶转换

42. FFT 的缩写代表 （   ）
    A. 第一个傅里叶转换
    B. 最终的傅里叶转换
    C. 快速傅里叶转换
    D. 伪傅里叶转换

43. 一个分散函数傅里叶转换，如一个 MR 信号样本是一个 （   ）
    A. 分离的函数
    B. 连续函数
    C. 单一频率
    D. 单维

44. 用于 MR 图像所采用的重建数据的第一种方法是 （   ）
    A. 2D 傅里叶转换
    B. 3D 傅里叶转换
    C. 滤过反投影
    D. 向前反向转换

45. 空间频率范围内的中央区决定 （   ）
    A. 空间分辨率
    B. 对比分辨率
    C. 自旋密度信息
    D. 弛豫时间数据

46. 沿一行容积素磁化矢量的不同位置表示 （   ）
    A. 空间频率
    B. 时间频率
    C. 自旋密度
    D. 弛豫时间

47. 有不同的明亮程度且相距位置很远的两个像素代表 （   ）
    A. 低空间频率
    B. 高空间频率
    C. 低时间频率
    D. 高时间频率

48. K-空间轨迹指 （   ）
    A. 各个 X 与 Y 的点
    B. 各个角度与距离
    C. 采集空间频率样本的方法
    D. 采集时间频率样本的方法

49. 空间频率领域的取样由哪项控制 （   ）
    A. B_0 磁场
    B. 磁场梯度
    C. 转换 RF 信号
    D. 接受 RF 信号

50. 当超导磁体的Y梯度是作为层面选择梯度时,影像平面是　　　(　　)
    A. 横断
    B. 矢状
    C. 冠状
    D. 倾斜

51. 建立 128×128 影像矩阵,必须应用哪项的128不同的值　　　(　　)
    A. RF脉冲
    B. 层面选择梯度
    C. 相位编码梯度
    D. 频率编码梯度

52. 用强相位编码梯度获得的空间频率领域的线是位于　　　(　　)
    A. 空间频率范围的外周
    B. 空间频率范围的中央
    C. 插在整个空间频率范围内
    D. 刚刚在空间频率范围的外面

53. 相位编码梯度是在何时接受能量
    (　　)
    A. 在信号检测期间
    B. 在RF脉冲期间
    C. 在FID的开始时
    D. 在频率编码的中途

54. 弱的相位编码梯度伴有　　　(　　)
    A. 低空间频率
    B. 高空间频率
    C. 单个空间频率
    D. 随机空间频率

55. 强的相位编码梯度伴有　　　(　　)
    A. 低空间频率
    B. 高空间频率
    C. 一个信号空间频率
    D. 任意空间频率

56. 在频率编码梯度给予能量期间　(　　)
    A. RF转递给被检者
    B. 从被检者接收到一个MR信号
    C. 被检者将被弛豫
    D. 被检者将被均衡

57. 弱相位的空间频率领域获得的线是
    (　　)
    A. 在空间频率领域的外周
    B. 在空间频率领域的中央
    C. 散在性的分布在整个空间频率领域内
    D. 在整个空间频率范围内

58. 与 T_2 相比, T_2^*　　　(　　)
    A. 总是较短
    B. 总是较长
    C. 将依赖于 T_1
    D. 将依赖于 T_1^*

59. T_2^* 较 T_2 短主要是因为　(　　)
    A. T_1 的差别
    B. T_2 的差别
    C. 可逆磁场不均匀的影响
    D. 不可逆磁场不均匀的影响

60. 不可逆磁场均匀包括　　　(　　)
    (1) RF-感应区
    (2) B_0 磁场缺陷
    (3) 瞬时磁效应
    (4) 磁敏感度的差异
    A. 1、2和3
    B. 1和3
    C. 2和4
    D. 4

61. 像素的特性是指它的　　　(　　)
    A. 大小
    B. 亮度

C. 位置

D. 深度

62. 为完成一个 MR 脉冲序列图形,至少需要获取几条线信息　　　　(　　)

A. 1

B. 3

C. 5

D. 7

63. 在脉冲序列图形中两个主要的时间图形是　　　　　　　　　　(　　)

A. 时间分辨率和对比分辨率

B. 时间分辨率和空间分辨率

C. RF 脉冲和曝光时间

D. RF 脉冲和磁场梯度

64. 任何像素的两个属性是　　(　　)

A. 大小和深度

B. 深度和特性

C. 特性和位置

D. 位置和大小

65. 在 MR 图像中,一个像素发出一个强MR 信号将提供　　　　　　(　　)

A. 黑

B. 黑灰

C. 浅灰

D. 明亮

66. 在一个 MR 成像仪中信号的空间定位

由什么识别　　　　　　　　(　　)

A. 准直器

B. 过滤器

C. 信号增强

D. 信号编码

67. 像素的位置处理是根据其　(　　)

A. 大小

B. 明亮

C. 定位

D. 深度

68. 氢的旋磁比等于　　　　　(　　)

A. 21 MHz/T

B. 42 MHz/T

C. 21 T/MHz

D. 42 T/MHz

69. 成像的组织层面选择需要　(　　)

A. 磁场梯度的缺如

B. 磁场梯度加 RF 激发

C. RF 激发和采集 MR 信号

D. 磁场梯度和 MR 信号采集

70. 在相位编码期间,仅空间频率作了测量的是　　　　　　　　　　(　　)

A. 信号的最大频率

B. 信号的最小频率

C. 最大相位扭转的频率

D. 无相位扭转的频率

第十四章 MRI 设备的结构

学习指南

1. 掌握 MRI 设备的结构
2. 熟悉磁体类型、磁屏蔽、匀场

MRI 系统由主磁体系统、梯度磁场系统、射频系统、计算机和图像处理系统及其附属结构组成。

第一节 磁体系统

主磁体系统是 MRI 系统中的核心设备之一,其功能是提供主磁场。磁体系统的主磁场产生静态磁场,使人体内的氢质子磁化,产生静态磁化矢量。磁体的性能指标包括:磁场强度、均匀度、稳定性及孔径大小等,直接关系到系统的信噪比,在一定程度上决定着图像的质量。根据磁体类型 MRI 系统可分为永磁型、常导型、超导型和混合型。

第二节 梯度系统

梯度系统是指与梯度磁场有关的电路单元及梯度线圈。它的功能是为系统提供线性度满足要求和可快速开关的梯度场。梯度磁场位于成像区域内,根据成像序列的需要在主磁场上附加一个线性的梯度磁场,使被检者的不同位置的体素具有不同的进动频率,实现成像体素的选择层面和空间编码的功能。此外,在梯度回波和其他一些快速成像序列中,梯度场的翻转还起着射频激发后自旋系统的相位重聚作用。

一、梯度磁场性能

它的性能指标主要有:有效容积、线性、梯度场强、梯度场变化率、梯度场启动时间(上升时间)等。

二、梯度系统组成

梯度系统由梯度线圈、梯度控制器、数模转换器、梯度放大器和梯度冷却系统、梯度电源等部分组成。

三、梯度磁场作用

变化的磁场产生涡流而涡流自身又产生变化的磁场,使梯度场波形畸变,图像质量下降,并增加液氦的消耗。克服涡流造成的负面影响,最常用的办法是有源屏蔽。另外无源屏蔽使用高电阻材料来制造磁体结构,阻断涡流通路,使涡流减小。

梯度磁场的主要功能是:对 MRI 信号进行空间编码,以确定成像层面的位置和成像层面厚度;产生 MR 信号(梯度回波);施加扩散加权梯度场;进行流动补偿;进行流动液体的流速相位编码。

第三节　射频系统

射频系统主要由发射和接收两部分组成,包括发射器、功率放大器、发射线圈、接收线圈和低噪声信号放大器等,是 MRI 系统中实施射频激励并接收和处理射频信号的功能单元。射频系统不仅要根据扫描序列的要求发射各种翻转角的射频脉冲,使磁化的质子吸收能量产生共振,并接收质子在弛豫过程中释放的能量,产生 MR 信号。共振信号的数量级只有微伏,因而射频接收系统的灵敏度和放大倍数要求高。

高频考点

一、问答题

简述 MRI 设备的基本结构。

二、单项选择题

1. 以下哪项不是磁场强度提高形成的磁共振优势 　　　　　　　　　（　　）

   A. 提高图像的信噪比

   B. 缩短扫描时间,提高时间分辨率

   C. 提高对比度分辨率

   D. 降低噪音

   E. 可以开展波谱、功能成像的研究

2. 关于射频系统发展趋势的描述中,最准确的是 　　　　　　　　　（　　）

   A. 多通道平台,多通道线圈

   B. 多通道平台,低通道线圈

   C. 低通道平台,低通道线圈

   D. 多通道平台,低通道线圈

   E. 单通道平台,低通道线圈

3. 传统高场磁共振机的最大检查孔径是 　　　　　　　　　（　　）

   A. 50 cm

   B. 55 cm

   C. 60 cm

   D. 65 cm

   E. 70 cm

4. 对 MR 设备中智能检查功能含义的理解,正确的是 　　　　　　　　　（　　）

   A. 包括定位、扫描和后处理过程

   B. 所有检查都能采用此技术

   C. 精确程度与被检者体位有关

   D. 一致性和重复性差

   E. 费时费力,操作复杂

5. 当采用超导磁体的 X 磁场梯度作为层面选择梯度时,图像平面是 （ ）
   A. 横断
   B. 矢状
   C. 冠状
   D. 倾斜

6. 不论磁体的类型,Z 轴总是 （ ）
   A. 水平
   B. 垂直
   C. 平行于 B_0 场
   D. 穿过被检者

7. 对于一个超导磁体,Z 轴是 （ ）
   (1) 垂直
   (2) 水平
   (3) 穿过被检者
   (4) 沿 B_0
   A. 1、2 和 3
   B. 1 和 3
   C. 2 和 4
   D. 4

8. 当所有 3 对磁场梯度线圈同时接受能量时,结果是磁场梯度 （ ）
   (1) 沿一个轴
   (2) 环状
   (3) 在一个矩形平面内
   (4) 在一个倾斜平面内
   A. 1、2 和 3
   B. 1 和 3
   C. 2 和 4
   D. 4

9. 磁场梯度用于两个主要目的 （ ）
   A. 在一个层面中作层面选择和像素定位
   B. 在一个层面中作像素定位和像素强度

C. 像素强度及像素特性
D. 像素特性及层面选择

10. 当何种梯度获能时,在超导成像仪的冠状层面的质子是被选择性地激励（ ）
    A. X 梯度
    B. Y 梯度
    C. Z 梯度
    D. X,Y,Z 梯度

11. 当何种梯度获能时,在超导成像仪的横断层面的质子被选择性地激励 （ ）
    A. X 梯度
    B. Y 梯度
    C. Z 梯度
    D. X,Y 和 Z 梯度

12. 当何种梯度获能时,在超导成像仪的矢状层面的质子被选择性地激励 （ ）
    A. X 梯度
    B. Y 梯度
    C. Z 梯度
    D. X,Y 和 Z 梯度

13. 频率编码梯度是 （ ）
    A. 在相位编码梯度同时施加的脉冲
    B. 在 RF 激发期间给予能量
    C. 在采集信号期间给予能量
    D. 在采集信号后给予能量

14. "自旋包裹"的方法是指 （ ）
    A. 由 RF 脉冲所致的频率扭转
    B. 在梯度脉冲期间频率的扭转
    C. 在梯度脉冲后频率的扭转
    D. 沿梯度的相位位移压迹

15. 为采集每一个信号,施加不同振幅的相位编码脉冲时,频率编码梯度是（ ）
    (1) 也施加了不同振幅的脉冲

(2) 施加同样振幅的脉冲

(3) 在 RF 脉冲期

(4) 在信号采集期

A. 1、2 和 3

B. 1 和 3

C. 2 和 4

D. 4

16. 一个磁场梯度改变 B_0 磁场下列哪项的均匀度 （ ）

A. 线性

B. 环形

C. 按指数律

D. 常态的

17. 层面内像素定位要求 （ ）

A. 磁场梯度的缺如

B. 一个磁场梯度加 RF 激发

C. RF 激发及 MR 信号采集

D. 磁场梯度及 MR 信号采集

18. 频率编码梯度能在下列哪项作频率范围的测量 （ ）

A. 沿相位编码梯度方向

B. 沿频率编码方向

C. 在一层面内

D. 在一容积内

19. 磁场梯度(G)的应用使之在什么条件下产生沿 G 进动的自旋 （ ）

A. 同样频率

B. 频率与 B_0 成正比

C. 频率与 G 成正比

D. 频率与 V 成正比

20. 在一列垂直于磁场梯度(G)进动的容积素(V)的自旋在何条件下产生 （ ）

A. 同样的频率

B. 频率与 B_0 成正比

C. 频率与 G 成正比

D. 不同频率与 V 成正比

21. 为使 MRI 的组织图像更薄些,可降低 （ ）

A. 采集信号数目

B. RF 脉冲倾斜角度

C. RF 脉冲频带

D. 磁场梯度坡度

22. 磁场梯度可因何种情况而更强 （ ）

A. 离开磁场梯度更远

B. 施加梯度线圈激发

C. 给梯度线圈更高的电压

D. 使更多电流通过梯度线圈

23. 脉冲相位编码对质子的纵行频率的影响是 （ ）

A. 没有影响

B. 随梯度增加而增加频率

C. 随梯度增加而降低频率

D. 反转频率

24. 在相位编码产生相位位移时,相位位移的总数是 （ ）

A. 最大纯磁化的组合

B. 表明为最大饱和

C. 加矢量至 0

D. 加矢量至最大

第十五章　MRI 脉冲序列

学习指南

1. 掌握脉冲序列的构成、表达与分类、参数意义
2. 掌握常见的脉冲序列

脉冲序列指具有一定带宽、一定幅度的射频脉冲组成的脉冲程序。在 MRI 检查中,组织的质子密度、T_1 弛豫时间、T_2 弛豫时间以及流动效应等特异性参数的表达,必须通过适当的脉冲序列反映出来。射频脉冲是 MR 信号的激励源,它的能量由自旋核系统吸收后以电磁波的形式释放。

脉冲序列的表达有时序图表达和流程表达。按检测信号分类将脉冲序列分为：直接测定自由感应衰减信号(FID)的序列、测定自旋回波的序列(自旋回波序列)和测定梯度回波的序列(梯度回波序列)。

第一节　脉冲序列参数的意义

一、时间参数

(1) 重复时间(TR)：指脉冲序列执行一次所需要的时间,也就是从第一个射频激励脉冲出现到下一周期同一脉冲出现时所经历的时间。在 MRI 扫描中,相位编码方向上的像素越多或重复时间越长,所需的扫描时间越长。因此,在扫描分辨率确定的前提下,TR 是扫描速度的决定因素。此外,TR 还是图像对比度(T_1 对比度、T_2 对比度和质子密度对比度)的主要控制参数。

(2) 回波时间(TE)：指从第一个射频脉冲到回波信号产生所需要的时间。在多回波序列中,射频脉冲至第一个回波信号出现的时间称为 TE_1,至第 2 个回波信号的时间称为 TE_2,依次类推。在自旋回波和梯度回波序列中,TE 和 TR 共同决定图像的对比度。

(3) 反转时间(TI)：指在反转恢复脉冲序列中,180°反转脉冲与 90°激励脉冲之间的时间间隔。反转时间的长短对最终的信号强度和图像对比度都有很大影响。对脂肪信号实施抑制时,可选短反转时间进行扫描;当成像目的主要为辨别脑灰质和白质时,则应取长反转时间值。

二、分辨率参数

(1) 扫描矩阵：序列参数中的扫描矩阵具有双重含义：一是规定了显示图像的行和列,

即确定了图像的大小;二是限定扫描层面中的体素个数,同时指出层面的相位编码步数。

(2)扫描野:指实施扫描的解剖区域。扫描野是一个面积的概念,大多数情况下所选扫描野为正方形,大小以所用线圈的有效容积为限。当扫描矩阵选定时,扫描野越大,体素的体积就越大,空间分辨率越低。

(3)层面厚度:是成像层面在成像空间第三维方向上的尺寸,与扫描矩阵和扫描野共同决定体素的大小。层面越厚,体素体积越大,结果使图像信噪比更高和空间分辨率更低。可以选取的最小层厚是系统梯度性能及射频脉冲选择性好坏的重要指标。

(4)层间距:又叫层距,指两个相邻层面之间的距离。在 MRI 扫描中,成像层面是由选择性的射频激励脉冲选定。由于梯度的线性、射频脉冲的选择性以及层厚等因素的影响,层面附近的质子往往也会受到激励。这一效应有可能导致层与层之间的信号相互重叠,出现层间交替失真。层间交替失真只有加入层距或增大层距才能加以克服,实施多层面成像时需留出足够大的层间隔。

三、其他参数

(1)翻转角:在射频脉冲的激励下,宏观磁化强度偏离静磁场的方向,其偏离的角度称为翻转角或射频翻转角。翻转角的大小由激励电磁波的强度(能量)和作用时间决定。常用的翻转角有 90°和 180°两种,相应的射频脉冲分别被称为 90°和 180°脉冲。

(2)信号平均次数:又称信号采集次数和激励次数,指每个相位编码步中信号收集的次数。

四、快速成像序列的参数

(1)回波链长度:指扫描层中每个 TR 时间内用不同的相位编码采样的回波数。对于传统的自旋回波序列,每个 TR 中仅有一个相位编码步。在快速自旋回波序列中,每个 TR 时间内可进行多次相位编码,采集多个回波。

(2)回波间隔时间:指快速自旋回波序列回波链中相邻两个回波之间的时间间隔。它决定序列回波时间的长短,关系到图像对比度。

(3)有效回波时间:指在最终图像上反映出来的回波时间。当相位编码梯度的幅度为零或者在零附近时,所采信号的回波时间就是有效回波时间。

第二节 部分饱和脉冲序列

部分饱和脉冲序列又称饱和恢复脉冲序列,简称为 SR 序列。它的测定对象是 FID 信号。SR 序列是一种最简单的成像序列。

一、部分饱和序列的检测原理

只要给自旋系统施以 90°激励脉冲,可诱发最大的 FID 信号。SR 序列是由一系列 90°脉冲组成的成像序列。SR 序列的信号强度与序列重复时间密切相关。当 $TR \gg T_1$,即在系统充分弛豫的条件下,使得信号的幅度达到最大,但所需扫描时间太长。当 $TR \ll T_1$ 时,由于大部分质子尚未弛豫,后续的 90°激励脉冲将使系统陷入饱和而无信号输出。

二、部分饱和序列的特点

用 SR 序列取得理想 FID 信号的关键是用 TR 的长短来控制质子系统的饱和深度。TR 长,质子的饱和就少,受激后信号幅度相应增强,但扫描时间延长;TR 短,则饱和加深,信号变差,却能加快扫描速度。一般 TR 多为 $3\sim5$ 倍 T_1。

第三节 自旋回波脉冲序列

自旋回波脉冲序列指以 90°脉冲开始,后续以 180°相位重聚焦脉冲以获得有用信号的脉冲序列(STIR),是最基本、最常用的脉冲序列之一。

自旋回波信号实际上是 FID 的再现,它的波形与 FID 的波形类似,回波信号的上升侧是 FID 信号的镜像波形;回波信号的下降侧仍与 FID 信号相似。

一、自旋回波序列的图像特征

SE 序列的信号强度至少取决于氢质子密度、T_1 和 T_2 弛豫时间等组织参数和 TR 及 TE 等扫描参数。对于相同组织改变序列参数 TR 和 TE 就可改变质子密度、T_1 及 T_2 对图像的影响程度。TR 和 TE 的变化控制 T_1 加权及 T_2 加权图像的对比度和质子密度图像的对比度。

二、自旋回波序列族

(一)多层面自旋回波序列

多层面成像是一种可显著提高扫描效率的自旋回波技术(其他序列也可采用多层面技术)。所有层面的扫描均在一个 TR 时间内完成,即多层面成像与单层面成像所用的时间相同。序列的 TE 越短或 TR 越长,在一个 TR 周期内成像的层面就可能越多。

(二)多回波自旋回波序列

多回波采集技术是在施加 90°射频脉冲之后,再用多个 180°重聚焦脉冲以产生多个回波信号的技术。在序列的读出阶段,每个回波信号均需开启一次读出梯度去采样,但各回波的相位编码梯度却是相同的,所得数据被置于不同的原始数据文件中。与单回波的 SE 序列相比,多回波 SE 序列在 TR 相等的情况下可以得到多幅图像,缩短了扫描时间。

第四节 反转恢复脉冲序列

反转恢复(IR)脉冲序列包括普通 IR 序列、短 TI 反转恢复脉冲序列(STIR)、液体衰减反转恢复脉冲序列(FLAIR)等。

一、反转恢复序列的时序

IR 序列是在 180°射频脉冲的激励下,先使成像层面的宏观磁化强度矢量翻转至主磁场的反方向,并在其弛豫过程中施以 90°重聚脉冲,从而检测 FID 信号的脉冲序列。

反转恢复序列的信号不仅与 T_1 值和质子密度有关,还与序列参数 TI 和 TR 有关。TI 是 IR 序列中图像对比度的主要决定因素,尤其是 T_1 对比的决定因素。

IR 序列可形成重 T_1WI,可在成像过程中完全除去 T_2 的作用,可精细地显示解剖结构。IR 序列除用于重 T_1WI 外,主要用于两种特殊的 MR 成像,即脂肪抑制和水抑制序列。

二、短 TI 反转恢复脉冲序列

STIR 序列主要用途是在 T_1WI 中抑制脂肪的高信号,即脂肪抑制。STIR 序列可用于抑制骨髓、眶窝、腹部等部位的脂肪信号,更好地显示被脂肪信号遮蔽的病变,同时可以鉴别脂肪与非脂肪结构。另外,由于脂肪不产生信号,STIR 序列也会降低运动伪影。

三、液体衰减反转恢复脉冲序列

FLAIR 序列是 IR 序列与快速自旋回波脉冲(FSE)序列的有机结合。FLAIR 序列常用于脑的多发性硬化、脑梗死、脑肿瘤等疾病的鉴别诊断,尤其是当这些病变与富含脑脊液的结构邻近时。

第五节 梯度回波脉冲序列

一、梯度回波及其产生

梯度回波(GRE)序列与 SE 序列的区别:一是使用小于 90°的射频脉冲激发,并采用较短的 TR 时间;二是使用反转梯度取代 180°复相脉冲。另外,GRE 序列是一种人为改变磁场均匀性而获取梯度回波信号的方法,成像过程中任何使磁场波动的因素(无论它是静态的、动态的还是线性的、非线性的),均可造成质子的失相,从而影响到回波信号。

在 GRE 序列中,翻转梯度的加入将使读出梯度方向的磁场均匀性遭到暂时性破坏,从而导致横向弛豫加快。通常将这一现象称为 GRE 序列的 T_2^* 效应。

梯度回波的信号强度是 TE,TR,T_1 和射频翻转角的函数。

二、小角度激励及其应用

采用小于 90°的射频脉冲进行激发,能得到所需的横向磁化分量,且由于翻转角较小、磁化强度矢量的弛豫时间变短,可有效缩短扫描序列的 TR 值。小角度激励首先在 GRE 序列中采用。

小角度激发的优点:脉冲的能量较小;产生宏观横向磁化矢量的效率较高,明显缩短扫描时间。

三、扰相梯度和相位重聚梯度

GRE 序列家族可按其在序列末尾对剩余横向磁化的不同处理方法分为:采用扰相技术的序列和采用相位重聚技术的序列。通常用相位破坏和相位重聚两种方法来减少剩余磁化的影响,两者均需施加一定的梯度脉冲。

四、梯度回波序列的图像特点和应用

TE 在 GRE 序列中仍然控制着图像的对比度,增大 TE,将增大信号的 T_2^* 依赖性,等同于增加图像的 T_2^* 权重。短 TR 是 GRE 序列的一大特点。

GRE 序列中激励角也是图像特点的重要决定因素,其越接近 90°,图像越类似 SE 序列的 T_1WI 图像。

五、梯度回波序列的评价

GRE 序列的优点:不用 90°脉冲激发,使得纵向弛豫时间缩短,可以用短 TR 成像;用梯度的翻转代替 180°相位重聚脉冲,有利于使用短 TR 扫描,也有效减少被检者的射频能量沉积;由于短 TR 的应用,实现了快速的 T_2^* 扫描。

GRE 序列的缺点:不能获取纯 T_2 图像;对梯度系统的要求较高,与此同时,扫描时整个梯度系统的负担加重,梯度切换时产生的噪声也进一步加大;信噪化较低;如果应用长 TE 进行扫描,则很容易导致磁敏感性伪影和化学位移伪影等多种伪影。其图像质量在很大程度上受磁场均匀性的影响。

第六节　平面回波成像序列

平面回波成像(EPI)是在梯度回波的基础之上发展而来的,在一次 TR 期间内若完成全部 K-空间线的数据填充,则可达到最快的扫描速度,这一概念构成了 EPI 的基础。在 EPI 序列中,读出梯度是一种按正弦波形式振荡的梯度,需要的回波数与 K-空间的傅里叶线数相同。

一、EPI 序列分类

按激发次数分类,EPI 序列分为多次激发 EPI(MSS－EPI)和单次激发 EPI(SSS－EPI)。

MS－EPI 对梯度的要求较低,相位错误累积的时间较短,可降低磁化率伪影,图像质量优于 SS－EPI,信噪比更高,EPI 常见的伪影更少;MS－EPI 需要占用的时间更长,对运动更敏感,故 SS－EPI 更适用于对速度要求很高的功能成像。

按 EPI 准备脉冲分类,EPI 序列分为梯度回波 EPI 序列和自旋回波 EPI 序列。

另外,反转恢复 EPI 序列是指 EPI 采集前施加 180°反转恢复预脉冲。EPI 与 IR 序列脉冲结合,形成 IR－EPI,可产生典型的 T_1WI。

二、EPI 序列的图像特征及其评价

用自旋回波 EPI 可以高速获取 T_2W 图像。与标准 SE 序列不同的是,EPI 的全部数据是在一次(SS－EPI)和多次(MS－EPI)激发后获取,可认为 TR 足够长,因而图像中基本不包含 T_1 对比度。

EPI 序列能有效减少各种运动对图像质量的影响。因此,它在排除运动伪影方面显示出优越性。

目前常用的快速成像序列有 GE 序列、SE 序列、FSE 序列和 EPI 序列。在相同的 TE 条件下,GE－EPI 序列的 T_2' 权重最大,其后依次为 GE 序列、SE－EPI 序列、SE 序列和 FSE 序列。用 EPI 序列获得的图像对 T_2' 具有很强的依赖性(TR 无限),但若在 EPI 序列前先施加一个 180°脉冲,则也可以得到 T_1WI。

高频考点

一、名词解释

1. 重复时间

2. 回波时间

3. 反转时间

4. 翻转角

二、问答题

1. 简述自旋回波脉冲序列特点。

2. 简述反转恢复脉冲序列特点。

3. 简述梯度回波序列特点。

三、单项选择题

1. 与 SE 序列相比,FSE 序列的特点是 （ ）

    A. 图像信噪比提高

    B. 图像对比度增加

    C. 脂肪信号增高

    D. 能量沉积减少

    E. 图像模糊效应减轻

2. 不属于梯度自旋回波序列特点的是（ ）

    A. 快速自旋回波序列与梯度回波序列的结合

B. 保持了类似自旋回波的对比特点

C. 能量沉积增加

D. 扫描时间明显减少

E. 既采集自旋回波,又采集梯度回波

3. 脂肪抑制技术的目的不包括 （ ）

    A. 减少运动伪影

    B. 减少化学位移伪影

    C. 减少卷褶伪影

    D. 提高病变检出率

    E. 改善图像对比

4. 自旋回波的最大振幅产生于 （ ）

    A. 信号的开始

    B. 信号的结束

    C. 信号的中间

    D. 根据脉冲序列而不同

5. 在自旋回波脉冲序列中,通过哪项使核自旋变相 （ ）

    A. 90°RF 脉冲

    B. 180°RF 脉冲

    C. 从 T_1 转变到 T_2 弛豫

    D. 从 T_2 转变到 T_1 弛豫

6. 当回波时间增加时,自旋回波的振幅 （ ）

    A. 减小

    B. 保持不变

    C. 增加

    D. 依赖于 T_1 弛豫时间

7. 自旋回波的振幅依赖于　　　　（　　）
   (1) T_1 弛豫时间
   (2) T_2 弛豫时间
   (3) T_2^* 弛豫时间
   (4) 回波时间
   A. 1、2 和 3
   B. 1 和 3
   C. 2 和 4
   D. 4

8. 当反转延迟时间增加时,会出现　（　　）
   A. FID 的振幅增加
   B. FID 的振幅降低
   C. T_1 弛豫时间增加
   D. T_2 弛豫时间增加

9. 在一个反转恢复脉冲序列之后　（　　）
   (1) 可观察到一个 FID
   (2) 可观察到一个自旋回波
   (3) 在 XY 平面上自旋磁化
   (4) 沿 Z 轴自旋磁化
   A. 1、2 和 3
   B. 1 和 3
   C. 2 和 4
   D. 4

10. 一个 90°RF 脉冲后,从被检者接收信
    号是　　　　　　　　（　　）
    A. 骨
    B. FID
    C. 自旋回波
    D. 梯度-重聚回波

11. 一个 180°RF 脉冲后,从被检者接收信
    号是　　　　　　　　（　　）
    A. 骨
    B. FID
    C. 自旋回波
    D. 梯度-重聚回波

12. 一个 270°RF 脉冲后,从被检者接收信
    号是　　　　　　　　（　　）
    A. 骨
    B. FID
    C. 自旋回波
    D. 梯度-重聚回波

13. 脉冲序列这一术语是指　　　（　　）
    A. RF 脉冲和静磁场脉冲
    B. 静磁场脉冲和磁场梯度脉冲
    C. 磁场梯度脉冲和 RF 脉冲
    D. 只有 RF 脉冲

14. 在用于 MR 成像上通常有多少个脉冲
    序列　　　　　　　　（　　）
    A. 1
    B. 2
    C. 3
    D. 4

15. 在一个双回波中,即自旋回波脉冲序
    列,第二个回波 TE 是从 90°RF 脉冲到
    哪项的时间　　　　　　（　　）
    A. 第一个 180°RF 脉冲
    B. 第二个 180°RF 脉冲
    C. 第一个自旋回波
    D. 第二个自旋回波

16. 下列哪个脉冲序列涉及所有 TR、TE
    及 TI 三个时间　　　　（　　）
    A. 饱和恢复
    B. 反转恢复
    C. 自旋回波
    D. 梯度回波

17. 在一个双自旋回波成像序列中,下列哪
    个信号是最强的　　　　（　　）
    A. FID
    B. 第一个自旋回波

C. 第二个自旋回波

D. 它们都一样

C. 恒定

D. 脱离共振

18. 在均衡时,如施加 90°RF 脉冲,将产生下列哪一种 MR 信号 （　　）

A. 弛豫信号

B. FID

C. 自旋回波

D. 梯度-重聚回波

19. TE 是由哪项所控制 （　　）

A. 90°RF 脉冲

B. 180°RF 脉冲

C. T_1 弛豫时间

D. T_2 弛豫时间

20. 被称之为自旋回波的 MR 信号,有时也称作 （　　）

A. 弛豫回波

B. 奇异(Ghost)回波

C. 自由-激发衰减

D. 梯度-重聚回波

21. 自旋回波何时出现 （　　）

A. 90°RF 脉冲后即刻

B. 180°RF 脉冲后即刻

C. 有时在 90°RF 脉冲后

D. 有时在 180°RF 脉冲后

22. 采用反转恢复脉冲序列,从哪项重建 MR 影像 （　　）

A. FID

B. 自旋回波

C. 梯度-重聚回波

D. 反转回波

23. 自旋回波是何种 MR 信号 （　　）

A. 原发的

B. 继发的

24. 到达 TE 回波的时间由什么时间决定 （　　）

A. 90°RF 脉冲的时间

B. 180°RF 脉冲的时间

C. 重复时间

D. 介于 90°与 180°RF 脉冲的时间

25. 采集梯度回波的主要特性是 （　　）

A. 采用 90°RF 脉冲

B. 采用 α-RF 脉冲

C. 改变 T_1 弛豫时间

D. 改变 T_2 弛豫时间

26. 自旋回波的傅里叶转换在什么范围产生信息 （　　）

A. 时间范围

B. 频率范围

C. 长度范围

D. 容积范围

27. 对称自旋回波的傅里叶转换将导致（　　）

A. 真实部分为 0

B. 虚构部分为 0

C. 时间区域的函数

D. 源点函数

28. 当一个自旋回波是傅里叶转换时,结果以什么来表示 （　　）

(1) 傅里叶空间

(2) 频率空间

(3) 空间频率

(4) 源点区

A. 1、2 和 3

B. 1 和 3

C. 2 和 4

D. 都正确

29. 当自旋回波经傅里叶转换时,其结果是
（   ）
    A. FID
    B. 梯度回波
    C. NMR 频谱
    D. RF 脉冲

30. 当一个自旋回波是傅里叶转换时,其结果具有哪项的量纲
（   ）
    A. 强度与时间
    B. 强度与 1/时间
    C. 强度与长度
    D. 强度与 1/长度

31. 当一个自旋回波是经傅里叶转换时,其回答是在
（   ）
    A. 傅里叶空间
    B. 傅里叶时间
    C. 傅里叶频率
    D. 傅里叶长度

32. 采用 STIR 序列能抑制脂肪信号,因为脂肪有
（   ）
    A. 长 TR
    B. 长 TE
    C. 短 T_1
    D. 短 T_2

33. 在 FSE 序列中,零顺序自旋回波是指跟随于
（   ）
    A. 第一个 180°RF 脉冲
    B. 最后一个 180°RF 脉冲
    C. 最弱的相位编码梯度脉冲
    D. 最强的相位编码梯度脉冲

34. FLAIR 脉冲序列是
（   ）
    (1) 一个短 T_1 的 STIR 序列
    (2) 一个长 T_1 的 STIR 序列
    (3) 发生于恢复的后期活性

(4) 液体衰弱反转恢复
    A. 1、2 和 3
    B. 1 和 3
    C. 2 和 4
    D. 4

35. CPMG 脉冲序列应用于
（   ）
    A. 自旋回波成像
    B. 梯度回波成像
    C. MR 血管造影术
    D. 回波平面成像

36. 在何种自旋回波脉冲序列时,为短 CSE
（   ）
    A. 传统自旋回波
    B. 同时的自旋回波
    C. 经典的自旋回波
    D. 交叉自旋回波

37. 反转恢复脉冲序列应用于
（   ）
    A. 较快的成像时间
    B. 较好的 T_1 对比
    C. 较好的 T_2 对比
    D. 较好的自旋密度对比

38. 采用反转恢复技术的脉冲序列是（   ）
    (1) IRM
    (2) ABSIR
    (3) STIR
    (4) FLAIR
    A. 1、2 和 3
    B. 1 和 3
    C. 2 和 4
    D. 都正确

39. 应用到 MRI 时的脉冲序列这个术语是指
（   ）
    (1) RF 脉冲的时间
    (2) 探测 MR 信号

（3）应用磁场梯度

（4）图像平面的识别

A. 1、2 和 3

B. 1 和 3

C. 2 和 4

D. 都正确

40. 传统自旋回波（CSE）和快速自旋回波（FSE）的主要区别是 （　　）

A. 一个较短的 TR

B. 一个较短的 TE

C. 在一个 TR 内多个自旋回波

D. 在一个 TI 内多个自旋回波

41. 空间频率领域、K-空间、传统自旋回波是以何种形式来填充的 （　　）

A. 顺序排列

B. 交互方式

C. 节段性

D. 任意

42. FSE 成像的对比演绎主要是与哪项有关 （　　）

A. T_1 加权

B. T_1^* 加权

C. T_2 加权

D. T_2^* 加权

43. 反转恢复成像能用于 （　　）

A. 一个既定组织的信号放大

B. 一个既定组织的无效信号

C. 加快检查时间

D. 加快被检者的通过

44. STIR 代表 （　　）

A. 恢复的安全时间

B. 在弛豫中的序列时间

C. 软调谐反转 RF

D. 短时间反转恢复

45. 在快速自旋回波过程中用哪项测量自旋回波系列 （　　）

A. T_1 弛豫

B. T_2 弛豫

C. 修改自旋密度

D. 非对称效应

46. 梯度回波成像的特征是 （　　）

A. 一单个 90°RF 脉冲

B. 一个再聚焦磁场梯度

C. 较短的 T_1 弛豫时间

D. 较短的 T_2 弛豫时间

47. 与自旋回波不同，梯度回波受哪项的影响 （　　）

A. 分子的随机运动

B. 不可逆的非均匀磁场

C. 可逆的非均匀磁场

D. T_1 弛豫

48. 采用 30°倾斜角后，横向磁化具有多少值 （　　）

A. 1%

B. 58%

C. 50%

D. 87%

49. 受激回波受哪项的影响而产生 （　　）

A. T_2 弛豫

B. T_2^* 弛豫

C. 平衡磁场

D. 磁化稳态

50. 长重复时间是哪项的结果 （　　）

A. 加速的 T_1 弛豫

B. 加速的 T_2 弛豫

C. 接近平衡的纵向磁化

D. 接近平衡的横向磁化

51. 采用多少度的倾斜角才能使磁化率等于 $0.5 M_0$　　　　　（　）
    A. 15°
    B. 30°
    C. 60°
    D. 75°

52. α脉冲是　　　　　（　）
    A. 一个比90°小的RF脉冲
    B. 一个介于90°至180°之间的RF脉冲
    C. 一个脉冲磁场梯度
    D. 一个脉冲信号接收

53. 一个磁场梯度用来抑制受激回波的形成称为　　　　　（　）
    A. 阻流板
    B. 稳态
    C. 激励器
    D. 截断

54. 用十分小的倾斜角度激发　　（　）
    A. 加速 T_1 弛豫的发生
    B. 加速 T_2 弛豫的发生
    C. 纵向磁化接近均衡
    D. 横向磁化接近均衡

55. 与自旋回波比较,梯度回波　（　）
    A. 强度低
    B. 时间较长
    C. 更依赖于 T_2
    D. 更依赖于 T_1

56. 当受激回波被抑制时,图像常是（　）
    A. 高对比
    B. 高空间分辨率
    C. 强 T_1 加权
    D. 强 T_2 加权

57. 一个脉冲序列图形应包含下列哪组数据　　　　　（　）
    (1) 采集到MRI信号
    (2) 层面选择梯度
    (3) 转递RF脉冲
    (4) 相位编码磁场梯度
    A. 1、2和3
    B. 1和3
    C. 2和4
    D. 都正确

58. 一个脉冲序列是　　　　（　）
    A. 一个数字算法
    B. 一个傅里叶转换的结果
    C. 一个MR操作的时间线条图
    D. 一个MR扫描仪的控制组件的名称

59. 在沿一纵行自旋相位上的脉冲相位编码梯度的影响是　　　（　）
    A. 无
    B. 增加垂直于梯度的相位
    C. 降低垂直于梯度的相位
    D. 沿梯度形成一个相位位移

第十六章　MR 特殊成像技术

学习指南

1. 掌握心电门控技术
2. 掌握呼吸门控技术
3. 掌握脂肪抑制技术
4. 掌握 MR 血管成像技术

第一节　心电门控技术

一、原理

心电门控技术根据心电图与心动周期的关系设上下域值（即"门"），所有数据采集都在"门"内进行。它利用心电图的 R 波触发信号采集，使每一次数据采集与心脏的每一次运动周期同步。

放置心电图导联时，采用与心电轴一致的方法，即从右、后、上指向左、前、下方。通常在胸骨右缘第二肋间，左锁骨中线第 5 肋间及左腋前线第 6 肋间处依次安放 3 个导联。导线避免卷曲成环形或与呼吸门控接触。

二、应用

心电门控技术常用于心脏大血管的 MR 成像、肺及纵隔 MR 成像、PC-MRA、流量分析等。

（一）自旋回波技术

TE 常取 15～30 ms，TR 由 R－R 间期确定，多为 85% 左右的 R－R 间期。

（二）梯度回波技术

（1）前瞻性门控：TR 由 R－R 间期确定，倾斜角取小角度，如 20°～30°，TE 一般为 5～13 ms，成像序列可用 SPGR 或 GRE，所获时相数受 R－R 间期限制，一般可达每心动周期 16～20 时相。

（2）回顾性门控：TR 可短达 5～20 ms，TE 一般为 5～8 ms，翻转角一般取 20°～30°，所用序列也为 SPGR 或 GRE，其数据采集是连续进行，并不与心动周期某时相同步；但 ECG 波形信号却同时收集，在图像重建时，将所获连续数据内插到某个特定时相，从而得到心动周期不同时相的图像（即磁共振电影扫描）。

第二节　呼吸门控技术

一、原理

呼吸门控技术则将数据采集控制在呼吸波的一定域值的上限和下限,从而达到每次采集的同步技术。它是利用呼吸波的波峰固定触发扫描。

呼吸感应器用于感应呼吸运动幅度的波,男性则将呼吸感应器放置于上腹部,女性则应放置在下胸部。

二、伪门控技术

在连续性数据采集过程中,周期性的呼吸运动使 K-空间的数据的幅度呈现一定频率的波动,因此,在图像重建时形成高序伪影。伪影的间隔距离与呼吸运动的周期成反比,与数据采集周期及信号平均次数的偶数倍成正比。利用这种方法消除周期性运动伪影称为伪门控技术。

三、回顾性呼吸门控技术

回顾性呼吸门控技术又称呼吸补偿或呼吸相位重排。其原理是对整个呼吸过程中对应的呼吸波记录并储存,最终将不同呼吸状态所采集的信号进行分类。由于 K-空间中心行的数据对伪影的影响最强,所以,将呼气末至吸气这段时间呼吸相对静止状态的数据填写至 K-空间的中心行,将运动中采集的数据填写在 K-空间的边缘行,这样既可显著抑制呼吸运动伪影,又不会延长成像时间。

第三节　脂肪抑制技术

为了更好地显示目标区域,必须采用一些特殊的方法使某一局部的脂肪组织信号减少或消失,即脂肪抑制技术。该技术包括化学饱和法、短 TI 时间反转恢复法、化学位移水-脂反相位成像技术等。

一、化学饱和法

它是在无梯度场条件下,在激发脉冲前先施加一个脂肪频率的预饱和脉冲优先激发脂肪,以消除脂肪的纵向磁化,用附加的梯度场使脂肪信号相位分散;然后再使用所选择的脉冲。

此方法的优点:使用方便,图像的信噪比较高。缺点:需要额外的射频脉冲及梯度场,增加了扫描时间,也增加了被检者的特殊吸收率;减少了每个 TR 所允许的扫描层数;易受磁场的均匀性和被检者磁敏感性的影响,磁场越不均匀,脂肪抑制效果越不好;越偏离中心的部位,脂肪抑制效果越差;降低了整个图像的信噪比。

二、短 TI 时间反转恢复法

它是通过适当选择反转时间 TI 使脂肪信号为零。不同场强、不同组织有不同的反转时间。

此方法的优点：抑制脂肪效果好,对病变敏感;受磁场均匀性影响小。缺点：扫描时间长;图像信噪比差;特异性差。

三、化学位移水-脂反相位成像技术

用成像序列不同的回波时间,分别采集水和脂肪的质子宏观磁化矢量同相位和反相位的 MR 信号,同相位时两者信号相加,可去除脂肪的质子磁化矢量,得到纯水的质子图像;反相位时,两者 MR 信号相减,去除水的质子磁化矢量,得到纯脂肪的质子图像。因此,反相位图像水和脂肪交界处或同时含水和脂肪的部位信号下降。

第四节　MR 血管成像技术

在脉冲激发、空间编码、信号采集的 MRI 整个过程中,静止组织内质子群的位置相对固定,而与周围静止组织相比,血流可表现为高信号、等信号或低信号;信号的强度取决于血流形式、血流方向、血流速度、脉冲序列及其成像参数等。MRA 与 DSA 相比具有无创、简便、费用低、一般无需对比剂等优点。常用的方法包括：时间飞跃法、相位对比法和对比增加法。

一、相位对比磁共振血管造影

相位对比血管成像利用在双极梯度场方向自旋质子将获得的相位移位与相位角决定的自旋质子速度成比例,对双极梯度脉冲产生的流动编码所获得的两组数据进行定量比较,二者相位差异转换成图像对比。依赖相位或组织磁化的横向分量产生相位差,用减影方法消除系统相位误差,减影后运动自旋质子的相位实际增加,血管显示更清楚。

2D-PCA 主要用于：MRA 的扫描定位像;显示颅内动静脉瘘与动脉瘤中的快速血流和慢速血流;进行血流方向和流速定量分析;评估门静脉和肝静脉状态等。

3D-PCA 主要用于：评估颅内、动静脉瘘、动脉瘤;显示颅内静脉畸形和静脉闭塞;全脑大容积血管成像;评估外伤后的颅内血管损伤;显示肾动脉。

PCA 的优点：背景组织抑制好,有助于小血管的显示;有利于慢血流的显示,适用于静脉检查;有利于血管狭窄和动脉瘤的显示;可进行血流的定量分析等。

二、时间飞跃磁共振血管造影

时间飞跃方法通过饱和抑制组织信号,快速施加射频成像脉冲抑制或饱和静止组织信号。在一个射频脉冲期间,组织的磁矩向横向倾斜一定角度,射频脉冲越大,翻转角越大,一旦磁化的倾斜中止,则会发射与它在横向的成像成比例的信号或"回波",不同组织的横向和纵向弛豫时间不同,来自动脉血的信号在肌肉信号消失后还要持续一段时间。

2D-TOF 主要用于：评估颈动脉及颈动脉分权部的形态、有无狭窄、闭塞；评估椎-基底动脉形态、有无狭窄及闭塞；评估脑静脉；评估主动脉弓、周围血管，如盆腔和下肢静脉等。

3D-TOF 主要用于：评估颈动脉及分支部血管形态及闭塞性病变；评估 Willis 环；评估颅内动静脉瘘，显示供血动脉和异常血管巢（团）；发现和评估颅内动脉瘤；可用于腹部血管检查。

TOF 的优点：是一种无损伤的检查技术；被检者无需注射对比剂，特别适用于静脉血管弹性差、肝肾功能障碍的老年人；可作三维空间成像，也能以不同角度成像，360°旋转观察；检查费用低、检查时间短，可部分替代有创伤性的血管造影检查。

三、对比增强磁共振血管造影

对比增强磁共振血管造影是利用静脉内注射顺磁性对比剂，缩短血液 T_1 值效应的成像方法。其适用范围广，实用性强，尤其是对胸腹部及四肢血管的显示优越。

CE-MRA 利用血管内对比剂较短的高浓度状态，明显缩短血液 T_1 值，使用极短的 TR 与 TE 的快速梯度回波序列而成像。

CE-MRA 采用超短 TR 与 TE 快速梯度回波技术，通常 3D 数据采集的每个序列采集时间为 5～40 s，胸、腹一般需屏气，每次屏气时间控制在 5～20 s，而四肢血管时间可稍长。对比剂剂量按 0.2～0.3 mM_0l/kg 体质量。常用生理循环时间和团注试验或自动触发技术确定对比剂峰值通过时间。根据序列的采集时间设定对比剂注射后的开始扫描时间，使数据采集进行一半时与对比剂峰值通过的时间同步，使峰值时间数据填写在 K-空间中心，以获得最强对比。

CE-MRA 的优点：对于血管腔的显示技术可靠；出现血管狭窄的假象减少，反映血管狭窄的程度比较真实；一次注射对比剂可完成多部位动脉和静脉的显示；动脉瘤不易遗漏。

高频考点

一、问答题

1. 简述时间飞跃法的临床应用及其优缺点。

2. 简述相位对比法的临床应用及其优缺点。

二、单项选择题

1. 关于血管成像中预饱和技术的叙述，正确的是　　　　　（　　）
   A. 是在血液流入成像区域以内施加的饱和脉冲
   B. 在血液流入成像层面之后饱和血液
   C. 接受过预饱和脉冲的血液在成像区表现为高信号
   D. 可选择性抑制动脉信号使静脉显影
   E. 经过饱和的血液在成像区可继续接收新的脉冲产生 MR 信号

2. 时间飞跃法血管成像原理采用的是　　（　　）
   A. 脉冲序列使用的是长 TR
   B. 脉冲序列使用的是长 TE
   C. 流入性增强效应
   D. 血液表现为低信号
   E. 流空效应

3. CE-MRA 的原理就是利用对比剂使血液 　　　　　　　　（　　）

    A. T_1 值明显缩短

    B. T_1 值明显延长

    C. T_2 值明显缩短

    D. T_2 值明显延长

    E. T_2^* 值明显缩短

4. 不属于 3D-TOF 优于 2D-TOF MRA 的是 　　　　　　　　（　　）

    A. 层面方向空间分辨率比 2D-TOF 更高

    B. 原始图像的层厚可以小于 1 mm

    C. 受湍流的影响相对较小

    D. 有利于慢血流的显示

    E. 重建后图像的质量较好

5. 有关 PC-MRA 流动图像的叙述,不正确的是 　　　　　　　　（　　）

    A. 流动图像的信号强度与速度有关

    B. 速度越快信号变化越明显

    C. 正向血流表现为高信号

    D. 反向血流表现为低信号

    E. 静止组织表现为低信号

6. MRA 是利用了流体的 　　　　　（　　）

    A. 流空效应

    B. 流入性增强效应

    C. 相位效应

    D. 以上均是

    E. 以上均不是

7. 下列哪一项不是 MRA 的方法　　（　　）

    A. TOF 法

    B. 密度对比法

    C. PC 法

    D. 黑血法

    E. 对比增强 MRA

8. 若欲对大容积筛选成像,检查非复杂性慢流血管,常先采用 　　　　　　（　　）

    A. 2D-TOF

    B. 3D-TOF

    C. 2D-PC

    D. 3D-PC

    E. 黑血法

9. 若欲显示有信号丢失的病变(如动脉瘤、血管狭窄等),常宜采用 　　　（　　）

    A. 2D-TOF

    B. 3D-TOF

    C. 2D-PC

    D. 3D-PC

    E. 黑血法

10. 若欲单视角观察心动周期,宜采用 　　　　　　　　　　　　（　　）

    A. 2D-TOF

    B. 3D-TOF

    C. 2D-PC

    D. 3D-PC

    E. 黑血法

（王　骏　王润文　赵海涛　周学军　杜　云）

第六篇

数字减影血管造影

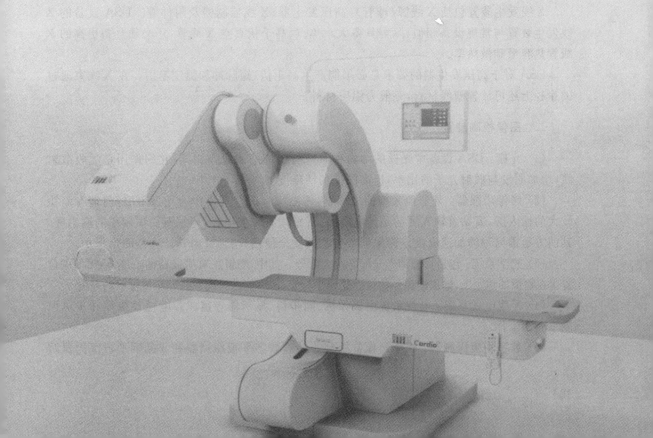

第十七章　DSA 基本结构

高频考点

1. 掌握 DSA 的临床应用
2. 了解 DSA 的产生及发展
3. 掌握 DSA 的基本结构
4. 了解 DSA 的辅助器材

数字减影血管造影(DSA)是电子计算机与传统 X 线血管造影相结合的一种新的检查方法,包括数字化和减影两部分。该技术首先将模拟信号转换为数字信号,由计算机处理,然后在造影前和造影后对同一部位各摄一张照片,再将两幅图像相应部分的灰度相减。利用 DSA 进行医学影像诊断与治疗的相关介入放射学技术有:穿刺插管技术、灌注技术、栓塞术、成形术与支架术、针穿(抽吸)活检术、灭能术、引流术等。

DSA 的基本结构包括 X 线发生装置、图像检测装置、图像显示及处理装置。

一、X 线发生装置

X 线发生装置包括 X 线源(球管)、高压发生器、X 线控制器及附件等。DSA 设备的 X 线发生装置与常规设备相似,除需具备大小焦点、高千伏真空 X 线管,还必须具备更高的 X 线管热容量和散热率。

DSA 对于高压发生器的要求是必须能产生高千伏、短脉冲和恒定输出。在 X 线束通过的途径上还可放置滤线材料,一般为铝质材料。

二、图像检测装置

(1)光栅:DSA 设备中光栅的结构和原理与传统的滤线栅相同,它的作用是吸收散射线,增加原发与散射光子的比率,提高图像的清晰度。

(2)影像增强器:外形似大型的玻璃管,表面涂有黑色敷物作为光封闭层,前端有面积较大的输入屏,紧贴着输入屏的是光电阴极,管壁内有聚焦电极,尾端有面积较小的输出屏,其前方是锥筒形的加速电极。为保证增强管的安全使用,增强管由管套夹持固定保护。

(3)光学系统:包括物镜和光分配器两大部分。其中,物镜正对增强器输出屏,输出屏的位置落在物镜的焦距上,输出图像经物镜后变成平行光,从而能减少图像亮度在传输中的损失。

(4)X 线电视系统:电视系统由摄像机、同步机、显示器等组成。电视系统在同步机控制下协调工作。

(5)数字平板探测器:医学影像常用到非晶硅数字平板探测器和非晶硒平板探测器两

类。非晶硅数字平板探测器具有量子探测效率高、刷新时间短(或刷新速度快)、曝光动态范围广、性能稳定可靠等特点。

(6)控制器:主要作用是对视频信号加以处理,使其变为全电视信号,完成摄像机显示器的同步工作,同时,它还产生整机所需的各种电源和控制信号。控制器由同步机、圆消隐电路、黑斑补偿电路、X 线剂量控制电路组成。

(7)显示器:由同步分离、视频电路、扫描电路、电源电路等组成,它的任务是将摄取的电视信号还原为图像。

三、DSA 图像显示及处理装置

(一)DSA 图像显示装置

DSA 图像从 X 线照射开始至最终显示在显示器上,需要经过模数转换器将模拟图像转换成数字图像,再由计算机进行数字逻辑运算,最后通过数模转换器将数字图像转换成模拟图像。

(二)DSA 图像处理

DSA 图像在实施减影处理前需进行对数变换。数字减影常常是取对比剂注射前后的图像进行减影。它属高通滤波,减影后留下对比剂流过的血管影像。对减影图像做对比度增强处理是极为重要的环节,其目的是改善图像的视觉效果。

DSA 除基本结构外,辅助器材包括:穿刺针、导丝、导管鞘、导管、连接管、断通开关与导丝调节器等。

高频考点

一、名词解释

1. 流量增益

2. Seldinger 技术

二、问答题

1. 简述 DSA 检查的临床应用及优缺点。

2. 简述 DSA 的基本结构。

3. 简述影像增强器的结构及其原理。

三、单项选择题

1. 关于 DSA 的错误说法是 (　　)

A. 是计算机图像处理与 X 线血管造影技术相结合的一种新的检查方法

B. 就是减除造影片上的与血管影像重叠影像,使血管单独显示出来

C. DSA 技术构成了介入放射学的重要组成部分

D. 是血管性造影和血管性介入治疗不可缺少的设备和技术基础

E. 以上都不是

2. 关于 DSA 装置的 X 线球管的叙述,错误的是 (　　)

A. 阳极多为固定结构

B. 高管电压的真空管

C. 有较高的散热率

D. 具有大小焦点

E. 有较高的热容量

3. 被检者仰卧,影像增强器转至被检者左
　前方的摄影方向称　　　　　　　（　　）
　　A. 头足位
　　B. 足头位
　　C. 复合位
　　D. 左前斜位
　　E. 右前斜位

4. 电子透镜的作用和实质是　　　　（　　）
　　A. 将 X 线影像转换成电子像
　　B. 将电子像转换成可见光像
　　C. 对电子束起聚焦作用的静电场
　　D. 保证增强管安全使用
　　E. 以上都不是

5. 关于影像增强器工作原理叙述错误的是
　　　　　　　　　　　　　　　　（　　）
　　A. 输入屏把接收到的 X 线像转换成可
　　　见荧光像
　　B. 输出屏将可见荧光像转换成电子像
　　C. 能在输出屏得到亮度较高的影像是
　　　增益的结果
　　D. 改变电子透镜的状态影响图像的大
　　　小就称为变野
　　E. 增益过大时将影响图像质量

6. 腹部血管选择哪项 X 线摄影最好
　　　　　　　　　　　　　　　　（　　）
　　A. X 线电影
　　B. 快速换片
　　C. DSA X 线系统
　　D. 点片摄影
　　E. 荧光摄影

7. 不属于 DSA 装置 X 线系统部件的是
　　　　　　　　　　　　　　　　（　　）
　　A. X 线源
　　B. 影像增强器
　　C. 高压发生器

D. 高压注射器
E. 电视系统

8. 将 X 线信息影像转变为可见荧光影像的
　部件是　　　　　　　　　　　　（　　）
　　A. 平板探测器
　　B. 光学透镜
　　C. 影像增强器
　　D. X 线电视系统
　　E. 以上都不是

9. 能对电子束起聚焦作用的元件是（　　）
　　A. 输入屏
　　B. 输出屏
　　C. 电子透镜
　　D. X 线电视系统
　　E. 管套

10. 对影像增强器组成的描述正确的是
　　　　　　　　　　　　　　　　（　　）
　　A. 由管套、增强管、电源组成
　　B. 由输入屏、电子透镜、输出屏组成
　　C. 由增强管、管套、吸气泵组成
　　D. 由增强管、摄像管组成
　　E. 由增强管、物镜、监视器组成

11. 关于影像增强器的工作原理和作用,叙
　　述错误的是　　　　　　　　　（　　）
　　A. 影像增强
　　B. 影像转换
　　C. 变化图像野
　　D. 记录和阅读影像
　　E. 满足摄像机的工作条件

12. 对影像增强器输入屏作用正确的
　　描述是　　　　　　　　　　　（　　）
　　A. 把 X 线像转换成荧光像
　　B. 把荧光像转换成电子像
　　C. 把电子像转换成荧光像

D. 把 X 线像直接转换成电子像

E. 把 X 线影像转换成荧光像再转换成
电子像

13. X 线电视系统中最重要的部分是
　　　　　　　　　　　　　　（　　　）

A. 同步机

B. 摄像机

C. 显示器

D. 连接电缆

E. X 线储存器

14. 不参与构成影像增强器元件的是
　　　　　　　　　　　　　　（　　　）

A. 输入屏

B. 输出屏

C. 物镜

D. 管套

E. 电子透镜

15. DSA 装置的电子计算机系统不包括
　　　　　　　　　　　　　　（　　　）

A. 影像链

B. 数据获得系统

C. 中央处理器

D. 存储器

E. 软件模块

16. 主要通过磁带和磁头记录 DSA 图像
的是　　　　　　　　　　　　（　　　）

A. 激光打印机

B. X 线影像录像机

C. 数字图像光盘工作站

D. 小型 PACS

E. 中型 PACS

17. 关于动脉 DSA 的优点,叙述错误的是
　　　　　　　　　　　　　　（　　　）

A. 对比剂用量多,浓度低

B. 操作灵活性大

C. 对被检者无大的损伤

D. 被检者不适减少从而减少了运动性
伪影

E. 血管相互重叠少从而明显改善了小
血管的显示

18. 不属于 DSA 新技术进展的是　（　　　）

A. 动态 DSA

B. 数字电影减影

C. 固定 DSA

D. 遥控对比剂跟踪

E. 自动最佳角度定位

19. 下列哪项不属于非血管内介入技术
　　　　　　　　　　　　　　（　　　）

A. 结石的介入治疗

B. 经皮椎间盘脱出治疗

C. 经导管栓塞术

D. 激光血管成形术

E. 经皮穿刺抽吸技术

20. 下列哪项不是经导管栓塞术中采用的
栓塞剂　　　　　　　　　　　（　　　）

A. 异体凝块

B. 明胶海绵

C. PVA

D. NBCA

E. 球囊

21. 关于介入放射技术的临床应用范围,叙
述错误的是　　　　　　　　　（　　　）

A. 经导管栓塞术

B. 经皮血管腔内血管成形术

C. 心脏大血管瓣膜狭窄经皮球囊成
形术

D. ERCP

E. 经导管血管内灌注术

22. 关于介入放射技术的特点，下列叙述错误的是　　　　　　　　（　　）
   A. 损伤大
   B. 对心脏病诊断治疗有突破
   C. 对肿瘤诊断治疗有突破
   D. 简便、易行、安全
   E. 可用支架

23. 下列哪项不是介入放射学常见的并发症　　　　　　　　　（　　）
   A. 动脉痉挛
   B. 局部血肿
   C. 碘过敏反应
   D. 血管破裂
   E. 动脉内膜切割

24. 关于介入放射学相关技术，叙述错误的是　　　　　　　　　（　　）
   A. 穿刺插管技术
   B. 导管引流术
   C. 栓塞术
   D. 成形术与支架术
   E. 灌注术

25. 不适宜做DSA检查的是　　（　　）
   A. 血管及冠状动脉病变
   B. 血管性疾病的介入治疗
   C. 出血性病变
   D. 良、恶性肿瘤的鉴别诊断
   E. 严重的心、肝肾脏疾病

26. 下列哪项不属于DSA的适应证（　　）
   A. 先天性心脏病
   B. 血管先天性畸形
   C. 严重的心力衰竭
   D. 主动脉病变
   E. 肺动脉病变

27. 下列哪项不属于DSA的禁忌证（　　）
   A. 急性炎症或高热
   B. 主动脉瓣关闭不全
   C. 严重的心肝肾功能损害
   D. 碘和麻醉剂过敏
   E. 穿刺部位感染

28. 下列DSA的并发症，错误的是　（　　）
   A. 永久性动脉痉挛
   B. 局部血肿
   C. 假性动脉瘤和动静脉瘘
   D. 血管破裂
   E. 血栓形成和动脉栓塞

29. 选择性IA-DSA导管先端位置选择主要依据是　　　　　　　（　　）
   A. 血管的粗细
   B. 血流动力学变化
   C. 病变所处位置
   D. 病变的大小
   E. 病变的性质

30. 在DSA检查中，与提高信噪比直接相关的因素是　　　　　　（　　）
   A. 矩阵大小
   B. X线剂量
   C. 球管焦点
   D. 摄影体位
   E. 采像速率

31. 影像增强管输入屏的结构不包括　　　　　　　　　　　　　（　　）
   A. 铝基板
   B. 荧光体层
   C. 隔离层
   D. 光电面
   E. 屏蔽层

32. 真空摄像管与 CCD 比较,错误的是
                         ( )
    A. CCD 没有残影,摄像管却不可避免
    B. CCD 成像时间延迟,摄像管早
    C. CCD 耐冲击性弱,摄像管强
    D. CCD 无几何失真,摄像管很难避免
    E. CCD 小、轻,摄像管大、重

33. 下列属影像增强管输入屏的组成
    部分是   ( )
    A. 电源
    B. 透镜
    C. 管壳
    D. X 线源
    E. 荧光体层

34. 下列哪项可做超选择性血管造影检查
                         ( )
    A. 主动脉造影
    B. 肾动脉造影
    C. 肝动脉造影
    D. 腹腔动脉造影
    E. 左心室造影

35. 做腹腔动脉造影应选择下列哪种导管
                         ( )
    A. 猪尾导管
    B. 眼镜蛇导管
    C. 导尿管
    D. "T"形管
    E. Foley 管

36. 用 DSA X 线系统做腹部血管造影时,
    下列哪项操作不正确   ( )
    A. 造影前做好肠道清洁准备
    B. 选好实时减影和矩阵
    C. 注拍方式选择"先注后拍"
    D. 选好拍摄速率和连续拍片时间
    E. 采集前令被检者屏气

四、多项选择题

1. DSA 检查方法有   ( )
    A. 动脉法
    B. 静脉法
    C. 毛细血管法
    D. 淋巴法
    E. 脊髓法

2. 下列哪些患者不适宜作 DSA   ( )
    A. 对碘剂过敏者
    B. 有中、重度肾功能不全者
    C. 自主运动不能控制者
    D. 动脉狭窄者
    E. 有先天性心脏病者

3. 动脉数字减影血管造影优点是 ( )
    A. 密度分辨率高
    B. 空间分辨率高
    C. 适用各种图像处理技术
    D. 胃肠蠕动、心血管搏动等不会造成
       伪影
    E. 对细小血管显示十分满意

第十八章　DSA 成像原理

学习指南

1. 熟悉 DSA 图像采集、图像处理
2. 熟悉 DSA 减影方式、成像方式

第一节　DSA 图像采集

　　DSA 检查前要选择减影方式、矩阵大小、增强器输入野尺寸（放大率）、X 线管焦点、X 线脉冲宽度、千伏和毫安值、采像帧率、mask 帧数、积分帧数、放大类型、曝光时间、注射延迟类型和时间、对比剂用量和浓度、注射流率和斜率、注射压力、噪声消除方式等。参数的选择应该从整体出发，全面权衡各参数的价值及对其他参数的影响。

　　减影图像采集后在显示器上显示，其效果取决于 mask 像（未注射对比剂的图像）与充盈像（注射对比剂后的图像）的选择，以及它们之间的相减组合。DSA 后处理有三种方式选择 mask 像，即：对比剂出现前的 mask 像、对比剂从血管消失之后的 mask 像和对比剂充盈最佳时的 mask 像。

第二节　DSA 图像处理

　　DSA 影像处理方式包括：窗口技术、空间滤过、再蒙片与像素移位、图像的合成或积分、匹配滤过与递推滤过、对数放大与线性放大、补偿滤过、界标与兴趣区的处理等。

一、窗口技术

窗口技术通过调节窗宽与窗位完成。

二、空间滤过

空间滤过是计算机软件控制的处理方法。带通滤波器对所获得高低视频信号加以滤过或限制。通常有三种滤过方式：低通滤过、高通滤过、中通滤过

三、再蒙片与像素移位

（1）再蒙片：是重新确定 mask 像，是对被检者自主或不自主运动造成减影错位的有效

校正后处理方法。

（2）时间间隔差：既可作为 DSA 减影的一种方式，又可作为图像后处理的手段。

（3）像素移位：是通过计算机内推法程序来消除移动伪影的技术，主要是消除被检者移动引起的减影像中的配准不良。

四、图像的合成或积分

图像的合成或积分是一种空间滤过处理，即来自一系列图像的所有像素值被叠加，一般是将全部或部分 mask 像和含对比剂充盈像分别叠加，积分图像越多，图像噪声越低。

五、匹配滤过与递推滤过

（1）匹配滤过：是将系列减影图像加权以突出对比剂信号，降低背影结构信号和噪声的减影影像作时间积分的处理方法。

（2）递推滤过：是应用视频影像处理方式，将图像加权后进行相加的方法。

六、对数放大与线性放大

放大指在实际减影步骤之前对视频信号的处理。在 DSA 中，系统以线性和均匀性的形式来描述对比信号。在对数放大中，视频摄像管读出的信号在减影之前通过一个电子线路，该线路的输出与输入值的对数成正比。

七、补偿滤过

补偿滤过是在 X 线管与被检者之间放入附加的衰减材料，在视野内选择性地衰减特定的辐射强度区域，以便提供更均匀的 X 线衰减。

八、界标与兴趣区的处理

（1）界标：界标技术主要是为 DSA 的减影图像提供一个解剖学标志，对病变区域或血管作出准确定位，为疾病诊断或外科手术作参考。

（2）兴趣区的处理：对病变部位（兴趣区）的分析方法常用的有：① 对病变区进行边缘增强，突出图像的轮廓，突出病灶；② 对病变区进行系列放大，进行灰度校准及转换，并附加文字说明；③ 对病变区进行数字运算、图像换算；④ 对病变区的计算统计；⑤ 建立时间-密度曲线；⑥ 对病变区曲线进行处理；⑦ 确定心脏功能参量，测定心室容积、心输出量和室壁运动的位相和振幅；⑧ 研究对比剂流过血管的情况。

第三节　DSA 减影方式

一、时间减影

时间减影是最常采用的减影方法，其特点是对沿时间轴采集到的系列 X 线血管造影进行减影处理，最后得到可用于临床诊断的血管减影像。

（1）常规方式：是取 mask 像和充盈像各一帧，然后相减，是最早采用的基本时间减影方式。

（2）脉冲方式：以每秒数帧的间隙，用 X 线脉冲曝光，同时，DSA 系统在对比剂未流入造影部位血管前和对比剂逐渐扩散的过程中对 X 线图像进行采样和减影，最后得到一系列的连续间隔的减影图像。

（3）超脉冲方式：是一种逐幅成像减影方法。曝光脉冲具有频率高，脉宽窄的特点，在同 X-TV 匹配上，X 线曝光脉冲必须同视频场同步频率保持一致，其曝光信号有效期间亦应该保持在场消隐期内。超脉冲图像方式一般只能用在具有高速 X 线电影功能、通常为心血管诊断专用的 X 线机上。

（4）连续方式：与 X 线连续透视方式类似，在整个减影实施过程中，X 线机保持连续发出 X 线的状态。

（5）时间间隔差方式：是对等时间间隔的序列图像，将相隔固定帧数的两帧图像进行减影处理，从而获得一个序列的差值图像。

（6）路标方式：是一种实时时间减影技术，是以透视的自然像作为辅助 mask 像，用含对比剂的充盈像取代辅助 mask 像作实际 mask 像，与后来不含对比剂的透视像相减，获得仅含对比剂的血管像。它为介入放射的安全、迅速插管创造了有利条件。

（7）心电图触发 X 线脉冲方式：与固定频率工作方式不同，它与心脏大血管的搏动节律相匹配，保证系列中所有的图像与其节律同相位，释放曝光的时间点是变化的，以便掌握最小的心血管运动时机。心电图触发采像方式有：连续心电图标记，脉冲心电图标记，脉冲心电门控。

二、能量减影

能量减影也称双能减影、K-缘减影，即进行兴趣区血管造影时，几乎同时拥有两个不同的管电压作为减影对进行减影，由于两帧图像是利用两种不同的能量摄制的，所以称为能量减影。能量减影还可以把吸收系数相同的组织分开，把骨组织或软组织从 X 线图像中除去，得到仅含软组织或骨组织的影像。

从理论上讲，能量减影法不失为一种较好的数字减影方式。但实施中，能量减影技术要求 X 线管的电压在两种能量之间进行高速切换，所以到目前为止还未达到临床应用的水平。

三、混合减影

混合减影是基于时间与能量两种物理变量，是能量减影同时间减影相结合的技术。

第四节　DSA 成像方式

DSA 成像方式分静脉性 DSA 和动脉性 DSA，现阶段以选择性和超选择性动脉 DSA 为主。

动脉 DSA 显示血管的能力与血管内碘浓度和曝光量平方根的乘积成正比。在 DSA 成像过程中，X 线管、人体或探测器在运动的情况下获得 DSA 图像的方式，称之为动态 DSA。

旋转式血管造影是新型 C 型臂所具有的一种三维图像采集方法。步进式血管造影采用快速脉冲曝光采集图像,实时减影成像。数字电影减影以数字式快速短脉冲进行采集图像,实时成像。

遥控对比剂跟踪技术解决了血流速度与摄影程序不一致的情况。自动最佳角度定位能帮助操作者获得血管结构的最佳血管造影视图。

高频考点

一、名词解释

1. 时间减影

2. 能量减影

二、问答题

1. DSA 有哪些减影方式?

2. 时间减影有哪些方式?

三、单项选择题

1. 关于 DSA 减影程序的基本步骤下列错误的是 （　　）
   A. 摄制普通片
   B. 制备蒙片
   C. 摄制血管造影片
   D. 把蒙片与血管造影片重叠相减成减影片
   E. 制备与普通照片密度相同的 mask 像

2. 取 mask 像和充盈像各一帧进行相减的减影方式属于 （　　）
   A. 路标方式
   B. 常规方式
   C. 时间间隔差方式
   D. 脉冲方式
   E. 超脉冲方式

3. 将同时用两个不同的管电压取得两帧图像作为减影对进行减影的方式是（　　）
   A. 混合减影
   B. K-缘减影
   C. 常规方式
   D. 路标方式
   E. 脉冲方式

4. 要求管电压能在两种能量之间进行高速切换的是 （　　）
   A. 常规方式
   B. 脉冲方式
   C. 能量减影方式
   D. 混合减影方式
   E. 超脉冲方式

5. 关于摄像机的工作过程,正确的是（　　）
   A. 转换影像、增强影像、变化图像野
   B. 转换影像、变化图像野、阅读影像
   C. 转换影像、记录影像、阅读影像
   D. 记录影像、变化图像野、阅读影像
   E. 记录影像、阅读影像、擦除影像

6. 在短时间进行 6～30 帧/s 的 X 线脉冲摄像后再逐帧高速重复减影是 （　　）
   A. 脉冲方式
   B. 超脉冲方式
   C. 时间间隔差方式
   D. 混合减影方式
   E. 能量减影方式

7. 关于DSA影像的形成过程,错误的是

                                      （　　）

    A. 影像的检测与显示

    B. 影像的矩阵化与像素

    C. A/D转换

    D. 数字逻辑运算

    E. 以上都不是

8. DSA图像采集时机及帧率选择确定原则是

                                （　　）

    A. 与被检者沟通取得合作

    B. 尽量使病变部位紧靠检测器

    C. 要求管电压能在两种能量之间进行高速切换

    D. 使对比剂的最大浓度出现在所摄取的造影系列图像中

    E. 备好高压注射器

9. 通过变化加在辅助阳极和聚焦电极上的电位而实现的是

                                （　　）

    A. 影像转换

    B. 影像增强

    C. 影像变野

    D. 记录影像

    E. 擦除影像

10. 在输入屏由光电阴极作用发生一次,到输出屏再次实现的是

                                （　　）

    A. 影像转换

    B. 影像增强

    C. 影像变野

    D. 记录影像

    E. 擦除影像

11. 由于增强器的输入屏面积大于输出屏而实现的是

                                （　　）

    A. 影像转换

    B. 影像增强

    C. 影像变野

D. 记录影像

E. 擦除影像

12. 利用靶面上各点电位的高低不同而实现的是

                                （　　）

    A. 影像转换

    B. 影像增强

    C. 影像变野

    D. 记录影像

    E. 擦除影像

13. 电子束阅读影像某一点以后,立即将该点恢复到起始电位而实现的是（　　）

    A. 影像转换

    B. 影像增强

    C. 影像变野

    D. 记录影像

    E. 擦除影像

14. 胃黏膜弥漫性出血就选择　　（　　）

    A. 肠系膜上动脉灌注

    B. 胃左动脉灌注

    C. 胃右动脉灌注

    D. 肠系膜下动脉灌注

    E. 以上全是

15. X线脉冲频率与心脏大血管的搏动节律相匹配的减影方式是　　（　　）

    A. 脉冲方式

    B. 超脉冲方式

    C. 心电触发脉冲方式

    D. 能量减影

    E. 混合减影

16. 与间歇性X线脉冲同步,以一连串单一的曝光为其特点的减影方式是（　　）

    A. 脉冲方式

    B. 超脉冲方式

    C. 心电触发脉冲方式

D. 能量减影

E. 混合减影

17. 哪种减影要经历两个阶段:先消除软组织,再消除骨组织,最后仅留下血管像
（　　）

A. 脉冲方式

B. 超脉冲方式

C. 心电触发脉冲方式

D. 能量减影

E. 混合减影

18. 下列不属于 DSA 图像采集技术的是
（　　）

A. 屏气技术

B. 窗口技术

C. 定位技术

C. 放大技术

E. 缩光技术

19. 通过改变影像增强器输入野的大小来实现的技术是
（　　）

A. 定位技术

B. 屏气技术

C. 缩光技术

D. 电子放大

E. 几何放大

20. 通过球管、人体、影像增强器三者之间相对距离的不同组合来实现的技术是
（　　）

A. 定位技术

B. 屏气技术

C. 缩光技术

D. 电子放大

E. 几何放大

21. 在 DSA 采集前先将造影部位确定一个初始位置的技术是
（　　）

A. 定位技术

B. 屏气技术

C. 缩光技术

D. 电子放大

E. 几何放大

22. 用两个分别经积分和加权后得到的影像作为减影对相减的是
（　　）

A. 窗口技术

B. 空间滤过

C. 像素移位

D. 图像合成或积分

E. 补偿滤过

23. 通过窗宽和窗位的调节来使 DSA 图像得到满意的显示效果的是
（　　）

A. 窗口技术

B. 空间滤过

C. 像素移位

D. 图像合成或积分

E. 补偿滤过

24. 有关 DSA 的叙述,错误的是
（　　）

A. 曝光剂量越大,噪声越小

B. DSA 中用积分、平均、平滑等消除噪声

C. 消除噪声的机制是平均光子数

D. 量子噪声的机制是加大管电压

E. 散射线可以引起噪声

25. 关于 DSA 成像原理,错误的是（　　）

A. 增强未造影图像和造影图像的 X 线信号

B. 高分辨率的摄像机对增强的图像扫描

C. 信息经模数转换成不同值的数字

D. 造影图像的信息与未造影图像信息相减

E. 血管像被减去,获得骨骼与软组织影像

26. DSA 最常用的减影方式是　　（　　）
    A. 时间减影
    B. 能量减影
    C. 混合减影
    D. 体层减影
    E. 双能量 K-缘减影

27. 有关 DSA 的说法,错误的是　　（　　）
    A. 减影图像的对比度取决于成像系统
    B. 减影图像的对比度取决于成像部位
    C. DSA 比普通造影的对比灵敏度低
    D. 接收器模糊度取决于磷光涂层的厚度
    E. 缩短曝光时间改善运动性模糊

28. 不能提高 DSA 空间分辨率和信噪比的是　　（　　）
    A. 增加像素量
    B. 扩大矩阵
    C. 图像积分和加权
    D. 降低注射对比剂的含碘量
    E. 超选择性 IA-DSA

29. 不能作为评价 DSA 成像能力的参数是
    （　　）
    A. 图像精细度和对比度
    B. 一次采集帧数
    C. 运算处理速度
    D. 图像记录能力
    E. 图像显示矩阵

30. 下列哪项影响 DSA 的 X 线能量选择
    （　　）
    A. X 线强度
    B. X 线量
    C. 摄影部位
    D. 曝光时间
    E. X 线检测器与被照体的吸收特性

31. 理想的 DSA 摄影条件,应达到　（　　）
    A. 足够高的信噪比
    B. 最低的被检者照射剂量
    C. 适当的 X 线管负荷
    D. 最小的 X 线脉冲宽度
    E. 以上均应达到

32. 决定 DSA 信号强度的最主要因素是
    （　　）
    A. X 线管电压
    B. X 线量
    C. 曝光时间
    D. 摄影部位
    E. 血管内碘浓度

33. DSA 检查中,与球管负载有关的技术参数是　　（　　）
    A. 减影方式
    B. 对比剂浓度
    C. 噪声消除方式
    D. 采集帧频率
    E. 采集矩阵大小

34. 与 DSA 无关的视频信号特征是（　　）
    A. 亮度响应
    B. 动态范围
    C. 激光扫描
    D. 信噪比
    E. 延迟

35. DSA 成像物理学原理主要涉及的是
    （　　）
    A. 机械动力
    B. 数字荧光成像
    C. 电子电路
    D. 模拟电路
    E. 光电技术

36. 影像增强器的增益中包括 （　　）
   A. 缩小增益
   B. 功率增益
   C. 放大增益
   D. 电压增益
   E. 电流增益

37. 影像增强器的中心分辨率可高达（　　）
   A. 20 线对/cm
   B. 30 线对/cm
   C. 40 线对/cm

   D. 50 线对/cm
   E. 60 线对/cm

38. 关于影像增强器结构功能的结合，错误的是 （　　）
   A. 入射窗——铝和钛金属制成
   B. 输出屏——碘化铯晶体膜
   C. 光电极——将荧光层的光信号转换成电子像
   D. 输出屏——形成可见光
   E. 集束电极——将光电子加速、聚集

（王　骏　冯祥太　甘　泉　邵婷婷　刘　静）

第七篇

图像处理与计算机辅助诊断

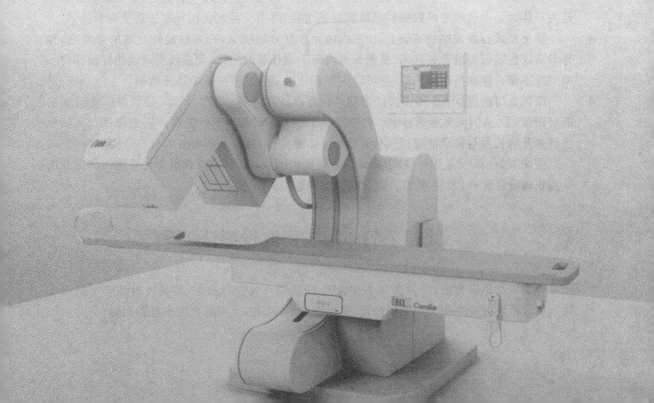

第十九章　三维重组技术

学习指南

1. 熟悉三维重组技术
2. 了解数字图像处理的基本原理

重组技术是指通过改变 CT 图像的原始图像的矩阵、视野，进行图像再次重组处理。另外，还可根据所选滤波函数，改变算法，再次重组图像。三维重组技术提供了一种无创方法直观观察人体内的立体结构，当通过采集体层数据（包括步进容积扫描、连续容积扫描、电影扫描）后，用多层面重组（包括曲面重组、最大密度投影、表面遮盖显示、仿真内窥镜技术、容积再现技术和黑白反转与方向旋转等方法）进行三维重组的处理。

第一节　多层面重组法

多层面重组法是在横断面 CT 图像上按需要任意划线，然后沿该划线将某些或全部横断层面重组，获得该划线平面的冠状面、矢状面和任意角度斜位面的二维重组图像。

容积扫描得到的一组断层图像，在层与层之间进行插值处理，以像素为单位的图像被重建为以体素为单位的三维数据。三维数据重建后，可用交互式容积观察法直接观看。

在交互式容积观察的基础上，让三维体元数据分别绕 X,Y,Z 轴旋转合适的角度后，操作者可以在冠状面或者矢状面、横断面或斜面上画任意的曲线，此曲线所确定的柱面截得一幅二维图像。这就是曲面重组，它可以用任意柱面从任意方向截取体元数据。

曲面重组的优点：① 操作快捷方便；② 能以任意方位、角度、层厚、层数自由重组新的断层图像；③ 从图像上能观察组织的密度（CT 值）、信号强度；④ 能在一幅图像里真实显示血管展开的长度与狭窄情况；⑤ 不仅显示目标器官，而且显示断面上的全部结构。

曲面重组的缺点：① 一般需要做一系列重组图像；② 必须准确沿着血管轴线作出曲面才能正确表达管径；③ 一般需要附上作曲面的原图。

第二节　最大密度投影法

针对三维体素数据，沿着 X 轴方向或者 Y,Z 轴方向进行投影，每条投射线经过的所有体素值取最大的一个作为结果的像素，这样得到的投影图像叫最大密度投影图像。

在对血管做曲面重组时,通过最大密度投影法,就可先做一个最大密度投影,再在整段血管的投影图像上准确地画出所需的曲面。

一幅最大密度投影图像从全部三维体素数据提取,不会遗漏被增强器官高密度的任何部分,特别适用于认识器官形态的全貌。和最大密度投影法相似,平均密度投影法是将投射线上的体素值平均,得到的图像效果和普通 X 线透视相当。此外,用最低密度像素代替最高密度投影显示,所产生的图像被称为最小密度投影。

最大密度投影的优点:① 操作过程简单;② 在一幅图像中概括整个立体空间的 CT 值信息;③ 图像上体现了密度(CT 值),高密度的物体在周围组织密度上显示得很突出。

最大密度投影的缺点:① 投影线前后物体的影像重叠;② 低密度的物体会被遗漏;③ CT 图像上的噪声对投影结果影响较大;④ 不能清晰显示解剖结构的三维空间关系;⑤ 图像无法分辨深度层次,密度较低的物体会被掩盖;⑥ 在血管成像过程中,经常会遇到血管边缘的信号丢失,导致出现假性狭窄。

第三节　表面遮盖显示法

表面遮盖(阴影)显示法通过计算被观察物表面所有相关像素的最高和最低 CT 值,保留所选 CT 阈值范围内像素的影像,将超出限定 CT 阈值的像素透明处理后重组成二维图像。

表面遮盖显示法可生成直观、真实的图像,这种方法面向三维物体,用光照模型所确定的算法给它们的表面加阴影,呈现在屏幕上。若要重建三维物体,必须提取出想要显示的组织、器官,剔除不要显示的部分。这一步或者从重建好的三维体元数据出发(如阈值法),或者直接从原始 CT 图像出发(如播种法)。加阴影要根据某种光照模型来做,允许操作者指定光源的位置、强度、深度,指定物体的表面粗糙度和高光点系数。

表面遮盖显示法的优点:① 符合视觉习惯,强化真实效果、展示完整立体形态;② 在三维加速硬件支持下有丰富的人机对话功能。缺点:① 重组阈值的选取、对比剂浓度的变化等一些条件,对于三维图像的质量影响很大;② 受部分容积效应的影响,细的血管容易产生狭窄、堵塞状的伪影,狭窄程度容易被夸大;③ 产生的伪影具有真实感;④ 不能从图像上看出密度信息。

给不同 CT 值分类指定不同的颜色和透明度,三维体素阵列视为半透明,假想投影光线以任意给定的角度穿过它,受到经过的体素作用,通过观察平面得到图像,此为容积再现。而上述的最大密度投影重组、表面遮盖显示重组都可看作容积呈现的特殊情况。

透视投影与容积再现重组技术结合,可以模拟内窥镜检查。仿真内窥镜的实现,除了用到可视化方法外,还要涉及图像分割、路径规划等技术。

高频考点

单项选择题

1. 适当的 X 线量可改善照片对比度是因为把密度值移到了胶片特性曲线的（　　）
   - A. 足部
   - B. 直线部
   - C. 肩部
   - D. 顶点
   - E. 反转部

2. 表示照度的单位是（　　）
   - A. cd
   - B. cd/m²
   - C. lux
   - D. nm
   - E. mol

3. 关于医用 X 线胶片保存要求的描述，错误的是（　　）
   - A. 防止辐射线照射
   - B. 防止产生压力效应
   - C. 避免接触有害气体
   - D. 按要求控制保存场所温湿度
   - E. 有效期外使用时需增加曝光条件

4. 胶片特性曲线的组成，不包括（　　）
   - A. 足部
   - B. 肩部
   - C. 降部
   - D. 反转部
   - E. 直线部

5. 获得高质量的三维图像和多平面的断面图像需采用（　　）
   - A. 螺旋扫描方式
   - B. 放大扫描方式
   - C. 增强扫描方式
   - D. 目标扫描方式
   - E. 间隔扫描方式

6. 图像后处理方法中，数据处理量最大的是（　　）
   - A. 多平面重组
   - B. 仿真内窥镜
   - C. 容积再现成像
   - D. 最大密度投影法
   - E. 表面阴影显示法

7. 器官的空间位置和相互关系显示效果最好的图像后处理方法是（　　）
   - A. 多平面重组
   - B. 仿真内窥镜
   - C. 容积再现成像
   - D. 最大密度投影法
   - E. 表面阴影显示法

8. 重建与重组概念的叙述，错误的是（　　）
   - A. 重建是与原始数据有关的图像处理方法
   - B. 重组不涉及原始数据的图像处理方法
   - C. 重组图像的质量与已形成的横断面图像有关
   - D. 重建与重组是同一概念，只是叫法不同
   - E. 扫描层厚越薄，重组效果越好

9. 仿真内窥镜成像与纤维内窥镜比较，优点是（　　）
   - A. 能进行病变组织活检
   - B. 能检出腔内扁平隆起或小病灶
   - C. 能显示黏膜及其病变本身的颜色
   - D. 仿真内窥镜成像可行病变的定性诊断
   - E. 在无创检查下，能多方位的观察病变

10. 做冠状、矢状位多层面重组时,要求
　　　　　　　　　　　　　　（　）
　　A. 保留原始扫描数据
　　B. 采用间隔扫描模式
　　C. 保持扫描参数一致性
　　D. 可改变算法
　　E. 可设定不同的扫描间隔

11. 英文缩写"CTVE"表示的是　（　）
　　A. 多层面重组
　　B. 仿真内窥镜
　　C. 最大密度投影
　　D. 容积再现成像
　　E. 表面阴影显示

12. 不属于图像后处理方法的是　（　）
　　A. 容积再现
　　B. 反投影重建

C. 多平面重组
D. 仿真内窥镜
E. 最大密度投影

13. 以下不属于CTA特点的是　（　）
　　A. 属于微创检查
　　B. 必须依赖对比剂
　　C. 可显示血管壁状态
　　D. 显示血流动力学信息
　　E. 显示血管立体结构影像

14. 属于多方位图像重组的后处理方法是
　　　　　　　　　　　　　　（　）
　　A. CT灌注
　　B. 三维重组
　　C. 斜面重组
　　D. 仿真内窥镜
　　E. 电影显示模式

第二十章 图像处理的临床应用

学习指南

1. 掌握数字图像处理技术
2. 掌握窗口技术、摄片技术
3. 熟悉图像测量

第一节 数字图像处理

数字成像系统常用的图像处理功能有：① 谐调处理：通过灰度变换的非线性转换曲线来改变影像的对比度。② 空间频率处理：通过增加空间频率响应，产生边缘增强的效果，增加图像边缘的锐利度，利于显示骨骼边缘影像。③ 谐调处理与空间频率处理结合。

一、谐调处理

谐调处理也称层次处理，通过改变谐调曲线类型（GT）、旋转中心（GC）、旋转量（GA）、移动量（GS）四个参量影响影像质量。

（1）GT：是一组非线性转换曲线，类似于屏片系统的特性曲线，有 16 种；A 线：产生大宽容度的线性层次；B～J 线：应用于头、颈、胸、乳腺、腹部；K～L 线：为 DSA 所设置的高对比度的曲线；M 线：线性黑白反转；N 线：为胃肠造影专门设定的曲线；O 线：主要用于优化骨骼的曲线；P 线：用于优化胸部肺野区域产生的微小密度变化的影像。

（2）GC：GA 围绕的旋转点的密度值，在 CR 系统中设定为 0.3～2.6。

（3）GA：主要用来改变影像对比度；在 CR 系统中 GA 的值是－4～4（不包括 0）。

（4）GS：亦称灰度曲线平移，用于改变整幅影像的密度；GS 的值为－1.44～1.44。

进行处理图像时，GT 不作改变，其他 3 个参数依兴趣区的密度和对比度作调整或不作调整；在调整过程中，先确定 GC，然后再调整 GA 和 GS。

二、空间频率处理

空间频率处理是一种边缘锐利技术，是通过对频率响应的调节来显示边缘组织的锐利轮廓；在屏片系统中，频率越高，频率响应越小；CR 系统中是根据图像的显示效果的需要来控制频率响应，通过频率等级（RN）、频率增强（RE）、频率类型（RT）三个参数影响影像质量。

（1）频率等级：是对空间频率范围的分级。低频等级（0～3）：用于增强大结构、软组织、肾脏和其他内部器官的轮廓;中频等级(4～5):用于增强普通结构、肺部和骨骼轮廓线;高频等级(6～9):用于增强小结构,如微细骨结构、肾小区等。

(2) 频率增强:是用以控制频率的增强程度。在 CR 系统中,其值为 0～16。

(3) 频率类型:是用于调整增强系统,以控制每一种组织密度的增强程度。在 CR 系统中,共设有 F,P,Q,R,S,T,U,V,W,X,Y 和 Z 等 12 种类型。

第二节　窗口技术

窗宽是表示数字图像所显示灰度级的范围,在这个范围内的组织结构按密度的高低从白到黑分为若干个灰度等级,加大窗宽,图像层次丰富,组织对比度减小,细节显示能力差;反之,降低窗宽,图像层次少,仅有黑白对比图像。

窗位是表示图像灰度级所显示的中心位置。通常,根据所要显示组织的变化范围来确定合适的窗宽和窗位,使不同密度的组织与病灶结构达到最佳显示。

在灰度级内每级灰度与窗宽内值成线性关系,当保持窗宽不变,窗位变大时,原置全白的具有较大值的组织进入灰度显示区,原灰度显示区内具有较小值的组织将置全黑,从而整个图像逐渐变暗,这就是所谓的线性窗。当保持窗位不变,增大窗宽时,值的显示范围将增大。每级的值数增多,值相近的组织则难以区分,对比度下降;反之则对比度上升,值相近的组织可明确区分,但观察值的范围减少。

窗宽和窗位关系密切,其运用原则是:窗位依显示组织的 CT 值而定,窗宽依显示组织的范围而定,同时根据组织和病灶的差别适当调整。当病变和周围组织密度相近,可适当调窄窗宽;如观察的部位需要层次多一些,可适当加大窗宽;如果显示部位的图像密度较低,可适当调低窗位,反之则可调高窗位。当某些组织和器官,既存在密度差异较大的结构,又存在密度较小的结构时,必须采用双窗或多窗技术。如观察胸部,就必须采用肺窗、纵隔窗和中间窗;又如观察颅脑,就必须采用脑组织窗和骨窗。

当然,不同的机器由于性能的差异,其窗宽、窗位值不一样;同一台机器,由于使用时间上的变化,其窗值也会发生改变;另外机器本身随电流、电压、温度和湿度的改变,也会使数据采集系统产生误差。

第三节　图像测量

图像测量有定量、定形和定位等方法。

一、定量测量

定量测量是测量各组织的 X 射线吸收衰减值。测量方法有 CT 值测量、血管内密度值测量、骨密度测量及心脏冠状动脉钙化测量等。

(一) CT 值

(1) 单个 CT 值测量:是对较小区域的 CT 值进行快速检测的一种方法。通常把一支

CT 值测量笔或鼠标的一个点放在被测量部位,显示屏上立刻可显示该处的 CT 值。

(2)兴趣区 CT 值测量:是对兴趣区域内不同组织的 CT 值进行测量的方法。该方法测量 CT 值的形状有圆形、方形和不规则形;测量的范围和个数可自定,测量的数目在屏幕上依次显示。

(3)CT 值显示:CT 值有数据、图形和颜色等显示方法。数据显示的是所定范围内平均值和标准误差;图形显示的是所选范围内 CT 值概况或动态扫描不同时间段的 CT 值变化情况;颜色显示是用不同的颜色代替不同的 CT 值范围。

CT 值测量原则是选择能够代表病灶性质的中心层面进行测量,对病灶中心进行测量,对病灶及其周围进行测量,对病灶的对称部位进行测量,对病灶增强前后进行测量。

(二)血管内密度值

它是测量增强扫描时兴趣区血管内碘对比剂的变化情况,也称时间密度曲线的测量。

血管内密度值测量还可与 CT 机联动,实现自动触发扫描。

(三)骨密度

使用定量 CT 对人体骨密度进行测量的一种方法称为骨矿物质含量测量,也称为骨密度测定。骨密度测定须使用专用体模和软件,扫描部位是腰 1～腰 4 椎体。

(四)心脏冠状动脉钙化

它是使用多排探测器 CT 特殊扫描软件和分析软件对冠状动脉钙化情况的测定。

二、定形测量

定形测量有直径、面积、体积等测量方法。为提高测量的准确性,定形测量应注意:① 直径的测量应选病灶的中心层面;② 脂肪面积和颅内出血体积的测量须设定相应的 CT 值域值范围;③ 测量范围不能过大或过小,以被测区域的边界为宜。

三、定位测量

定位测量包括角度和距离的测量。角度和距离的测量可准确提供病灶与周围重要器官及大血管的关系,可为临床手术治疗提供参考,也可为 CT 引导下穿刺活检与治疗提供准确的进针路径和进针深度。

第四节 摄片技术

摄片技术是将显示器上显示的图像信息,按照摄影原则,通过打印机显示在照片上的过程。在摄影时,必须注意:① 根据病变的性质特征和欲重点观察的内容,正确选择窗宽和窗位;② 按照解剖顺序进行图像排列摄片,以体现整体概念,对需要重点观察的病变进行放大、测量和重组,对非重点观察的层面,必要时可组合成多幅的图像摄片;③ 必须拍摄两幅定位片,一幅为有定位线的图像,一幅为无定位线的图像;④ 图像幅式的大小要适当,同时幅式组合不要过杂;⑤ 在下列情况下,在涉及颅底和蝶鞍的扫描、全身骨骼外伤、涉及骨骼本身的病变或其他病变侵犯到骨骼时需要加摄骨窗;⑥ 必须测量病灶的 CT 值、大小和直径,以供诊断参考。

高频考点

一、问答题

1. CT 值测量的原则有哪些?

2. CT 摄片有哪些原则?

二、单项选择题

1. 关于 CT 后处理图像放大技术的论述,正确的是 （ ）
    A. 放大倍数越大,影像越清晰
    B. 放大后,窗宽、窗位保持不变
    C. 放大的图像的像素数量增加
    D. 图像放大只限于整幅图像
    E. 后处理放大效果不如放大扫描

2. 表示 CT 图像灰阶位深的单位是（ ）
    A. 像素
    B. 体素
    C. 比特
    D. 矩阵
    E. 字段

3. 水的 CT 值定为 （ ）
    A. +1000
    B. +1
    C. 0
    D. -1
    E. -1000

4. CT 图像的存储格式大多采用 （ ）
    A. JPG 3.0
    B. DICOM 3.0
    C. TIF 3.0
    D. GIF 3.0
    E. BMP 3.0

5. 当窗宽选 200 HU,窗位选 +40 HU 时,则表现为全黑的 CT 值限界为 （ ）
    A. 大于 +140 HU
    B. 大于 +100 HU
    C. 小于 -100 HU
    D. 小于 -40 HU
    E. 小于 -60 HU

6. 增加 CT 图像对比度最有效的方法是 （ ）
    A. 增加 kVp
    B. 增加 mA
    C. 采用窄窗宽
    D. 使用小焦点
    E. 改变图像重建算法

7. CT 摄片的基本要求不包括 （ ）
    A. 摄取定位片
    B. 胶片曝光时间设定
    C. 选择合适的窗宽、窗位
    D. 按一定的解剖顺序摄片
    E. 增强前后的图像要分别摄片

第二十一章　计算机辅助诊断

学习指南

1. 熟悉计算机辅助检测
2. 了解 PACS 系统

CAD 技术主要基于图像存档与传输系统（PACS），利用工作站对获得的医学图像进行模式识别、图像分割、病灶特征提取等处理，进而得到有价值的诊断信息。

CAD 技术目前主要用于对胸部结节及乳腺钙化的辅助检测。

第一节　CAD 在乳腺疾病中的应用

CAD 技术主要通过计算机将乳腺钼靶 X 线片数字化，再与计算机数据库中的正常乳腺进行比较，最后计算机将其认为异常的部位勾画出来，供影像科医师参考。CAD 技术可以提示影像科医师注意可疑的区域，有利于发现早期肿瘤。

图像预处理的任务之一是把图像归一化，图像预处理的第二个任务是把乳腺从整个图像背景中分割出来，需要对边缘部分的灰度进行修正补偿。图像分割关键的一步是检出 X 线图像中微钙化簇和肿块组织，这两种病灶特征在影像学上的不同表现导致了不同的分割、提取方法。

（1）钙化：乳腺组织微钙化簇在图像上表现出与周围组织较强的对比度，同时边界非常尖锐。微钙化簇的散状纹理和钙化点的大小都是微钙化族的特征。小波变换广泛应用于 X 线乳腺图像的钙化灶检测中。

（2）肿块：肿块在图像上表现为内部灰度比较一致，具有明确的边界和形状等 X 线表现，其特征包括针状化、形状、边缘强度、密度、对比度、纹理以及左右两侧乳腺的不对称性等。

第二节　CAD 在胸部疾病中的应用

CAD 在胸部疾病中的应用主要集中在胸片的心脏和肺野的自动分析，肺结节、气胸的检测，肺间质渗出，肿块和钙化的分类、鉴别等方面，尤其是对肺结节的检出有着特别重要的意义。

首先，将数字化摄片图像信噪比最大化和最小化，并保持背景一致，得到两幅图像。然后再将两幅图像差分处理，再用阈值函数分析可疑结节的面积、周长、增长率等，力图通过消除肺部正常解剖结构影像达到突出可疑结节的目的。

　　对原始 CT 图像首先分割得到肺实质,兴趣区就是结节和与结节特征相似的血管、支气管,然后提取兴趣区的特征参数,最后根据这些特征参数将兴趣区判断分类,找出肺结节并给出提示信息。一般选取面积、灰度均值、方差、圆形度、形状、矩描述子、傅里叶描述子 6 个特征参数,对上述 6 个特征参数结合医学知识反复实验后各获得一个阈值,如果被测兴趣区超过这些阈值则认为是可疑肺结节。

高频考点

一、问答题

简述 CAD 在临床方面的应用。

二、单项选择题

1. 医学数字图像存储和通讯系统的英文缩写是　　　　　　　　（　　）
   A. PACS
   B. PETS
   C. DAS
   D. FOV
   E. PITCH

2. 光盘容量 700 M,可存储 CT 图像(0.5 M/幅)的幅数是　　　　（　　）
   A. 1 000
   B. 1 200
   C. 1 400
   D. 1 600
   E. 1 750

3. 长期储存影像数据最好的载体是（　　）
   A. 光盘
   B. 硬盘
   C. 软盘
   D. 磁带
   E. 胶片

4. 关于计算机辅助诊断的叙述,错误的是　　　　　　　　　　（　　）
   A. 帮助医生判断病变的性质
   B. 帮助医生发现肺部结节
   C. 帮助医生诊断乳腺癌
   D. 帮助医生判断任何部位的良性肿瘤
   E. 用于乳腺癌与肺结节的发现与诊断效果好

5. 目前,公认的医学图像传输与存储标准是　　　　　　　　　（　　）
   A. ACR-NEMA 1.0
   B. ACR-NEM 2.0
   C. DICOM 3.0
   D. HLT
   E. TCP/IP

三、多项选择题

1. PACS 主要组成有　　　　　　（　　）
   A. X 线机
   B. 图像信息的获取
   C. 图像信息的传输
   D. 图像信息的存储与压缩
   E. 图像信息的处理

2. 影响 PACS 传输速度的主要因素是

        （　　）

 A. 终端与接口的数量

 B. 传输类型

 C. 传输方法

 D. 传输目的

 E. 传输日期

3. PACS 的传输基本类型有 （　　）

 A. 直线型

 B. 星型

 C. 圆型

 D. 平行型

 E. 三角形

（王　骏　张　宁　张卫萍　管娅芸　李培红）

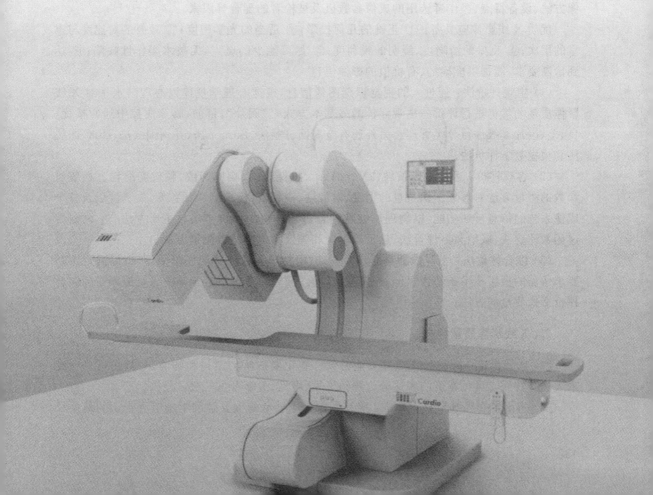

第八篇

医学影像质量控制与成像防护

第二十二章 医学影像质量控制

学习指南

1. 掌握 X 线摄影、CT、MR、DSA 影像质量控制
2. 了解医学影像质量管理

第一节 X 线摄影质量控制

一、X 线影像质量评价方法

X 线影像质量是由密度、对比度、模糊度、伪影、噪声等多种因素综合体现的,取决于成像方法、设备特点、操作者选用的成像参数以及被检者的配合等因素。

优质 X 线影像应具备:① 正确的几何投影;② 适当的光学密度;③ 较好的对比度与丰富的层次;④ 良好的清晰度、鲜明的锐利度;⑤ 尽可能少的斑点,无技术操作性缺陷;⑥ 达到诊断要求,能提供准确的、有价值的影像信息。

(1) 主观评价法:通过人的视觉识别图像信息,根据心理学规律以心理学水平对 X 线影像质量的优劣进行评价。主观评价的最基本方式是"阅片",目前,临床质控中通常按优、良、差、废片 4 级进行分类管理。另外还有金属网试验法、Burger 法、并列细线法、ROC 曲线法和模糊数学评价法。

(2) 客观评价:运用摄影条件(kV、mA、s)、特性曲线、响应函数、颗粒度的均方根值等参数的测量方法对形成影像质量的密度、对比度、锐利度(模糊度)、颗粒度、失真度以及整个成像系统的信息传递功能,以物理属性特性量进行测定的评价方法。主要方法有:调制传递函数评价法、威纳频谱评价法、量子检出率和等效噪声量子数测量方法。

(3) 综合评价法:是以诊断学要求为基础;用物理参数作客观评价手段,再以满足诊断要求所需的摄影技术条件为保证,三者有机结合,同时充分考虑减少被检者受照剂量的综合评价影像质量的方法。

二、X 线影像质量标准

(1) 影像标准:指在 X 线照片上能看到一些主要的解剖结构和细节,并且用可见程度来表达其性质。可见程度的表达分为隐约可见、可见、清晰可见三级。

(2) 重要的影像细节显示标准:照片影像上应显示的重要解剖学细节可辨认的最小尺

寸,作为影像质量评价的定量信息。

（3）体位显示标准：以相应摄影体位的显示标准为依据。

（4）成像技术标准：成像技术条件的参数包括摄影设备、标称焦点、管电压、摄影距离、曝光时间、自动曝光控制探测野、滤线栅栅比、屏片系统感度、总过滤、防护屏蔽等。

（5）被检者剂量标准：以成年健康人标准体型的体表入射剂量作为参考值。

（6）特定点的密度值标准：设定不同部位特定点的密度值范围,作为定量评价照片影像质量标准的参考值。

影像显示必须能够满足临床的诊断学要求：照片影像中的注释（包括检查日期、影像序号、定位标志及单位名称等）完整、齐全、无误；无任何技术操作缺陷（包括无划伤、污染、粘片、脱膜、指痕、漏光、静电及伪影等）；用片尺寸合理,分格规范,照射野大小控制适当；影像整体布局美观,无失真变形；对检查部位之外的辐射敏感组织和器官应尽可能加以屏蔽；诊断密度值范围应控制在 $0.25\sim2.0$。

第二节　CT 图像质量控制

一、图像质量控制的内容

以解剖学标准为依据的 CT 影像质量评价,除"可见度"和"清晰显示"外,还应考虑检查区域的解剖结构与不同组织间的对比状况；物理学影像标准通过客观方法进行测试,如一致性、线性度、层厚、空间分辨率、对比度分辨率、伪影和噪声等。它依赖于 CT 设备的技术性能和扫描参数。

CT 检查的成像技术条件包括层厚、层间距、扫描野、扫描架倾斜角度、曝光参数、检查体积、重建方法、窗宽和窗位等参数。

临床因素在 CT 检查的正当化和成像最优化方面起着重要作用。这些因素是为了确保CT 检查能适宜地进行,并在合理的辐射剂量下提供满意的诊断质量。

通常,噪声和伪影是影响图像质量的两个重要因素。

（1）噪声：即均匀的物质在成像过程中,其像素 CT 值的标准偏差。影响噪声的因素有：光子的数量、物体的大小、扫描的层厚、滤波函数、矩阵大小、散射线、电子噪声。在检查部位较厚、重叠较多或密度较大的组织时,必然增加 X 线光子量,即选择较高的电流和较长的扫描时间。采用薄层扫描时,由于像素量的增多,也应增加 X 线光子量；否则,噪声增加。

（2）伪影：指在 CT 扫描过程中,由于种种原因造成正常 CT 图像以外的非正常影像,表现为图像质量下降的阴影,干扰影像信息的显示。其主要来源：一是机器的性能；二是被检者本身。为了减少伪影的产生,除应对机器进行严格的性能检验和选型外,还必须保证周围客观环境的稳定,如室内的温度和湿度衡定。被检者本身产生的伪影主要是由于被检者的不合作、脏器的不自主运动、被检组织相邻部位密度差太大,以及被检部位的高密度异物等所引起。CT 扫描无法避免高密度异物的伪影,只能通过加大窗宽来减轻干扰,但图像质量明显下降。

二、CT 机的性能检测

CT 机的调试与校准的内容包括：X 线的产生、探测器信号的输出、准直器的校准、检查床的运行、图像显示系统和照相机的调试等。所有的调试内容完成后,再利用测试体模进行水模测试,目的是测试横断面照射范围内射线剂量的均匀一致性和 CT 值的准确性。

(一) 模型平均 CT 值测试

测试工具:直径 20 cm 的水模。

测试方法:采用非螺旋扫描方法扫描水模,重建图像。根据重建后的图像,在水模的中心部分设置一个兴趣区,大小为 2～3 cm^2,约包含 200～300 个像素,然后测量平均 CT 值。空气的 CT 值可从图像全黑处获得,或做空气扫描后直接测量。

参考值:水的平均 CT 值应该接近于 0 HU。空气的 CT 值应该为 $-1\,000$ HU。

正常值:水的平均值正常波动范围$\leqslant\pm3$ HU,空气的平均 CT 值$\leqslant\pm5$ HU。

测试频度:每天一次。

(二) 高对比度分辨率的测试

测试工具:高对比度分辨率体模,对比分辨率要求$\geqslant10\%$,也可采用分辨率测试线对板。

测试方法:选用适当参数扫描分辨率体模,观察体模图像中能分辨的最小孔径。标准要求是所有 5 个孔都能清晰显示。

参考值:采用头颅标准扫描模式时,高对比分辨率约在 1 mm 以内;采用高分辨率扫描模式时,其分辨率可达 0.25 mm。

正常值:在该 CT 机最佳工作状态时做高对比分辨率测试,所测得的最高分辨率数值即为该机的正常值。

测试频度:每月一次。

(三) 低对比度分辨率测试

测试工具:低对比度分辨率体模,上面分别钻有直径 2～8 mm 不等的小孔,孔内注满水或其他液体,使 CT 值的差保持在 0.5%。另一种方法是将塑料薄膜(或胶片)中间钻孔置于水模中,利用部分容积效应测试低对比度分辨率。

测试方法:根据结果所得的 CT 图像,寻找能看到的最小孔径。能看到的孔径越小,CT 机的密度分辨率越高。

参考值:低对比度分辨率约在 5%,应能分辨直径为 4～5 mm 的小孔。

正常值:如使用薄膜水模时,密度分辨率则与薄模的厚度和扫描的层厚有关。密度分辨率的测试常以头颅扫描条件为准,以后每次测试都以此参照。

测试频度:每月一次。

(四) CT 值的均匀性

测试工具:直径 20 cm 水模。

测试方法:将水模扫描后,用 CT 机上的兴趣区测量水模图像的上下、左右部位,兴趣区大小 2～3 cm^2。

参考值:正常情况下,4 个部位所测得水的 CT 值都应为零。

正常值:所有部位测得的 CT 值平均差值$\leqslant5$ HU。

测试频度：每年一次。

（五）检查床定位精确性测试

测试工具：定位装置测试体模。

测试方法：首先确定层厚对体模中心孔道交叉点进行扫描，重建后的图像上应能看到两个小孔道。如果定位装置精确，两个孔道应并行排列。该测试方法也可定量。

参考值：正常情况下，两个孔道应整齐排列。

正常值：两个孔道排列偏差≤3 mm，否则应由维修人员调整。

测试频度：每月1次。

（六）定位线指示灯的精确性

测试工具：10英寸×12英寸X线胶片一张。

测试方法：纸包片放置于检查床上，并将检查床升高至常规检查位置，约相当于机架孔中点，进床后打开定位指示灯，在指示灯相当于扫描线的位置处，用大头针在胶片的两侧边缘处钻2个小孔，然后用最小的层厚扫描。

参考值：照片上的扫描线应该与针眼的位置一致。

正常值：正常误差范围≤2 mm。

测试频度：每年一次。

（七）层厚的测试（非螺旋扫描）

测试工具：嵌有金属丝或钻有小孔并与射线成45°的塑料体模。

测试方法：选择层厚，测试最小、中等和最大三种层厚。扫描后在显示屏上测量金属丝或小孔的距离，一般显示的孔距应该等于所用层厚的大小。

参考值：屏幕上测得的层厚应该等于标称层厚。

正常值：如用7 mm标称层厚扫描，误差范围应在2 mm以内；如选择1 mm或2 mm，误差可达标称层厚的一倍。

测试频度：每年一次。

（八）噪声水平测试

测试工具：直径20 cm水模。

测试方法：其他扫描参数不变，分别改变毫安秒和扫描层厚，对水模做数次扫描，毫安秒的增加应该从低到高。扫描重建后的图像，分别在水模的中心处测量平均CT值，兴趣区大小为2～3 cm²。

参考值：在匀质物体中，CT值的标准偏差与噪声水平成正比。通常其他扫描参数不变，当毫安秒和层厚增加，CT值的标准偏差增大。

正常值：一般在新CT安装后应做噪声水平测试，并留存噪声变化曲线。

测试频度：每年一次。

（九）散射线剂量和防护测试

测试工具：直径20 cm水模和射线曝光计量仪。

测试方法：将水模置于扫描位置，同时将射线曝光计量仪置于散射线测量点，穿上铅围裙，另一人按下扫描按钮开始扫描，测得的辐射剂量乘以扫描总次数，即为某一部位的辐射剂量。其余测试点按同样方法进行。

参考值：辐射剂量根据测试点离扫描机架的远近而不相同，通常越靠近扫描机架和被检者散射线剂量越大。

正常值：散射线剂量越小越好。

测试频度：每年一次。

第三节 MR 图像质量控制

一、MR 图像特征参数

控制和评价 MR 图像质量主要有三个方面：信噪比、对比度及对比度噪声比、空间分辨率。

（1）信噪比：它受多种因素影响，如磁场强度、体素、重复时间、回波时间、反转时间、层厚、扫描野、矩阵、信号平均采集次数、翻转角、射频线圈等。就被检者组织特性而言，质子密度高的组织，信噪比高；质子密度低的组织信噪比低。在一定范围内，信噪比越高，图像表现越清晰，轮廓越鲜明。

（2）对比度及对比度噪声比：MR 图像中影响对比度的三个组织特征值是有效质子密度、T_1、T_2。在 SE 序列中，短 TR、短 TE，主要表现为 T_1 对比；长 TR、短 TE，主要表现为质子密度对比；长 TR、长 TE，主要表现为 T_2 对比。

对比剂通过缩短 T_1 值及 T_2 值（或 T_1，T_2 弛豫率 R_1，R_2）影响组织间的对比。

（3）空间分辨率：空间分辨率指影像设备系统对组织细微解剖结构的显示能力，是控制 MR 图像质量的主要参数之一。空间分辨率大小除了与 MR 系统的磁场强度、梯度磁场等有关外，还与所选择的体素大小有关。层面厚度越厚，体素越大，空间分辨率越低。当扫描野确定后，矩阵越大，体素越小，空间分辨率越高。当矩阵确定后，扫描野越小，空间分辨率越高。体素越小，空间分辨率越好，但信号越低；反之亦然。

二、MR 图像质量控制措施

MRI 出现伪影较多与 MR 扫描序列以及成像参数多、成像过程复杂有关，MR 图像质量控制，主要应消除和减少伪影。

（一）设备伪影

（1）化学位移伪影的解决方法：增加接收带宽，缩小扫描野；应用预饱和技术，变换频率和相位编码方向；选用抑水和抑脂脉冲序列；选择适当的 TE 值，尽量调整 GRE 序列中脂肪和水同相位。

（2）卷褶伪影的解决方法：加大扫描野；将被检查部位的最小直径，摆到相位编码方向上。

（3）截断伪影的解决方法：增加相位编码次数；加大采集矩阵；减小扫描野；过滤原始资料；变换相位和频率编码方向；改变图像重建的方法。

（4）部分容积效应的解决方法：选用薄层扫描；改变选层平面方向，使成像平面与交界面垂直；减小扫描野。

（5）交叉对称信号伪影的解决方法：匀场。

（6）磁敏感性伪影的解决方法：在做回波平面成像之前先匀场；改变扫描参数，如减小层厚、选择射频带宽较宽的序列或倾斜切面等;改善后处理技术。

(7) 拉链伪影的解决方法:维修工程师查出泄露点并修复。

(8) 遮蔽伪影的解决方法:正确使用线圈,选择合适的线圈;预扫描,扫描前应当获取合适的预扫描参数,以校准 RF 脉冲的频率和幅度;主磁场均匀性下降时应进行匀场。

(9) 交叉激励伪影的解决方法:成像层面之间保持一定的间隔(间隔的宽度为层厚的 30%)。

(10) 倒置重叠伪影的解决方法:再次重建。

(二) 运动伪影

(1) 生理性运动伪影的解决方法:对于心脏和大血管搏动,可采用心电门控技术;对于呼吸运动,可采用呼吸门控技术;尽量缩短检查时间,如采用梯度回波成像、减少信号采集次数或改变矩阵等;通过预饱和技术,去除呼吸时腹壁运动引起的伪影;屏气,减少呼吸运动;腹带加压,限制呼吸幅度。

(2) 自主性运动伪影的解决方法:改变扫描参数,尽量缩短扫描时间,减少产生伪影的几率,如应用梯度回波技术、减少信号采集次数、改变矩阵等;尽量使被检者体位舒适,可用海绵块或带子进行固定;检查前向被检者介绍检查过程,解释可能遇到的情况;对躁动患者,必要时给予镇静剂或使用回波平面成像技术。

(三) 异物伪影

(1) 金属异物伪影的解决方法:在被检者进入磁场前要认真检查,杜绝将金属异物带入机房。

(2) 静电伪影的解决方法:去除会引起静电的毛衣、尼龙各类衣物等。

第四节 DSA 图像质量控制

一、影响 DSA 图像质量的因素

(1) 成像方式的影响:脉冲成像方式单位时间内摄影帧频低,每帧图像接受的 X 线剂量大,图像对比分辨率较高;连续成像方式则相反。因此,造影时应根据受检部位和诊断要求选择相应的成像方式,以获取优质的减影像。例如,四肢、头、颈等常用脉冲成像方式,而心脏大血管等常用超脉冲成像方式。

(2) 对比剂的影响:使用对比剂时,应根据不同的造影方法和部位、注射速率和持续时间、导管的大小与先端位置等情况选择所用浓度和用量。

(3) DSA 性能的影响:包括空间分辨率、低对比性、对比度与空间均匀度、对比度线性、噪声及信噪比、时间分辨率等因素。

二、DSA 的伪影

(1) 运动性伪影:被检者生理性和病理性的运动可使减影对不能精确重合,从而形成伪影。它有以下特征:在结构的边缘处最明显,近结构的中心部相对轻微;伪影的量随结构边缘密度陡度增大而增大;伪影的量随移动的结构衰减系数增加而增大。

（2）饱和状态伪影：由视野内某部位过薄或密度过低又未使用补偿滤过，X线衰减值的动态范围超过图像信号处理规定的动态范围，形成一片均匀亮度的无DSA信号的盲区。

（3）设备性伪影：包括摄影系统和软件伪影、X线束几何学伪影和X线束硬化。

另外，图像配准不良可来自多方面，当减影对不能精确重合，导致差值图像减影不完全，血管影像模糊。

三、DSA图像质量保证

DSA系统性能检测仪器设备：X线辐射计量仪、影像增强器及电视系统测试装置、数字减影专用体模。

数字减影专用体模由衰减体模、模拟血管插件、低对比线对插件、线性度插件、空间分辨率插件组成。

DSA图像质量改善措施包括：争取被检者术中相应配合；设计最佳摄影体位；制定合理的曝光程序，选择恰当的曝光参数、合适的成像和减影方式、适宜的帧频、蒙片或积分蒙片；选择合适的造影导管先端的位置、对比剂的浓度、用量、流率、注射压力以及延迟方式；正确使用遮光栅、密度补偿器以及密度均衡装置减少空间对比；合理应用曝光测试方法，减少不必要的照射；充分利用DSA设备的图像后处理功能，修正和充实影像内容。

高频考点

一、名词解释

1. 信噪比

2. 伪影

二、问答题

1. 评价医学影像质量有哪些方法？

2. CT常见的伪影有哪些？如何克服？

3. MRI常见的伪影有哪些？如何克服？

三、单项选择题

1. 当前评价数字摄影系统性能的最重要参数是（　　）

A. MTF
B. 极限分辨率
C. 密度分辨率
D. DQE
E. 入射剂量

2. 导致X线照片运动模糊的因素中，可暂时控制的是（　　）
A. 呼吸
B. 心脏搏动
C. 胃肠蠕动
D. 痉挛
E. 食道蠕动

3. 减少生理性移动最有效的措施是（　　）
A. 固定被照体
B. 选择曝光时机
C. 缩短曝光时间

D. 被照体尽量贴近胶片

E. 尽量选用小焦点摄影

4. 条状伪影产生的原因不包括　　（　　）

A. 数据采样不当

B. 投影数据不全

C. 部分容积效应

D. 金属物

E. 射线束硬化

5. 关于 CT 中的部分容积伪影的叙述,正确的是　　　　　　　　　　（　　）

A. 随扫描时间延长而减少

B. 随扫描层厚减小而减少

C. 随固有滤过增加而减少

D. 随 kVp 减小而减少

E. 随 mA 增加而减少

6. X 射线光子数量产生的影响因素是　　　　　　　　　　　　（　　）

A. 矩阵中像素数量的多少

B. 探测器数量的多少

C. 采样频率的高低

D. 毫安秒的大小

E. 千伏的高低

7. 金属伪影抑制软件校正的方法是（　　）

A. 卷积法

B. 卷积滤过反投影

C. 逐次近似法

D. 遗失数据内插法

E. 优化采样扫描

8. 下列受 CT 图像噪声影响最大的是（　　）

A. 密度分辨率

B. 空间分辨率

C. 后处理功能

D. 调制传递函数

E. 数据采集系统

9. 不属于 CT 图像质量评价测试的方法　　　　　　　　　　　　　（　　）

A. 对比度传递函数

B. 调制传递函数

C. 点分布函数

D. 线分布函数

E. 威纳斯频谱

10. 与 CT 图像空间分辨率无关的是　　　　　　　　　　　　　　（　　）

A. 矩阵

B. 扫描野

C. 采样频率

D. 探测器尺寸

E. 扫描层间距

11. 与显示器屏幕中 CT 图像质量无关的因素是　　　　　　　　　（　　）

A. 窗技术的调整

B. 工作间的光照度

C. 激光打印机性能

D. 扫描技术参数选择

E. CT 机的调试与校准

12. 属于 CT 运动伪影的是　　（　　）

A. 交叠混淆伪影

B. 移动条纹伪影

C. 角度伪影

D. 杯状伪影

E. 环状伪影

13. 定量 CT 骨密度测定时,对准确性影响最大的人体组织是　　　（　　）

A. 韧带

B. 软骨

C. 椎间盘

D. 骨骼肌

E. 骨髓脂肪

14. 能测量 CT 值均匀性和标准偏差的设备是 （　　）
    A. 水模
    B. 示波器
    C. 胶片密度仪
    D. 分辨率体模
    E. 射线计量仪

15. CT 扫描参数中,不影响采集数据的是 （　　）
    A. 扫描层厚
    B. 扫描层数
    C. 焦点尺寸
    D. 图像矩阵
    E. 探测器阵列

16. CT 质量控制 kVp 的波形测试中,正常波动范围应 （　　）
    A. <1 kVp
    B. <2 kVp
    C. <3 kVp
    D. <4 kVp
    E. <5 kVp

17. 关于 CT 伪影的叙述,错误的是（　　）
    A. 伪影通常无法避免
    B. 伪影使图像质量下降
    C. 伪影有时会引起误诊
    D. 伪影是 CT 扫描图像中的一种异影
    E. 由系统引起的伪影是不可避免的

18. 下述与 CT 扫描图像分辨率无关的因素是 （　　）
    A. 层厚
    B. 层距
    C. 螺距
    D. 矩阵大小
    E. 焦点尺寸

19. CT 检查时,由于被检者吸气程度不一致,会造成 （　　）
    A. 产生移动伪影
    B. 改变扫描层厚
    C. 遗漏实际病变
    D. 图像清晰度下降
    E. 增加部分容积效应

20. CT 成像中,与产生图像伪影无关的是 （　　）
    A. 碘过敏试验
    B. 去掉金属饰物
    C. 扫描前屏气训练
    D. 必要时给予镇静剂
    E. 检查前不吃含金属药物

21. 对胸腹部 CT 检查被检者作呼吸训练,其目的是为了避免 （　　）
    A. 被检者产生紧张情绪
    B. 呼吸窘迫产生
    C. 呼吸运动伪影产生
    D. 呼吸道堵塞
    E. 被检者检查中咳嗽

22. CT 值的质控,水的平均 CT 值正常波动范围是 （　　）
    A. ±1
    B. ±2
    C. ±3
    D. ±4
    E. ±5

23. CT 高对比分辨率测试时其对比分辨率应大于或等于 （　　）
    A. 5%
    B. 10%
    C. 15%
    D. 20%
    E. 25%

24. CT机的高对比分辨率衰退主要原因不
包括　　　　　　　　　　（　　）
A. 球管焦点变大
B. 机械结构磨损严重
C. 机械结构颤动
D. 碳刷老化
E. 探测器老化

25. 部分容积效应伪影的典型表现是（　　）
A. 影像中出现同中心的圆
B. 影像的中心部分出现指压样伪影
C. 骨与软组织边缘出现条纹状伪影
D. 物体的边缘出现星晕样伪影
E. 整个影像模糊

26. CT金属异物伪影的表现是　　（　　）
A. 放射状
B. 影像模糊
C. 散点状
D. 同心圆
E. 扁平带状

27. 通常,在什么情况下影像的空间分辨率
将改善　　　　　　　　　（　　）
(1) 像素尺寸变小
(2) 影像矩阵尺寸变大
(3) 足够采集高空间频率样本
(4) 足够采集低空间频率样本
A. 1、2 和 3
B. 1 和 3
C. 2 和 4
D. 4

28. 化学位移伪影通常在什么情况下显示
　　　　　　　　　　　　（　　）
A. 低磁场强度
B. 中等磁砀强度
C. 高磁场强度
D. 所有磁场强度

29. 化学位移主要与哪项的变化有关
　　　　　　　　　　　　（　　）
A. 自旋密度
B. 弛豫时间
C. 核质量
D. 拉摩频率

30. 通常,在什么情况下影像的信噪比将获
得改善　　　　　　　　　（　　）
(1) 像素尺寸变小
(2) 影像矩阵尺寸变大
(3) 足够采集高空间频率样本
(4) 足够采集低空间频率样本
A. 1、2 和 3
B. 1 和 3
C. 2 和 4
D. 4

31. 磁铁性物质不含氢,因此该处　（　　）
A. 自旋密度是零
B. 电子密度是零
C. T_1 弛豫时间增加
D. T_1 弛豫时间增加

32. 化学位移伪影常发生在　　　（　　）
A. 频率编码方向
B. 相位编码方向
C. 贯穿整个所选择的层面
D. 沿 RF 轴

33. 影像伪影最好描述为　　　　（　　）
A. 一些东西留在被检者的身后
B. 被检者缺少了一些东西
C. 不能代表真实解剖的图形
D. 真实解剖的阳性或阴性增强

34. 通常所见的化学位移伪影作为　（　　）
A. 从一个界面的线条
B. 人字形图案

C. 器官明亮或黑色的边缘

D. 斑影的增加

35. 对于磁场的非均匀度更为敏感的是由下列哪项产生　（　）

(1) 表面线圈

(2) 体线圈

(3) GRE 影像

(4) 自旋回波图像

A. 1、2 和 3

B. 1 和 3

C. 2 和 4

D. 都正确

36. B_0 磁场的失真可由下列哪项造成　（　）

(1) 均场不佳的磁体

(2) 组织磁的易感性

(3) 磁铁物质

(4) 在拉摩频率内的位移

A. 1、2 和 3

B. 1 和 3

C. 2 和 4

D. 都正确

37. 由于磁铁体扰乱了所处磁场,所以　（　）

A. 改变自旋密度

B. 延长 T_1 弛豫时间

C. 延长 T_1 弛豫时间

D. 改变所处拉摩频率

38. 化学位移伪影主要归究于何种界面　（　）

A. 空气与组织

B. 脂肪与组织

C. 脂肪与骨骼

D. 骨骼与空气

39. 任何 MRI 的伪影可根据下列哪项分类　（　）

(1) 自旋密度相关伪影

(2) 被检者相关伪影

(3) 弛豫时间相关伪影

(4) 系统相关伪影

A. 1、2 和 3

B. 1 和 3

C. 2 和 4

D. 都正确

40. 被检者体内的铁磁异物能产生　（　）

(1) 线条伪影

(2) 局部信息丢失

(3) 环状伪影

(4) 反转失真

A. 1、2 和 3

B. 1 和 3

C. 2 和 4

D. 都正确

41. B_0 及 RF 脉冲的非均匀性可由以下哪项引起　（　）

(1) 被检者的形态

(2) 被检者的导电性

(3) 被检者超出成像线圈范围

(4) 被检者的脂肪含量

A. 1、2 和 3

B. 1 和 3

C. 2 和 4

D. 都正确

42. 部分容积伪影可由以下哪项来降低　（　）

A. 获取更多的信号

B. 增加 TR

C. 减少翻转角度

D. 降低层厚

43. 何时截断伪影更为明显　　　（　　）
    A. 重复时间长
    B. 重复时间短
    C. 相位编码获取的数目大
    D. 相位编码获取的数目小

44. 何时发生部分容积伪影　　（　　）
    A. 结构没有完全包含在层面内
    B. 结构包含在 3 个或更多的层面内
    C. 重复时间太短
    D. 重复时间太长

45. 截断伪影　　　　　　　（　　）
    (1) 沿频率编码轴
    (2) 沿相位编码轴
    (3) 由小的重建矩阵引起
    (4) 由不合适的重复时间引起
    A. 1、2 和 3
    B. 1 和 3
    C. 2 和 4
    D. 都正确

46. 二次检测伪影有时称作　　（　　）
    A. 环形伪影
    B. 拉链伪影
    C. 人字形伪影
    D. 包绕伪影

47. 截断伪影有时可称为　　　（　　）
    A. 包裹伪影
    B. 环形伪影
    C. Gibb's 效应
    D. 圆锥头影响

48. 若 MR 信号样本率不足则产生何伪影
    　　　　　　　　　　　　（　　）
    A. 截断
    B. Gibb's 现象
    C. 磁化率
    D. 假名

49. 相邻的像素在明亮程度上有较大差时，表示　　　　　　　　　　（　　）
    A. 低空间频率
    B. 高空间频率
    C. 低时间频率
    D. 高时间频率

50. MR 影像的空间频率区是在哪项内取样　　　　　　　　　　　（　　）
    A. 单行线
    B. 正方形
    C. 环状投影
    D. 椭圆形投影

51. 信噪比决定以下哪项　　　（　　）
    A. 被检者的成像数
    B. 图像的细节如何
    C. 影像空间频率的范围
    D. 横向弛豫与纵向弛豫的关系

52. MRI 的噪声常与空间频率领域内的哪项特性相关　　　　　　　（　　）
    A. 线数
    B. 线的长度
    C. 较高的空间频率
    D. 较低的空间频率

53. MRI 对比再现度主要由何决定（　　）
    A. 采集信号的数目
    B. 计算机的灰阶分辨率
    C. RF 脉冲振幅与时间
    D. 磁场梯度振幅与时间

54. 在一个 MR 成像仪中空间分辨率的主要控制是由什么决定　　　（　　）
    A. 采集信号的数目
    B. 计算机的灰阶分辨率
    C. RF 脉冲振幅和时间
    D. 磁场梯度振幅和时间

四、多项选择题

1. 有关空间分辨率的描述哪些是正确的
（　　）

   A. 空间分辨率是指单位空间距离所包含空间周期性变化的次数
   B. X线摄影学常把每mm内包含的"线对"称空间分辨率
   C. 空间分辨率的单位为"L·P/mm"或"rad/mm"
   D. 空间分辨率的定义式为 $\omega=1/\lambda$
   E. 空间分辨率 $\nu=2\pi/\omega$

2. 要获得一张影像层次丰富的照片,通过采用
（　　）

   A. 高千伏摄影
   B. 低千伏摄影
   C. 高反差系数胶片
   D. 低反差系数胶片
   E. 不用滤线器

3. 优质X线照片应具备的条件有哪些
（　　）

   A. 符合诊断学的要求
   B. 适当的影像密度
   C. 良好的影像对比度
   D. 鲜明的影像锐利度
   E. 照片斑点少

第二十三章　辐射防护及 MRI 安全性

学习指南

1. 掌握电离辐射的生物效应
2. 掌握放射卫生防护原则及标准
3. 了解辐射防护常用量及其单位

放射防护的目的是保障放射工作人员和被检者及其后代的健康和安全,以防止发生有害的非随机性效应,应将随机效应的发生率限制到可接受的水平。

放射防护的原则是建立剂量限制体系(辐射实践正当化、防护水平最优化、个人剂量限值)、建立防护外照射的基本方法(缩短受照时间、增大与射线源的距离、屏蔽防护)。

另外,要做到固有防护为主与个人防护为辅;放射工作者与被检者防护兼顾;合理降低个人受照剂量与全民检查频率。

第一节　我国放射卫生防护标准

一、放射工作人员的剂量当量限值

(一) 防止非随机效应的影响

眼晶体 150 mSv/年(15 rem/年),其他组织 500 mSv/年(50 rem/年)。

(二) 防止随机性效应的影响

全身均匀照射时为 50 mSv/年(5 rem/年)。在一般情况下,连续 3 个月内一次或多次接受的总剂量当量不得超过年剂量当量限值的一半(25 mSv)。

二、被检者的防护

对被检者的防护包括:提高国民对放射防护的知识水平;正确选用 X 线检查的适应证;采用恰当的 X 线质与量;严格控制照射野;非摄影部位的屏蔽防护;提高影像转换介质的射线灵敏度;避免操作失误,减少废片率和重拍片率;严格执行防护安全操作规则。

三、对公众的个人剂量当量限值

对公众个人所受的辐射照射的年剂量当量全身应低于 5 mSv;单个组织或器官为 50 mSv。

第二节　MRI 安全性

在静磁场中心电图的波形可表现为 T 波幅度增高以及其他非特异性变化,但对于有心脏病变的患者在 MRI 检查时应给予关注。在 4.0 T 以上的 MRI 系统中,大多数志愿者出现眩晕、恶心、头痛、口中有异味等主观感觉。

平面回波成像系统及各种单激发技术中所使用的梯度场更快、波形更复杂,因而容易超出安全标准。

在人体中睾丸、眼等对升温非常敏感,是最容易受 RF 脉冲损伤的部位。

在 MRI 检查中,1‰～10‰的被检者会出现幽闭恐惧感和心理问题,如压抑、焦虑、恐惧。

高频考点

一、名词解释

1. 照射量

2. 吸收剂量率

3. 剂量当量

4. CT 剂量指数

二、问答题

1. 放射防护的基本原则是什么?

2. 简述 MRI 的生物效应。

三、单项选择题

1. 不会影响 CT 扫描剂量的因素是（　　）
   A. 管电压和管电流
   B. 曝光时间
   C. 重叠重建技术
   D. 准直器和滤线器的形状和厚度
   E. 机架的几何尺寸

2. 冠状动脉 CTA 检查时减少被检者辐射剂量的措施是（　　）
   A. 缩小扫描视野
   B. 降低管电压值
   C. 加大准直器口径
   D. 选择平滑重建算法
   E. 运用 ECG 自动毫安调制技术

3. 对放射防护目的的叙述,错误的是
（　　）
   A. 保障放射工作者健康安全
   B. 保障放射工作者后代健康安全
   C. 保障被检者的健康安全
   D. 保障被检者后代健康安全
   E. 保障人群非随机效应的发生

4. 下列组合,错误的是　　　　（　　）
   A. 高感受性组织——生殖腺
   B. 中高感受性组织——眼晶体
   C. 中感受性组织——肝脏
   D. 中低感受性组织——骨骼
   E. 低感受性组织——肺脏

5. 单位剂量当量在受照器官或组织中引起
   随机效应的几率称　　　　（　　）
   A. 危险度
   B. 安全系数
   C. 照射量率
   D. 吸收剂量率
   E. 剂量当量率

6. 同样扫描范围和参数,单层螺旋扫描螺
   距 2 与 1 比较,接受的射线量的比值是
   　　　　　　　　　　　　（　　）
   A. 200%
   B. 150%
   C. 100%
   D. 75%
   E. 50%

7. 当射线平均剂量等于 CT 剂量指数时,
   SW 与 BI 关系为　　　　（　　）
   A. SW>BI
   B. SW<BI
   C. SW=BI
   D. SW∝BI
   E. SW≈BI

8. 与常规 X 线摄影辐射相比,对 CT 扫描
   辐射特点的叙述,错误的是　（　　）
   A. X 线波长短
   B. 均为窄线束
   C. 组织吸收大
   D. 转换器灵敏
   E. 滤过要求高

9. 影响辐射损伤的因素不包括　（　　）
   A. 辐射线性质
   B. 照射部位和范围
   C. 照射方式
   D. 性别、年龄
   E. 身高

10. 产生生物效应阶段时间最长的是
   　　　　　　　　　　　　（　　）
   A. 物理阶段
   B. 化学阶段
   C. 生物学阶段
   D. 生物化学阶段
   E. 物理化学阶段

11. 与辐射损伤无关的因素是　（　　）
   A. 照射方式
   B. 照射范围
   C. X 线剂量
   D. 辐射线性质
   E. X 线管类型

12. 下列组合,错误的是　　　（　　）
   A. 高感受性组织——皮肤
   B. 中高感受性组织——毛发
   C. 中感受性组织——血管
   D. 中低感受性组织——脾
   E. 低感受性组织——结缔组织

13. 常用来描述辐射场量的概念是 （　　）
    A. 照射量
    B. 照射量率
    C. 比释动能
    D. 剂量当量
    E. 剂量当量率

14. 为减少辐射剂量，CT 透视时应严格控制 （　　）
    A. 曝光时间
    B. 球管电压
    C. 扫描层厚
    D. 扫描视野
    E. 球管旋转速度

15. 属于对 X 线照射"高感受性组织"的是 （　　）
    A. 脑
    B. 关节
    C. 口腔黏膜
    D. 淋巴组织
    E. 肝脏

16. 与辐射防护无关的措施是 （　　）
    A. 安装铅玻璃
    B. 安装推拉铅门
    C. 安装活动铅屏
    D. 安装换气空调
    E. 安装曝光指示灯

17. 照射有效剂量当量在 5～15 mSv/年范围内为 （　　）
    A. 甲种工作条件
    B. 乙种工作条件
    C. 丙种工作条件
    D. 特殊意外工作
    E. 放射专业学生实习

18. 与被检者辐射防护无关的是 （　　）
    A. 隔室操作
    B. 控制照射野
    C. 选择适当的检查方法
    D. 严格执行辐射安全操作规则
    E. 提高图像接受介质的灵敏度

19. 对公众个人全身所受辐射年剂量当量限值应低于 （　　）
    A. 0.5 mSv
    B. 5 mSv
    C. 50 mSv
    D. 150 mSv
    E. 500 mSv

20. 与 CT 剂量指数无关的是 （　　）
    A. 扫描层厚
    B. 床移动指数
    C. 被检者长轴距离
    D. X 线球管功率
    E. 一次扫描射线分配剂量

21. CT 中，影响层厚剂量分布的主要因素是 （　　）
    A. 滤过器厚度
    B. 管电压高低
    C. 管电流大小
    D. 球管侧准直器宽度
    E. 探测器端有无准直器

22. CT 检查时，采用靶扫描方式可 （　　）
    A. 减轻工作量
    B. 减少环状伪影
    C. 提高密度分辨率
    D. 提高空间分辨率
    E. 减少被检者的 X 线剂量

23. 有关 CT 辐射防护措施的叙述,错误的是 （　　）

    A. CT 检查应正当化

    B. 尽量避免不必要的重复扫描

    C. 扫描时尽可能增大扫描野

    D. 做好扫描区以外部位的遮盖防护

    E. 家属或陪伴人员尽可能在检查室外

24. 下述有关辐射随机效应的叙述,错误的是 （　　）

    A. 损害的严重程度与个体有关

    B. 遗传效应属于随机效应

    C. 存在剂量的阈值

    D. 微小辐射剂量可引起随机效应

    E. 致癌效应属于随机效应

25. CT 检查能对放疗提供治疗价值的疾病是 （　　）

    A. 鼻咽癌

    B. 鼻息肉

    C. 筛窦骨瘤

    D. 鼻窦黏膜下囊肿

    E. 上颌骨纤维异常增殖症

26. 辐射实践正当化是指 （　　）

    A. 选择最佳照射路径

    B. 以最少的扫描层数达到最佳诊断效果

    C. 合理检查,避免不必要的检查照射

    D. 做好检查前被检者的交待及训练工作

    E. 选择最佳曝光条件

27. CT 扫描时,主要与被检者的辐射剂量有关的是 （　　）

    A. 辐射剂量分布

    B. 整体剂量分布

    C. 局部剂量分布

    D. 层厚剂量分布

    E. 平均剂量分布

28. CT 检查采用下述哪个螺距,被检者的辐射剂量最低 （　　）

    A. 0.5

    B. 1.0

    C. 1.5

    D. 2.0

    E. 3.0

29. 磁共振成像的安全性方面不包括 （　　）

    A. 铁磁性物质的投射效应

    B. 体内置入物的位置变化

    C. 体内置入物的发热

    D. 胎儿的致畸作用

    E. 周围神经刺激

30. 关于孕妇 MRI 检查的描述,错误的是 （　　）

    A. 3 个月内的孕妇慎重检查

    B. 磁场会对胎儿产生生物效应

    C. 分化中的细胞易受生理因素的干扰

    D. 孕期工作人员尽量在 1 mT 线以外活动

    E. 致畸作用的几率逐步升高

四、多项选择题

1. 对放射线工作人员的防护,应采取的措施有 （　　）

    A. 不直接暴露在原发射线束下

    B. 尽可能用最小照射野

    C. 尽可能用最低管电流

    D. 透视防护屏蔽一定按最高电压设计

    E. 治疗用的 X 线操作应采用隔室操作或遥控作业

2. 对于被检者的防护,下列采用的措施哪些是正确的 （　　）

    A. 焦点至皮肤距离不小于 40 cm

    B. 特别注意性成熟女性的腹部照射时

的防护

C. 为保护被检者眼睛,头颅通常采用前后位摄影

D. 在锐利度的许可下,尽可能使用高速胶片及高速增感屏,同时利用高电压技术

E. 缩小照射野,以减少皮肤的照射面积

3. 在放射线防护应遵循的原则中,哪些是正确的　　　　　　　　(　　)

A. 缩短照射时间

B. 减少照射距离

C. 利用屏蔽作用

D. 采用特殊位置,避免要害部位直接接受 X 线照射

E. 缩小照射野

4. 放射线工作人员的定期健康检查,应每年检查一次,其中检查项目包括 (　　)

A. 白细胞总数及其分类的检查

B. 红细胞、血红蛋白或全血比重的检查

C. 血压测量

D. 眼睛的检查

E. 皮肤检查

(王　骏　甘　泉　徐中华　丁媛媛　李　丹)

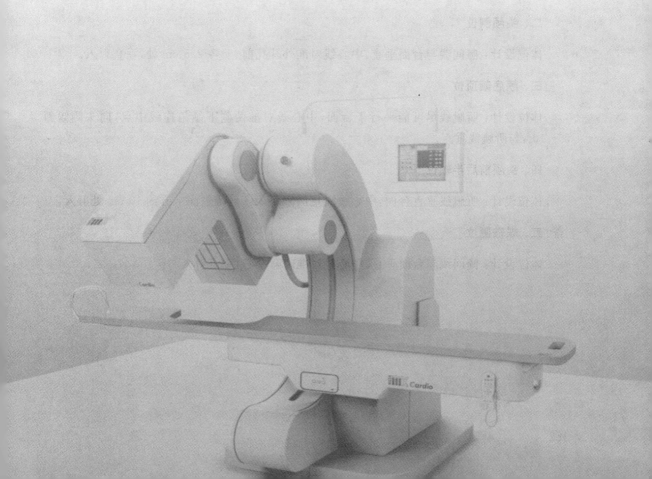

第九篇

医学影像检查技术的临床应用

第二十四章　颅　脑

学习指南

1. 掌握颅脑常见病摄影体位
2. 掌握颅脑 CT 检查技术
3. 掌握颅脑 MR 检查技术
4. 掌握颅脑 DSA 检查技术

第一节　颅脑 X 线检查技术

一、头颅后前位

体位设计：听眦线与台面垂直，中心线对准枕外隆凸下 2 cm，经眉间垂直射入。

二、头颅侧位

体位设计：瞳间线与台面垂直，中心线对准外耳孔前、上各 2.5 cm 处，垂直射入。

三、颅底颏顶位

体位设计：听眦线尽可能平行于台面，中心线对准两侧下颌角连线中点，向头侧倾斜 5°~10°，与听眦线垂直。

四、头颅前后半轴位

体位设计：听眦线垂直台面，中心线向足侧倾斜 30°，对准眉间上方约 10 cm 处射入。

五、蝶鞍侧位

体位设计：瞳间线与台面垂直，中心线对准暗盒中心，垂直射入。

第二节 颅脑 CT 检查技术

一、颅脑

(一)适应证

颅脑外伤、脑血管疾病、颅内肿瘤、先天性发育异常、新生儿缺氧缺血性脑病、颅内压增高、脑积水、脑萎缩、颅内感染、脑白质病、颅骨骨源性疾病以及术后和放疗后复查等。临床已将 CT 作为颅脑外伤和婴幼儿颅脑疾病的首选检查。

(二)增强扫描禁忌证

严重心、肝、肾功能衰竭者;急性大出血和颅脑外伤者;对碘对比剂过敏者和高危人群。

(三)操作方法及程序

1. 检查前的准备

(1)认真核对 CT 检查申请单,了解病情,明确检查目的和要求。

(2)检查前向被检者说明扫描程序和要求。

(3)要求被检者去除头上发夹、耳环等金属饰物,冠状扫描时须摘掉活动假牙。

(4)对增强扫描者,按含碘对比剂使用要求准备。

(5)对婴幼儿、外伤、意识不清及躁动不安的被检者,根据情况给予适当的镇静剂。婴幼儿 CT 检查可待其熟睡时进行。

2. 检查方法及扫描参数

(1)平扫

① 扫描体位:仰卧位,下颌内收,两外耳孔与台面等距。

② 扫描方式:横断面连续扫描。

③ 定位扫描:确定扫描范围、层厚、层距。

④ 扫描定位基准线:听眦线、听眉线和听眶线。

⑤ 扫描范围:自听眦线向上连续扫描 80～90 mm,或从听眦线平面连续向上扫描至头顶。

⑥ 扫描机架倾斜角度:适当倾斜扫描机架,使射线方向与颅底平面平行。

⑦ 扫描野:头部范围。

⑧ 扫描层厚:5～10 mm。

⑨ 扫描间隔:5～10 mm。

⑩ 重建算法:软组织或标准算法。

⑪ 扫描参数:根据 CT 机型设定。

⑫ 冠状位扫描:冠状体位有颌顶位和顶颌位。颌顶位是把扫描头架换成冠状位头架,被检者仰卧于扫描床上,头部下垂并尽可能后仰,使听眦线与台面趋于平行,正中矢状面与台面中线重合。顶颌位是被检者俯卧于扫描床上,头颅后仰,两外耳孔与台面等距,正中矢状面与台面中线重合。

(2)增强扫描

① 颅脑增强扫描适应证:组织密度异常、有占位表现等;怀疑鞍区、小脑脑桥角及后颅

凹的病变;其他检查已证实的病灶;怀疑血管瘤和血管畸形;颅内病变的随访复查等。

② 对比剂用量:成人为 60～100 ml 离子型或非离子型含碘对比剂,儿童按体质量计算为 2 ml/kg。

③ 注射方式:用压力注射器静脉内团注或加压快速手推团注,注射速率为 1.0～2.0 ml/s,如重点观察病变的血管特征(动脉瘤、动静脉畸形等),注射速率为 2.5～3.5 ml/s。

④ 扫描开始时间:开始注射对比剂后 16～20 s 做动脉期扫描,60～70 s 做实质期扫描。增强后的扫描时间也可依据病变的性质而定。

⑤ 扫描程序、参数与平扫相同。

3. 摄片要求

(1) 依次顺序摄取定位片、平扫和增强图像。

(2) 窗位:L 30～40 HU,窗宽:W 70～100 HU。

(3) 骨窗窗位:L 300～500 HU,骨窗窗宽:W 1 300～1 800 HU。

(4) 必要时病灶层面放大摄片。

(5) 测量病灶大小及病灶层面增强前后的 CT 值。

(6) 根据临床需要,可进行图像重建。

(7) 病变与颅壁相连或脑外伤的图像处理,需同时观察脑组织和骨组织,以确定有无颅骨破坏或颅骨骨折;耳鸣及疑桥小脑角区病变者,应放大调节内听道窗口技术,以观察内听道口有无扩大。

(四) 注意事项

(1) 对扫描检查以外部位的防护屏蔽。

(2) 增强扫描后,被检者应留观 15 min 左右。

(3) 扫描技师认真填写检查申请单的相关项目并签名。

急症 CT 检查时应注意观察被检者反应,扫描须快速准确。

小儿行 CT 检查时,应尽可能采用低剂量扫描技术。

二、鞍区

(一) 适应证

鞍内肿瘤、颅脑外伤累及鞍区、观察鞍区肿瘤侵犯周围结构情况、鞍区先天性发育异常、鞍区肿瘤术后复查、鞍区血管性疾病、鞍区感染、鞍区骨源性疾病以及鞍区以外的肿瘤侵入垂体。如颅咽管瘤、脑膜瘤等。

(二) 增强扫描禁忌证

鞍区增强扫描禁忌证同颅脑。

(三) 操作方法及程序

1. 检查方法及扫描参数

(1) 扫描体位:仰卧位或俯卧位。

(2) 扫描方式:冠状面扫描。

(3) 定位扫描:确定扫描范围、层厚、层距。

(4) 扫描定位基准线:听眦线。

(5) 扫描范围:从前床突至后床突,疑颅内肿瘤侵入鞍区时,需加做头部扫描。

（6）扫描机架倾斜角度：与鞍底垂直或与鞍背平行。

（7）扫描野：头部范围。

（8）扫描层厚：2～3 mm。

（9）扫描间隔：2～3 mm。

（10）重建算法：标准或高分辨率算法。

（11）扫描参数：根据 CT 机型设定。

（12）对比剂用量：60～100 ml 离子或非离子型含碘对比剂。

（13）注射方式：压力注射器静脉内团注，注射速率为 2.5～3 ml/s；或加压快速手推团注，注射速率为 1.0～2.0 ml/s。

（14）扫描开始时间：对比剂注入后延迟 16～20 s 开始扫描。

（15）冠状位扫描：体位可用颅脑颌顶位或顶颌位。先摄取头颅侧位定位片，扫描层面尽可能与蝶鞍后床突平行或与鞍底垂直，层厚和间隔视蝶鞍大小选 2～3 mm，扫描范围包括整个鞍区。

（16）垂体微腺瘤的放大动态扫描技术：在冠状定位像上确定鞍区的扫描范围并作平扫，选择病灶或鞍区的中心层面为重点观察层面；然后以 2.5～3 ml/s 的速率静脉注射对比剂 50～70 ml，注药 10 s 后对选定层面进行持续 15～20 次的单层连续动态扫描；最后进行常规冠状增强扫描。

2. 摄片要求

（1）依次顺序摄取定位片及增强图像。

（2）窗位：L 30～50 HU，窗宽：W 250～350 HU。

（3）骨窗窗位：L 300～500 HU，骨窗窗宽：W 1 300～1 800 HU。

（4）必要时病灶层面放大摄片。

（5）根据需要测量病灶大小及病灶的 CT 值。

（6）根据临床需要，可进行图像重建。

三、颅脑 CT 血管成像

（一）适应证

脑血管疾病、颅内肿瘤。

（二）操作方法及程序

1. 检查方法及扫描参数

（1）平扫

① 扫描体位：仰卧位，下颌内收，两外耳孔与台面等距。

② 扫描方式：横断面连续扫描。

③ 定位扫描：确定扫描范围、层厚、层距。

④ 扫描定位基准线：听眦线。

⑤ 扫描范围：一般从后床突下 30 mm 开始，向上达后床突上50～60 mm。

⑥ 扫描机架倾斜角度：与扫描床成 0°或根据需要适当倾斜。

⑦ 扫描野：头部范围。

⑧ 扫描层厚：1～2 mm。

⑨ 进床速度：1～4 mm/s。

⑩ 重建算法：软组织或标准算法。

采用非常平滑算法重建，重建间隔为 1 mm，采用表面遮盖重组法和最大密度重组法做三维重组成像。

⑪ 扫描参数：根据 CT 机型设定。螺距 1：1 或 2：1。

（2）增强扫描

① 对比剂用量：成人为 100～140 ml 离子或非离子型含碘对比剂，儿童按体质量计算为 2 ml/kg。

② 注射方式：压力注射器静脉内团注或快速手推团注，注射速率 3.5～5 ml/s

③ 扫描开始时间：开始注射对比剂后 12～25 s 做动脉期扫描，颅内肿瘤时加扫 60～70 s 实质期扫描。

④ 其他扫描程序、参数：扫描方式用螺旋扫描，平扫确定增强扫描的范围。单层螺旋 CT 的扫描层厚为 1～2 mm，图像重叠为 70%；多排探测器 CT 可选用 0.75 mm 准直器宽度扫描，二次重建层厚为 1 mm，间隔为 0.7 mm。

2. 摄片要求

（1）依次顺序摄取定位片、平扫和增强图像。

（2）窗位：L 30～40 HU，窗宽：W 70～100 HU。

（3）骨窗窗位：L 300～500 HU，骨窗窗宽：W 1 300～1 800 HU。

（4）工作站进行 2D，3D 血管图像重组并摄片。

第三节 颅脑 MR 检查技术

一、颅脑

（一）适应证与禁忌证

1. 适应证

颅脑肿瘤；脑血管病；颅脑外伤；颅内感染与炎症；脑部退行性病变；脑白质病变；脑室与蛛网膜下腔病变；颅脑先天性发育畸形；颅骨骨源性疾病；颅内压增高、脑积水、脑萎缩等。

2. 禁忌证

带有心脏起搏器及神经刺激器者；颅脑手术后颅脑内止血夹存留者；人工金属心脏瓣膜者；装有金属假肢、金属关节者；眼球内有金属异物或内耳植入金属假体者；3 个月内早期妊娠者。

（二）准备工作

1. 被检者的准备

询问被检者是否属禁忌证范围。进入检查室之前，被检者去除随身的一切金属物品、磁性物品及电子器件。

2. 工作人员的准备

给被检者做好解释工作。对小儿、不合作被检者及幽闭恐惧症者等应给予镇静剂。急危重症患者应由临床医师陪同，抢救器械和药品必须齐备。

3. 线圈

选用头部表面线圈,插好线圈,将被检者的资料输入计算机。

（三）检查技术

1. 被检者体位及采集中心

被检者仰卧,取头先进,头颅正中矢状面尽量与线圈长轴平行,线圈横轴中心对准眉心或眉心下 2～3 cm。固定好头部,合上线圈,将检查床移向磁场,打开定位灯,使定位线对准线圈的纵横轴中心,按灭定位灯,将检查床送至磁场中心。

2. 扫描定位

颅脑 MRI 扫描一般常规扫描方位为横断位、矢状位和冠状位。先用快速扫描序列同时采集横断面、矢状面及冠状面定位图像或分别采集 3 个面的定位图像。横断位成像定位只能在矢状面和冠状面图像上进行,其他面的成像定位也只能在另外两个不同面图像上进行。

有部分被检者头部体位不宜摆正或体位未摆好,MRI 扫描可通过扫描定位,纠正其颅脑的旋转,使矢状位、冠状位、横断位图像不受其影响。MRI 扫描定位的原则是定位线一定要与颅脑正中矢状线垂直或平行,采取在多面定位像上定位的方法。

（四）脉冲序列及扫描参数

1. 横断位

脉冲序列为 T_2WI—FSE 序列；T_1WI—SE 或 FSE 序列。层厚为 6～8 mm；层间距为 0.5～3 mm（T_1，T_2 要保持一致）。采集矩阵为 256×256 或 312×256,256×192。扫描野为 220 mm×220 mm 或 220 mm×165 mm。信号平均次数为 2～4 次；回波链为 8～32；相位编码方向为左右向。

2. 矢状位

脉冲序列为 T_2WI—FSE 序列或 FLAIR 序列；T_1WI—SE 或 FSE 序列。层厚为 4～6 mm；层间距为 0.5～1 mm。采集矩阵为 256×256。扫描野为 220 mm×220 mm。信号平均次数为 2～4 次；回波链为 8～32；相位编码方向为前后向。

3. 冠状位

脉冲序列为 T_2WI—FSE 序列或 FLAIR 序列；T_1WI—SE,FLAIR 序列。层厚为 4～6 mm；层间距为 0.5～1 mm。采集矩阵为 256×256 或 256×192。扫描野为 220 mm×220 mm 或 220 mm×165 mm。信号平均次数为 2～4 次；回波链为 8～32；相位编码方向为左右向。

4. 脉冲序列的扫描参数

颅脑脉冲序列的扫描参数见表 24-1。

表 24-1 颅脑脉冲序列的扫描参数

脉冲序列	加权像	TR/ms	TE/ms	TI/ms
FSE	T_2WI	2 000～3 000	90～100	
FLAIR	T_2WI	9 000	120	2 200
SE	T_1WI	440～550	10～15	
FLAIR	T_1WI	2 000	12～20	750
	DWI（弥散加权）	10 000	102	B 值 1 000 diffusion direction（弥散方向 all）

（五）扫描方案

颅脑检查视需要行平扫或平扫加增强扫描。脑梗死、颅内出血、血管性病变、脑先天畸形等一般只需做平扫。脑炎、颅内肿瘤、临床疑转移瘤平扫呈阴性者，则需加做增强扫描。

平扫检查：做横断位 T_2WI 和 T_1WI，矢状面 T_1 成像，必要时行冠状面 T_1WI 或 T_2WI 成像。常用序列组合为：横断 TSE,FSE T_2WI；横断、矢状或冠状 SE T_1WI。

平扫加增强检查：做平扫横断位 T_2WI 和 T_1WI，注射对比剂后行矢状面、冠状面、横断面 T_1 加权成像。常用序列组合为：平扫横断位 FSE 或 TSE T_2WI，SE T_1WI；增强扫描横断、矢状、冠状位 SE T_1WI。

（六）增强扫描

常用的对比剂为顺磁性物质，如 Gd-DTPA，在 T_1WI 图像上强化的病变呈高信号。

一般对比剂用量为 0.1~0.2 mmol/kg，注射速率为 6.67 ml/s，经静脉一次性注入体内，不需做过敏试验，不良反应的可能性极小。

（七）特殊技术

在 MR 成像中，脂肪抑制技术对消除脂肪组织高信号产生的影响非常有用，当它与顺磁性对比剂联合使用时，可以明显改善组织正常结构的显示，使有强化的病灶变得更加突出，在富含脂肪组织的部位，脂肪信号被抑制，病灶边缘可显示得更加清晰。脂肪抑制技术还可以减少伪影的干扰，提高图像质量，尤其是在 T_2 加权像表现更加明显。临床上该技术常用于头颈部颅神经病变、头颈部肿瘤、眼眶内病变及手术后的患者。

二、鞍区、桥小脑角

（一）适应证与相关准备

适应证：脑桥小脑及鞍区肿瘤、血管性疾病、先天性发育异常、肿瘤术后复查、感染、骨源性疾病等。

（二）扫描技术

1. 线圈

选用头部专用线圈。

2. 体位及采集中心

体位同颅脑 MRI 体位，将定位灯对准线圈横纵轴交点和被检者头部眉心或下 2~3 cm 处，送入检查孔至磁场中心。

3. 扫描定位

鞍区常规采用矢状位、冠状位扫描，必要时做横断位扫描，用快速序列短时间内获得矢、冠、横断面的定位图像。冠状面扫描选冠状扫描方位及序列，在矢状面定位像设定冠状扫描层面方位，转动定位线使之与垂体柄平行，在横断面定位像上转动定位线使之与颅脑左右轴平行，最后在冠状位上校正采集中心并设定合适的扫描野，根据垂体大小及病变范围设定扫描范围。矢状面扫描、横断面扫描定位方法同颅脑 MRI。但要根据鞍区病变范围采用相应序列：SE 序列或快速序列，确定采集中心及扫描范围。

桥小脑角区一般行横断面及冠状面扫描，必要时行矢状面扫描。用快速序列获得横、矢、冠状位 3 个方位的定位像。横断面扫描定位同颅脑 MRI，根据兴趣区确定扫描范围。冠状面扫描取横断面定位像，选用冠状方向及相应序列，转动定位线使之与左右两侧听神经连线平行,根据颅脑左右两侧的长度确定扫描野,根据观察范围确定扫描范围。

4．扫描方案

鞍区平扫：横断 TSE T_2、SE T_1,矢状 SE T_1、冠状 SE T_1。

平扫加增强：平扫横断 TSE T_2、矢状 SE T_1、冠状 SE T_1,增强后做矢状、横断、冠状 SE T_1。必要时行矢状、横断、冠状 T_1 脂肪抑制术。

若行垂体扫描,则对层厚、层间距予以适当修改,通常层厚为 2~3 mm,层间距为 0.2~0.3 mm。

桥小脑角平扫：横断 TSE T_2、SE T_1,冠状 SE T_1。

平扫加增强：平扫做横断 TSE T_2、SE T_1,增强后做横断 SE T_1、冠状 SE T_1,必要时做矢状 SE T_1 或加做 T_1 脂肪抑制术。

5．扫描序列及参数

（1）横断位

脉冲序列为 T_2WI—FSE 序列；T_1WI—SE 或 FLAIR。层厚为 6~7 mm；层间距为 0.5~2 mm.采集矩阵为 256×256 或 312×256。扫描野为 220 mm×220 mm 或220 mm×150 mm。信号平均次数为 4 次；回波链为 8~32；相位编码方向为左右向。

（2）矢状位

脉冲序列为 T_1 加权—SE 或 FSE 序列。相位编码取前后方向。

（3）冠状位

取正中矢状位做定位像,扫描线与鞍底垂直。

脉冲序列为 T_1WI—SE 或 FSE 序列。层厚为 4~5 mm；层间距为 0~0.5 mm。采集矩阵为 256×256 或 312×256。扫描野为 200 mm×200 mm 或 200 mm×150 mm。信号平均次数为 4 次；回波链为 8~12；相位编码方向为左右向。

（4）脉冲序列的扫描参数（见表 24-2）

表 24-2　鞍区和桥小脑脉冲序列扫描参数

脉冲序列	加权像	TR/ms	TE/ms	TI/ms
FSE	T_2WI	2 000~3 000	100	
SE	T_1WI	440~550	10~15	
FLAIR	T_2WI	9 000	120	2 200

三、颅脑磁共振血管造影检查

（一）适应证

脑血管性疾病、颅内肿瘤及肿瘤样病变、脑血管性疾病术后随访、筛选可疑又不能行 DSA 检查的脑血管疾病、颅内感染。

（二）扫描方法

定位同颅脑 MRI 技术,在采集范围设定时,应根据病变区部位设定。在使用预饱和技术时根据临床要求选择饱和静脉或动脉血流。MRA 方法常用时间飞跃法（TOF）、相位对比法（PC）。对于脑血管成像,拟选以下方案：① 2D-TOF全脑冠状面,因为多数血管与冠状面垂直；② 病变区的 3D-PC 轴面；③ 必要时加扫 2D-TOF 轴面或矢状面,以显示病变区的垂直血管;④ 若病变区有信号丢失,则加扫 3D-TOF;⑤ 动脉瘤通常为慢流或复杂血流,应当合用 3D-PC 与 3D-TOF。

（三）脉冲序列及扫描参数

脉冲序列：FISP 3D-TOF,FISP 3D-PC,FISP 2D-PC,FISP 2D-TOF。

采集模式：3D,2D。

采集矩阵：256×(160～256),512×(230～512)。

重建矩阵：256×256,512×512。

扫描野：180～200 mm。

NSA：1～2 次。

THK/Gap：0.75～4 mm(-50%～0%)。

TR/TE/Flip：32 ms/12 ms/20°(3D-PC);50 ms/7 ms/25°(3D-TOF);40 ms/13 ms/20°(2D-PC);50 ms/8 ms/30°(2D-TOF);40 ms/9 ms/25°(3D-TOF FSPGR)。

成像平面：Ax。

成像野：20～25 cm。

成像层厚：1～2 mm。

成像间距：无间隔。

为获得动脉像或静脉像,扫描区域近端或远端应设置预饱和带,图像后处理采用最大密度投影法或表面遮盖法。

第四节　颅脑 DSA 检查技术

一、颈内动脉造影（含左、右颈内动脉）

（一）适应证

颅内血管性疾病;原因不明的脑内和蛛网膜下腔出血;颅内肿瘤性病变;颅内血管性疾病手术后随访;颅骨、头皮病变,了解颈内动脉有无参与供血;颅内血管性病变介入治疗前后。

（二）禁忌证

有严重出血倾向和严重凝血功能障碍;对比剂和麻醉剂过敏;严重心、肝、肾功能衰竭和极度虚弱;穿刺部位感染;高热及急性感染。

（三）操作方法及程序

（1）IA DSA 采用 Seldinger 技术,行经皮股动脉穿刺插管。

（2）在透视下将导管分别插入左、右颈动脉。

（3）进行造影。造影参数：对比剂用量为 8～10 ml/次,注射速率为 7～8 ml/s,压限为 250～300 PSI。

（4）造影体位：常规摄取正侧位,正位显示两岩骨对称位于眼眶内下 2/3,侧位为水平侧位,两外耳孔重合;对于动脉瘤可加造 15°～30°斜位以显示动脉瘤根部;其他在必要时加摄左斜、右斜位。

（5）造影程序：采用 DSA 脉冲方式成像,3～6 帧/s,注射延迟 0.5 s,每次造影均包括动脉期、微血管期、静脉期,一般曝光至静脉窦显示为止,对不配合易动被检者采用超脉冲方式,25 帧/s。

（6）造影完毕拔出导管,局部压迫 10～15 min 后加压包扎。

（7）由操作技师认真填写检查申请单的相关项目和技术参数并签名。

（四）并发症

（1）穿刺和插管并发症:暂时性动脉痉挛、局部血肿、假性动脉瘤、动静脉瘘、导管动脉内折断、动脉内膜夹层、动脉粥样硬化斑块脱落、血管破裂、脑血管血栓和气栓等。

（2）对比剂并发症:休克、惊厥、瘫痪、癫痫、脑水肿、喉头水肿、喉头或支气管痉挛、肺水肿、急性肾功能衰竭等。

（五）注意事项

（1）严格掌握适应证和禁忌证;

（2）做好术前准备工作;

（3）术中密切观察被检者反应;

（4）造影时注意控制对比剂的浓度和剂量,严格按造影体位和程序操作,要排空高压注射器针筒内气体以防气栓;

（5）要求被检者术后卧床 24 h,给予必要抗生素、止血剂等,留观一定时间;

（6）头颈部检查主要移动伪影为吞咽伪影,术中要求被检者不做吞咽动作;

（7）病理血管与颅外血管分辨需多体位检查;

（8）被检者不配合形成移动伪影者,需增加后处理程序,如像素位移等。

二、椎动脉造影

（一）适应证

颅后窝血管性疾病;原因不明的脑内和蛛网膜下腔出血;颅后窝肿瘤性病变;颅后窝血管性疾病手术后随访;颈、面、眼部和颅骨、头皮病变;颅后窝血管性病变介入治疗前后。

（二）操作方法及程序

（1）IA DSA 采用 Seldinger 技术,行经皮股动脉穿刺插管。

（2）在透视下将导管插入椎动脉造影。

（3）造影参数:对比剂用量为 6～8 ml/次,注射速率为 3～4 ml/s,压限为 200～300 PSI。

（4）造影体位:常规摄取汤氏位、侧位及华氏位,汤氏位增强器向头端倾斜 30°～35°,显示两岩骨对称位于眼眶上缘,可见枕骨大孔,侧位为水平侧位,两外耳孔重合;在必要时加摄左、右斜位。

（5）造影程序:采用 DSA 脉冲方式成像,3～6 帧/s,注射延迟 0.5 s,每次造影均包括动脉期、微血管期、静脉期,一般曝光至静脉窦显示为止,不配合易动者采用超脉冲方式,25 帧/s。

（6）造影完毕拔出导管,局部压迫 10～15 min 后加压包扎。

（7）由操作技师认真填写检查申请单的相关项目和技术参数并签名。

三、颈外动脉造影

（一）适应证

颌、面部及头皮的血管性疾病；颌、面部肿瘤性病变；颌、面部出血性病变；颌、面部深部手术前了解病变部位血供及周围血管解剖；颌、面部及头皮的血管性病变介入治疗前后。

（二）操作方法及程序

（1）IA DSA 采用 Seldinger 技术，行经皮股动脉穿刺插管。

（2）在透视下将导管先插入颈总动脉造影，再进行颈外动脉造影，根据需要进行颞浅动脉、枕动脉、面动脉、咽升动脉、颌内动脉等超选择造影。

（3）造影参数：对比剂用量为 10～12 ml/次，注射速率为 5～6 ml/s，压限为 250～300 PSI。

（4）造影体位：常规摄取正、侧位，必要时加摄汤氏位、斜位、头足位或足头位。

（5）造影程序：采用 DSA 脉冲方式成像，3～6 帧/s，注射延迟 0.5 s，每次造影均包括动脉期、微血管期、静脉期，不配合易动者采用超脉冲方式，25 帧/s。

（6）造影完毕拔出导管，局部压迫 10～15 min 后加压包扎。

（7）由操作技师认真填写检查申请单的相关项目和技术参数并签名。

四、颈总动脉造影

（一）适应证

颌面、头颈部血管性病变及介入治疗前后；颌面部外伤出血及介入治疗前后；颌面、头颈部肿瘤性病变及介入治疗前后。

（二）操作方法及程序

（1）IA DSA 采用 Seldinger 技术，行经皮股动脉穿刺插管。

（2）在透视下将导管插入颈外动脉造影，根据需要进行舌动脉、面动脉、甲状腺动脉等超选择性造影。

（3）造影参数：对比剂用量为 5～6 ml/次，注射速率为 1～3 ml/s，压限为 450 PSI；超选择至舌动脉、面动脉、甲状腺动脉 6～10 ml/次，注射速率为 3～6 ml/s，压限为 150 PSI。

（4）造影体位：常规摄取正位、侧位，在必要时加摄左、右斜位，或头足位、足头位。

（5）造影程序：采用 DSA 脉冲方式成像，3～6 帧/s，注射延迟 0.5 s，每次造影均包括动脉期、微血管期、静脉期，对不配合易动者采用超脉冲方式，25 帧/s。

（6）造影完毕拔出导管，局部压迫 10～15 min 后加压包扎。

（7）由操作技师认真填写检查申请单的相关项目和技术参数并签名。

高频考点

一、单项选择题

1. CT 扫描时的大脑基底线是　　（　　）

  A. 听眦线

  B. 听眶线

  C. 听眉线

  D. 听鼻线

  E. 听口线

2. 亚急性脑外伤行 CT 增强扫描是为了
   发现 （ ）
   A. 皮下血肿
   B. 颅底骨折
   C. 等密度血肿
   D. 脑出血部位
   E. 脑挫裂伤程度

3. 以听眉线为基线扫描图像中，能显示
   Willis 血管环的平面是 （ ）
   A. 第四脑室下方
   B. 鞍上池
   C. 第三脑室
   D. 松果体
   E. 侧脑室体部

4. 下述颅脑 CT 检查中必须拍摄骨窗的是
    （ ）
   A. 常规颅脑扫描
   B. 急性脑梗塞
   C. 脑血管瘤
   D. 颅脑病变侵犯到颅骨
   E. 脑血管畸形病变

5. 蝶鞍冠状面扫描时与扫描线垂直的基
   线是 （ ）
   A. 听眶线
   B. 听眦线
   C. 听眉线
   D. 听鼻线
   E. 耳垂直线

6. 颅内动脉 CTA 扫描开始时间为肘静脉
   注射对比剂后多长时间 （ ）
   A. 5～10 s
   B. 15～20 s
   C. 25～30 s
   D. 35～40 s
   E. 45～50 s

7. 有关颅内 CTA 的叙述,错误的是（ ）
   A. 扫描前 4 h 禁食
   B. 扫描基线与听眦线平行
   C. 扫描范围从鞍底下 2 cm 至鞍底上5 cm
   D. 采用高压注射器动脉导管方式注药
   E. 注药速率为 3.0～3.5 ml/s

8. 颅脑 CT 检查增强扫描实质期的延迟时
   间是 （ ）
   A. 15～20 s
   B. 25～30 s
   C. 35～40 s
   D. 45～50 s
   E. 60～70 s

9. 脑肿瘤 CT 扫描,不能显示的是 （ ）
   A. 大小
   B. 部位
   C. 形态
   D. 病理
   E. 数目

10. 关于颅脑 CT 扫描体位和扫描范围的
    叙述中,错误的是 （ ）
    A. 顶颏位冠状面扫描时采用仰卧位
    B. 横断扫描时常规采用仰卧位
    C. 横断扫描的扫描基线可酌情变化
    D. 鞍区垂体冠状面扫描的后界应包括
       鞍背
    E. 横断扫描的上界应达侧脑室体部上
       方约 2 cm 处

11. 头颅 CT 增强扫描的对比剂常规注射
    方法是 （ ）
    A. 静脉团注法
    B. 静脉滴注法
    C. 静脉团注滴注法
    D. 静脉多次团注法
    E. 静脉滴注团注法

12. 外伤性颅底骨折,禁止使用的摄影体位是 （　）
 A. 颅底侧位
 B. 颅底颌顶位
 C. 头颅汤氏位
 D. 斯氏位
 E. 高位颈椎颅底侧位

13. 外伤患者行脑 CT 检查时不能发现 （　）
 A. 颅内血肿
 B. 皮下血肿
 C. 颅底骨折
 D. 下颌骨骨折
 E. 脑挫裂伤

14. 颅脑横断面 CT 扫描时不必包括的结构为 （　）
 A. 颞叶底部
 B. 蝶鞍
 C. 上额窦
 D. 四脑室
 E. 小脑下部

15. CT 检查不需摄骨窗位的是 （　）
 A. 颅脑外伤
 B. 颅骨病变
 C. 内听道病变
 D. 脑萎缩
 E. 眼眶肿瘤

16. 不是颅内动脉 CTA 适应证的是（　）
 A. 颅内动脉瘤
 B. 动静脉畸形
 C. 脑膜瘤
 D. 胶质瘤
 E. 颅内感染

17. 颅内动脉 CTA 检查时对比剂的注射流率是 （　）
 A. 1.0～1.5 ml/s
 B. 2.0～2.5 ml/s
 C. 3.0～3.5 ml/s
 D. 4.0～4.5 ml/s
 E. 5.0～5.5 ml/s

二、多项选择题

1. 头颅后前位的投照体位是 （　）
 A. 被检者俯卧摄影台上
 B. 额及鼻尖部置台面中线上
 C. 冠状面垂直于台面
 D. 听眦线垂直台面
 E. 中心线经枕外隆凸至眉间射入胶片

2. 蝶鞍侧位的摄影技术是 （　）
 A. 俯卧头侧转
 B. 矢状面平行台面
 C. 瞳间线垂直台面
 D. 可用小遮线筒、近距离摄影
 E. 中心线经听眉线中点射入胶片

3. 头颅的摄影注意事项中,下列描述哪些正确 （　）
 A. 熟悉头部的解剖位置
 B. 正确运用头部的标准平面和连线
 C. 中心线的投射方向和倾斜角度必须准确
 D. 去除异物
 E. 尽可能使用滤线设备

4. 下面哪些不属于颅骨 （　）
 A. 颧骨
 B. 颞骨
 C. 蝶骨
 D. 犁骨
 E. 筛骨

5. 头颅后前位的摄片目的叙述中,哪些是正确的 （ ）
   A. 观察颅骨的骨质
   B. 观察全颅骨的对称性
   C. 观察颅骨骨板厚度
   D. 观察颅骨内有无钙化斑和颅骨指压纹
   E. 观察蝶鞍有无增大

6. 头颅前后位摄影,下列描述哪些是错误的 （ ）
   A. 被检者俯卧于摄影床上
   B. 头正中面对准台面中线垂直台面
   C. 两外耳孔与台面等距
   D. 下颌稍仰,听眶线与台面垂直
   E. 中心线对准瞳间线中点垂直射入胶片中心

7. 头颅侧位摄影,下列描述哪些是正确的 （ ）
   A. 被检者仰卧在摄影台上
   B. 头侧转,对侧紧贴床面
   C. 瞳间线与床面垂直
   D. 头颅正中面与台面平行
   E. 可观察蝶鞍的形态和大小

8. 关于头颅侧位标准片,下列描述哪些是正确的 （ ）
   A. 照片包括全部颅骨与下颌骨升枝
   B. 蝶鞍位于照片正中略偏前
   C. 两侧乳突、外耳孔、下颌骨小头基本重叠
   D. 蝶鞍各缘呈单线的半月状阴影,无双边影
   E. 前颅凹底线重叠为单线

第二十五章 头 颈

1. 掌握头颈常见病摄影体位
2. 掌握头颈 CT 检查技术
3. 掌握头颈 MR 检查技术
4. 掌握头颈 DSA 检查技术

第一节 头颈 X 线检查技术

一、内听道经眶位

体位设计：听眦线垂直台面,中心线经两外耳孔连线中点垂直射入。

二、视神经孔后前斜位

体位设计：对侧听鼻线垂直台面,中心线对准被检侧眼眶外下 1/4 处,垂直射入。

三、乳突劳氏位

体位设计：头部正中矢状面与台面成 15°,中心线向足侧倾斜 15°,通过被检侧外耳孔射入。

四、乳突许氏位

体位设计：听眶线垂直台边,中心线向足侧倾斜 25°,通过被检侧外耳孔射入。

五、乳突伦氏位

体位设计：听眶线与台边垂直,中心线向足侧倾斜 35°,通过被检侧外耳孔射入。

六、乳突梅氏位

体位设计：头部正中矢状面与台面成 45°,中心线向足侧倾斜 45°,经对侧眼眶外 1/3 额部上方约10 cm处射入,通过患侧外耳孔达摄影区上 1/3。

七、岩乳部斯氏位

体位设计：被检侧颧骨、鼻部、额部三点置于台面上,头部正中矢状面与台面成 45°,中心线向头侧倾斜 12°,经被检侧外耳孔前 2 cm 处射入。

八、岩乳部反斯氏位

体位设计:头部正中矢状面与台面成 45°,中心线向足侧倾斜 12°,对准被检侧外耳孔前方 2 cm 处射入。

九、鼻旁窦华氏位

体位设计:听眦线与台面成 37°,中心线对准鼻尖与上唇间连线中点,垂直射入。

十、鼻旁窦柯氏位

体位设计:听眦线垂直台面,中心线向足侧倾斜 23°,经鼻根部射入。

十一、面骨后前 45°位

体位设计:听眦线与台面成 45°,鼻尖对准摄影区下 1/3 横线上,中心线通过鼻根部垂直射入。

十二、下颌骨后前位

体位设计:听眦线垂直台面,上唇与下颌联合下缘连线中点对准摄影中心,中心线对准两下颌角连线中点垂直射入。

十三、下颌骨侧位

体位设计:颏高头顶低(倾斜 15°),中心线向头侧倾斜 15°,通过两下颌角连线中点射入。

十四、颞颌关节侧位

体位设计:患侧外耳孔前下各 2 cm 处放于摄影中心,中心线向足侧倾斜 25°,对准对侧颞颌关节上方约 5 cm 处射入。

十五、颧骨弓顶颏斜位

体位设计:头向对侧偏转 10°~15°,使头部正中矢状面与台面成 75°~80°,中心线垂直听眦线,经颧骨弓内缘切入。

十六、鼻骨侧位

体位设计:鼻根部下方 2 cm 处位于摄影中心,中心线对准鼻根下方 2 cm 处垂直射入。

十七、眼眶后前位

体位设计:听眦线垂直台面,中心线向足侧倾斜 20°,通过鼻根部射入。

十八、第 1、2 颈椎张口位

体位设计:上颌门齿咬殆面至乳突尖的连线垂直于台面,中心线通过两嘴角连线中点垂直射入。

十九、颈椎正位

体位设计：使上颌门齿咬骀面至乳突尖的连线垂直于暗盒,中心线向头侧倾斜10°～15°,对准甲状软骨下方射入。

二十、颈椎侧位

体位设计：上颌门齿咬骀面与乳突尖端连线与水平面平行,中心线经甲状软骨平面颈部的中点,水平方向垂直射入。

二十一、颈椎前后斜位

体位设计：人体冠状面与摄影架面板约成45°,中心线对准甲状软骨平面颈部中点,水平方向垂直射入。此体位用于检查颈椎椎间孔和椎弓根病变,应摄左右两侧,以作对比。

第二节 头颈CT检查技术

一、眼

(一)适应证

眼内、泪腺、眶内各组织来源的肿瘤,其他部位转移到眼眶及眶部的肿瘤;眶骨骨折及眶内软组织损伤的诊断;眼球内和眶内异物的诊断和定位;血管瘤、颈内动脉海绵窦瘘、静脉曲张等血管病变;渗出性视网膜炎、视神经炎、眼外肌炎、泪囊炎、眼眶蜂窝组织炎、视网膜剥离等眶内各组织炎症。

(二)检查前准备

训练被检者闭上眼睛保持眼球固定不动,或嘱被检者眼睛盯住一目标,保持不动。

(三)检查方法及扫描参数

1. 平扫

(1)扫描体位：仰卧或俯卧位。

(2)扫描方式：横断面或冠状面连续扫描。非螺旋扫描采用标准模式。

(3)定位扫描：确定扫描范围、层厚、层距。

(4)扫描定位基准线：横断扫描基线使用听眶线,冠状扫描基线使用冠状线(俯卧位)。

(5)扫描范围：横断面自眶底至眶顶,必要时可根据需要扩大扫描范围。冠状面从眶前缘向后连续扫描,即从眼球前部至海绵窦。

(6)扫描机架倾斜角度：与扫描床成0°;冠状面检查时根据需要适当倾斜机架角度。

(7)扫描野：头部范围。

(8)扫描层厚：横断面1～3 mm;冠状面3～5 mm。

(9)扫描间隔：横断面1～3 mm;冠状面3～5 mm。

(10)重建算法：软组织或高分辨率算法。

(11) 扫描参数：根据 CT 机型设定。

2. 增强扫描

在下列情况下需作增强扫描：怀疑血管性疾病；眶内肿瘤；怀疑眶内病变向眶外侵犯者。

(1) 对比剂用量：成人 60～100 ml 离子或非离子型含碘对比剂，儿童按体质量 2 ml/kg 计算。

(2) 对比剂注射方式：压力注射器静脉内团注或快速手推团注，注射速率一般为 1.0～2.0 ml/s，重点观察病变的血管特征（如区分动脉瘤、动静脉畸形等）时，可提高速率至 2.5～3.5 ml/s。

(3) 扫描开始时间：对比剂注入后延迟 20 s 扫描观察动脉期，延迟 50 s 扫描观察静脉期。

(4) 其他扫描程序、参数与平扫相同。

3. 摄片要求

(1) 依次顺序摄取定位片、平扫及增强图像。

(2) 窗位：L 30～50 HU，窗宽：W 250～450 HU。

(3) 骨窗窗位：L 300～600 HU，骨窗窗宽：W 1 500～2 000 HU。通常眼部有钙化或病变侵犯眶壁时，加照骨窗像。

(4) 必要时病灶层面放大摄片。

(5) 必要时测量病灶大小及病灶层面增强前后的 CT 值。

(6) 根据临床需要，可进行图像重建。

(四) 注意事项

符合下列条件可首选 CT 冠状位扫描：球内异物定位；眼部外伤，眶壁骨折；观察和确定病变与眶顶和眶底的关系以及辨别眶尖病变的侵袭范围；观察病变对眼外诸肌肉的影响。

二、内听道

(一) 适应证

内听道内小肿瘤；脑桥小脑三角、内听道区域病变；内听道先天性发育异常；观察内听道内肿瘤与邻近结构的关系。

(二) 检查方法及扫描参数

1. 平扫

(1) 扫描体位：仰卧位。下颌内收，两外耳孔与台面等距。

(2) 扫描方式：横断面连续扫描，必要时冠状面扫描。

(3) 定位扫描：确定扫描范围、层厚、层距。

(4) 扫描定位基准线：横断面为听眶线；冠状面为外耳孔前缘与听眶线的垂直线。

(5) 扫描范围：横断面自外耳孔向上至整个颞骨岩锥。冠状面自外耳孔前缘向前至颈内动脉管水平段连续扫描。

(6) 扫描机架倾斜角度：与扫描床成 0°。

(7) 扫描野：头部范围。

(8) 扫描层厚：1～3 mm。

(9) 扫描间隔: 1～3 mm。

(10) 重建算法: 高分辨率算法。

(11) 扫描参数: 根据 CT 机型设定。

2. 增强扫描

(1) 对比剂用量: 成人 60～100 ml 离子或非离子型含碘对比剂, 儿童按体质量 2 ml/kg 计算。

(2) 注射方式: 压力注射器静脉内团注或快速手推团注, 注射速率一般为 1.0～2.0 ml/s。

(3) 扫描开始时间: 对比剂注入后立即开始扫描。

(4) 其他扫描程序、参数与平扫相同。

3. 摄片要求

(1) 依次顺序摄取定位片、平扫及增强图像。

(2) 窗位: L 30～40 HU, 窗宽: W 70～100 HU。

(3) 骨窗窗位: L 300～500 HU, 窗宽: W 1 300～1 800 HU。

(4) 必要时病灶层面放大摄片。

(5) 必要时测量病灶大小及病灶层面增强前后的 CT 值。

(6) 根据临床需要, 必要时可进行图像重建。

三、鼻旁窦

(一) 适应证

鼻窦癌及其他恶性肿瘤和转移瘤; 良性肿瘤、鼻窦黏液囊肿; 上颌骨鼻窦区的肿瘤与囊肿; 外伤; 化脓性鼻窦炎、鼻腔息肉; 配合纤维内镜手术, 显示上颌窦开口的部位和形态; 先天异常。

(二) 检查方法及扫描参数

1. 平扫

(1) 扫描体位: 仰卧或俯卧位。

(2) 扫描方式: 横断面或冠状面连续扫描。常规检查用非螺旋扫描方式, 使用仿真内窥镜观察时须采用螺旋扫描。被检者体位与扫描范围同横断位扫描, 单螺旋 CT 扫描层厚 1 mm, 间隔 1 mm, 螺距 1; 多排探测器 CT 的准直 0.5～0.75 mm, 层厚 1 mm, 间隔 0.7～1 mm。

(3) 定位扫描: 确定扫描范围、层厚、层距。

(4) 扫描定位基准线: 横断扫描——听眶线(仰卧位); 冠状扫描——冠状线(俯卧位)。

(5) 扫描范围: 横断面自上牙槽突至额窦底连续扫描; 冠状面自额窦前缘至蝶窦后缘。

(6) 扫描机架倾斜角度: 与扫描床成 0°或根据需要适当倾斜角度。

(7) 扫描野: 头部范围。

(8) 扫描层厚: 3～5 mm。

(9) 扫描间隔: 3～5 mm。

(10) 重建算法: 标准或高分辨率算法。

(11) 扫描参数: 根据 CT 机型设定。

2. 增强扫描

(1) 对比剂用量：成人 60～100 ml 离子或非离子型含碘对比剂,儿童按体质量 2 ml/kg 计算。

(2) 注射方式：压力注射器静脉内团注或快速手推团注,注射速率一般为 1.0～2.0 ml/s。

(3) 扫描开始时间：对比剂注入后立即开始扫描。

(4) 其他扫描程序、参数与平扫相同。

3. 摄片要求

(1) 依次顺序摄取定位片、平扫及增强图像。

(2) 鼻窦图像可放大摄影,窗技术用软组织窗。窗位：L 30～50 HU,窗宽：W 250～450 HU。

(3) 外伤或肿瘤侵犯骨组织时,需加照骨窗图像。骨窗窗位：L 300～600 HU,骨窗窗宽：W 1 500～2 000 HU。

(4) 必要时病灶层面放大摄片。

(5) 必要时测量病灶大小及病灶层面增强前后的 CT 值。

四、鼻咽

(一) 适应证

鼻咽部肿瘤,如鼻咽癌、纤维血管瘤和脊索瘤等;鼻咽部肉芽肿性病变。

(二) 检查方法及扫描参数

1. 平扫

(1) 扫描体位：仰卧或俯卧位。

(2) 扫描方式：横断面或冠状面连续扫描。

(3) 定位扫描：确定扫描范围、层厚、层距。

(4) 扫描定位基准线：横断扫描——听眶线(仰卧位);冠状扫描——冠状线(俯卧位)。

(5) 扫描范围：横断面自上牙槽突至额窦底连续扫描;冠状面自上额窦前缘向后连续扫描至鼻咽腔后缘。

(6) 扫描机架倾斜角度：与扫描床成 0°或根据需要适当倾斜角度。

(7) 扫描野：头部范围。

(8) 扫描层厚：3～5 mm。

(9) 扫描间隔：3～5 mm。

(10) 重建算法：标准或高分辨率算法。

(11) 扫描参数：根据 CT 机型设定。

2. 增强扫描

(1) 对比剂用量：成人 60～100 ml 离子或非离子型含碘对比剂,儿童按体质量 2 ml/kg 计算。

(2) 注射方式：压力注射器静脉内团注或快速手推团注,注射速率一般为 1.0～2.0 ml/s。

(3) 扫描开始时间：对比剂注入后延迟 13～18 s 开始扫描。

(4) 其他扫描程序、参数与平扫相同。

3. 摄片要求

（1）依次顺序摄取定位片、平扫及增强图像。

（2）窗位：L 30～50 HU，窗宽：W 250～450 HU。

（3）骨窗窗位：L 300～600 HU，骨窗窗宽：W 1 500～2 000 HU。

（4）必要时病灶层面放大摄片。

（5）必要时测量病灶大小及病灶层面增强前后的 CT 值。

五、颞区（内耳）

（一）适应证

颞骨部的先天性畸形，包括外耳、内耳、中耳畸形及血管畸形；颞骨部的炎症性疾病；颞骨的外伤；颞骨肿瘤，包括外耳道癌、中耳癌、中耳鼓室内血管瘤、化学感受器瘤、面神经鞘瘤、听神经瘤等；耳硬化症；耳源性脑脓肿；岩骨尖综合征，外伤；外耳道炎症、中耳炎、乳突炎、内耳迷路炎等。

（二）检查方法及扫描参数

1. 平扫

（1）扫描体位：仰卧或俯卧位。

（2）扫描方式：横断面或冠状面连续扫描。

（3）定位扫描：确定扫描范围、层厚、层距。

（4）扫描定位基准线：横断扫描——听眶线（仰卧位）；冠状扫描——冠状线（俯卧位）。

（5）扫描范围：横断面以听眶线向上连续扫描至鼓窦盖；冠状面以冠状线垂直听眶线自外耳孔前缘向后连续扫描，必要时可根据需要扩大扫描范围。

（6）扫描机架倾斜角度：与扫描床成 12°～15°（冠状扫描）。

（7）扫描野：头部范围。

（8）扫描层厚：超薄层 1～2 mm，薄层 3～5 mm。

（9）扫描间隔：同扫描层厚。

（10）重建算法：高分辨率算法。

（11）扫描参数：根据 CT 机型设定。

2. 增强扫描

（1）对比剂用量：成人 60～100 ml 离子或非离子型含碘对比剂，儿童按体质量 2 ml/kg 计算。

（2）注射方式：用压力注射器静脉内团注或快速手推团注，注射速率一般为 1.0～2.0 ml/s。

（3）扫描开始时间：对比剂注入后立即开始扫描。

（4）其他扫描程序、参数与平扫相同。

3. 摄片要求

（1）依次顺序摄取定位片、平扫及增强图像。

（2）窗位：L 40～60 HU，窗宽：W 300～500 HU。

（3）骨窗窗位：L 300～600 HU，骨窗窗宽：W 1 500～3 000 HU。

（4）必要时病灶层面放大摄片。

(5) 必要时测量病灶大小及病灶层面增强前后的 CT 值。

(三)注意事项

扫描角度应根据临床要求选择。颞骨横断位扫描常用 0°和 30°断面。0°轴位扫描时,该断面图像能较好显示锤骨和砧骨关系、鼓窦入口、舌下神经管、耳蜗、咽鼓管、颈动脉管、颈静脉孔等颅底结构。30°轴位扫描时,该断面图像能较好显示锤骨和砧关节、面神经水平段和膝部、鼓窦、鼓膜张肌半管、外半规管、卵圆窗、圆窗和前庭导水管等。冠状扫描常用 70°与105°断面。70°冠状位扫描可较好显示上鼓室,鼓室盖、耳蜗、颈动脉管、颈静脉孔、面神经水平段等结构。105°冠状扫描可较好显示面神经鼓室段、垂直段、卵圆窗与镫骨的关系、锥隆起、鼓室窦、鼓室盾板及耳蜗神经等结构。

一般病例可选择横断位和冠状位常规薄层扫描,显示被检结构较佳的体位采用超薄层扫描;复杂病例常需两个方位的超薄层检查。扫描角度 0°和 70°、30°和 105°大体上互相垂直,可配合使用。

六、面部

(一)适应证

肿瘤及放疗后复查,如鼻咽癌和腮腺肿瘤等;炎症,如化脓性腮腺炎;外伤,如颌面部骨折;整形,如颜面部的美容整形等。

(二)相关准备

要求被检者在扫描中保持不动,禁止吞咽动作;增强扫描被检者需作碘过敏试验。

(三)扫描技术

1. 平扫

(1) 扫描体位:头部正中矢状面与台面中线垂直,下颌稍内收。

(2) 定位像:头部侧位扫描。

(3) 扫描基线:腮腺以听眦线为扫描基线;鼻咽部扫描平面与硬腭平行。

(4) 扫描范围:腮腺从外耳孔扫描至下颌角支部,鼻咽部从鞍底扫描至硬腭上缘。

(5) 扫描参数:腮腺扫描层厚 2～3 mm,间隔 2～3 mm;鼻咽部扫描层厚 5 mm,间隔5 mm。

2. 增强扫描

面部血管病变、肿瘤,以及了解病灶有无转移时需做增强扫描。被检者碘过敏试验呈阴性,且适宜做增强扫描时,可静脉注射对比剂 50～60 ml,流速 2.5～3 ml/s,延时扫描时间为 20～25 s。扫描范围、层厚及间隔同面部平扫。扫描方式可用连续扫描或螺距为 1 的螺旋扫描。

3. 螺旋扫描

面部三维图像需螺旋扫描数据。

(1) 扫描体位:同面部平扫。

(2) 定位像:头部侧位扫描。

(3) 扫描范围:眉弓至整个下颌。

(4) 扫描参数:单层螺旋用扫描层厚 3 mm,重建间隔 1.5～3 mm 的薄层扫描。多层螺旋用扫描层厚 0.75～1 mm,重建层厚 1 mm,重建间隔 0.7～1 mm。

（四）后处理技术

面部图像的显示和摄影常用软组织窗，窗宽 350～400 HU，窗位 35～40 HU。鼻咽部图像加用骨窗观察颅底有无骨质破坏。3D 重建在工作站进行，并旋转 3D 图像进行多角度观察。

七、鼻腔及鼻旁窦 CT 仿真内窥镜检查

（一）适应证

鼻腔及鼻旁窦占位性病变；鼻道狭窄和阻塞性病变；副鼻窦炎、鼻旁窦囊肿；鼻中隔弯曲；鼻甲肥大、息肉；外伤等。

（二）器械准备

螺旋 CT 扫描机和具有三维导航软件（Navigator Smooth）的工作站。

（三）药物准备

滴鼻剂用于扫描前消除可逆的鼻腔充血和黏膜分泌。

（四）检查方法和技术

1. 鼻腔及鼻旁窦容积扫描

（1）扫描体位：仰卧位，扫描平面平行于腭板。

（2）扫描范围：从额窦至上颌齿。

（3）层厚及间距：均为 1 mm。

（4）螺距：1。

（5）对比剂：新生儿总量 8 ml，注射速率 0.2 ml/s，延迟 40 s 开始扫描；婴儿总量 12 ml，注射速率 0.5 ml/s，延迟 24 s 开始扫描；成人总量 60～100 ml。

（6）扫描条件：成人 120 kV，小儿 90 kV，200～280 mAs。

2. 工作站后处理

工作站后处理用 Navigator Smooth 软件。阈值选择－700～－200 HU。

八、耳部 CT 仿真内窥镜检查

（一）适应证

外耳、中耳、内耳各种先天性畸形；耳道肿瘤性病变；中耳、内耳炎性病变；外伤性病变等。

（二）器械准备

螺旋 CT 机及三维软件工作站。

（三）被检者准备和注意事项

去除头面部易造成扫描伪影的饰品或其他物品。

（四）检查方法和技术

1. 颞骨部螺旋 CT 容积扫描

（1）扫描体位：仰卧位，平行于听眦线作轴面扫描。

（2）扫描范围：外耳道下缘至岩骨上缘。

（3）层厚：1.0 mm。

（4）螺距：1。

(5) 扫描条件：120 kV,260～360 mAs。

2. 工作站后处理

利用三维软件处理,阈值选择－600～－200 HU 和以 50～300 HU 赋以伪彩色多方位观察听骨链,有病变时也可采用"边缘效应"方式同时观察中耳异常软组织及听骨链情况。

九、腮腺

（一）适应证

良性腮腺肿瘤;恶性肿瘤;腮腺炎症及腮腺脓肿等。

（二）检查方法及扫描参数

1. 平扫

(1) 扫描体位：仰卧或俯卧位。

(2) 扫描方式：横断面或冠状面连续扫描。

(3) 定位扫描：确定扫描范围、层厚、层距。

(4) 扫描定位基准线：横断扫描——听眶线(仰卧位);冠状扫描——冠状线(俯卧位)。

(5) 扫描范围：自蝶鞍至下颌角,必要时可根据需要扩大扫描范围。

(6) 扫描层面角度：与扫描床成 0°。

(7) 扫描野：头部范围。

(8) 扫描层厚：3～5 mm。

(9) 扫描间隔：3～5 mm。

(10) 重建算法：软组织算法。

(11) 扫描参数：根据 CT 机型设定。

2. 增强扫描

(1) 对比剂用量：成人 60～100 ml 离子或非离子型含碘对比剂,儿童按体质量 2 ml/kg 计算。

(2) 注射方式：压力注射器静脉内团注或快速手推团注,注射速率一般为 1.0～2.0 ml/s。

(3) 扫描开始时间：对比剂注入后延迟 13～18 s 开始扫描。

(4) 其他扫描程序、参数与平扫相同。

3. 摄片要求

(1) 依次顺序摄取定位片、平扫及增强图像。

(2) 窗位：L 30～50 HU,窗宽：W 250～450 HU。

(3) 骨窗窗位：L 300～600 HU,窗宽：W 1 500～2 000 HU。

(4) 必要时病灶层面放大摄片。

(5) 必要时测量病灶大小及病灶层面增强前后的 CT 值。

十、喉部

（一）适应证

喉部肿瘤性病变、喉部囊肿及脓肿、喉部炎症、声带息肉、喉膨出、喉部外伤性病变及异物。

（二）禁忌证

含碘对比剂过敏、骤发喉阻塞需及时做气管切开者。

（三）操作方法及程序

1. 检查前准备

向被检者说明在扫描期间须保持头部不动,平静呼吸,禁止吞咽动作。训练被检者发持续的"咿"声或行瓦氏呼吸,可观察两侧声带活动度、喉室、梨状窝状况。

2. 检查方法及扫描参数

（1）平扫

① 扫描体位:仰卧位,下颌稍扬起,两外耳孔与台面等距。

② 扫描方式:横断面连续扫描。

③ 定位扫描:确定扫描范围、层厚、层距。

④ 扫描定位基准线:听鼻线垂直台面。

⑤ 扫描范围:自舌骨平面向下扫描至环状软骨下缘,必要时可根据需要扩大扫描范围。

⑥ 扫描基线:扫描层面分别与咽部或喉室平行。

⑦ 扫描机架倾斜角度:与扫描床成 0°。

⑧ 扫描野:颈部范围。

⑨ 扫描层厚:3～5 mm。

⑩ 扫描间隔:3～5 mm。

⑪ 重建算法:软组织算法。

⑫ 扫描参数:根据 CT 机型设定。

（2）增强扫描

① 对比剂用量:成人 60～100 ml 离子或非离子型含碘对比剂;儿童按体质量 2 ml/kg 计算。

② 注射方式:压力注射器静脉内团注,注射速率 2.5～3 ml/s;或快速手推团注,注射速率一般为 1.0～2.0 ml/s。

③ 扫描开始时间:对比剂注入后立即开始扫描。

④ 其他扫描程序、参数与平扫相同。

3. 摄片要求

（1）依次顺序摄取定位片、平扫及增强图像。

（2）窗位:L 30～50 HU,窗宽:W 200～400 HU。

（3）骨窗窗位:L 300～600 HU,骨窗窗宽:W 1 500～2 000 HU。

（4）必要时病灶层面放大摄片。

（5）必要时测量病灶大小及病灶层面增强前后的 CT 值。

（6）根据临床需要,可进行图像重建。

十一、颈部(甲状腺)

（一）适应证

甲状腺病变,如囊肿、腺瘤、甲状腺及甲状旁腺肿瘤等;颈动脉间隙内病变的恶性肿瘤、颈动脉瘤、副神经节瘤、神经鞘瘤和神经纤维瘤;颈动脉粥样硬化和颈静脉血栓形成,静脉炎、蜂窝组织炎和脓肿等；咽旁、咽后、椎前间隙的良恶性肿瘤等；颈椎病变,外伤等。

（二）操作方法及程序

1. 检查前准备

嘱被检者扫描时不做吞咽动作,可平静呼吸或憋住气。

2. 检查方法和扫描参数

（1）平扫

① 扫描体位：仰卧位,头稍后仰,使下颌支与床台面垂直。

② 扫描方式：横断面连续扫描。

③ 定位扫描：确定扫描范围、层厚、层距。

④ 扫描范围：上界为舌骨下缘,下界至主动脉弓上缘；甲状腺扫描范围从第5颈椎下缘至第1胸椎。

⑤ 扫描机架倾斜角度：0°。

⑥ 扫描野：颈部范围。

⑦ 扫描层厚：5～10 mm,对微小病变可薄层扫描。

⑧ 扫描间隔：5～10 mm。

⑨ 重建算法：软组织或标准算法。

⑩ 扫描参数：根据CT机型设定。

（2）增强扫描

颈部一般都要做增强扫描。

① 对比剂用量：80～100 ml离子或非离子型含碘对比剂。

② 注射方式：静脉团注,静脉注射的流速为2.5～3 ml/s。

③ 扫描开始时间：注射50 ml对比剂后快速连续扫描。

④ 其他检查程序和扫描参数同平扫。

3. 摄片要求

① 依次顺序拍摄定位片、平扫及增强图像。

② 一般采用软组织窗,窗位L 30～60 HU；窗宽W 200～400 HU。外伤患者加摄骨组织窗,窗位L 300～600 HU；窗宽W 1 500～3 000 HU。

③ 必要时测量病灶大小、CT值,以及测量病灶层面增强前后CT值的变化。

十二、颈椎

（一）适应证

脊柱外伤；各种原因引起的椎管狭窄；椎间盘退行性病变和椎间盘突出；原发性、继发性脊椎骨肿瘤和椎旁肿瘤；椎管内占位病变；CT导向下介入放射学检查；脊柱感染性疾病、脊柱结核、化脓性脊柱炎；先天性畸形和发育异常；脊柱退行性病变。

（二）操作方法及程序

1. 检查前准备

嘱被检者在检查期间避免吞咽动作,并保持体位不动。

2. 检查方法和扫描参数

（1）平扫

① 扫描体位：仰卧位，头部略垫高，并用颈托固定颈部。

② 扫描方式：横断面连续扫描。

③ 定位扫描：侧位定位扫描，确定扫描范围、层厚、层距。

④ 扫描范围：根据临床要求扫描椎间盘或椎体。

⑤ 扫描机架倾斜角度：根据定位片显示，适当倾斜扫描机架角度。

⑥ 扫描野：椎体范围。

⑦ 扫描层厚：2～3 mm（椎间盘），3～5 mm（椎体）。

⑧ 扫描层距：2～3 mm（椎间盘），3～5 mm（椎体）。

⑨ 重建算法：软组织或标准算法。

⑩ 扫描参数：根据 CT 机型而定。

（2）增强扫描

① 对比剂用量：80～100 ml 离子或非离子型含碘对比剂。

② 注射方式：高压注射器静脉内团注，注射速率为 2～3 ml/s。

③ 扫描开始时间：注射 60～80 ml 后开始连续扫描（8～10 s 扫描周期）。

④ 必要时在注射含碘对比剂 5～30 min 后做延迟扫描。

⑤ 其他扫描程序和扫描参数与平扫相同。

3. 摄片要求

（1）依次顺序拍摄定位片、平扫以及增强图像。

（2）图像显示采用软组织窗：窗位 L 30～50 HU，窗宽 W 200～400 HU；骨窗窗位：L 300～600 HU，骨窗窗宽 W 1 200～2 000 HU。

（3）测量病灶层面 CT 值及大小，必要时测量病灶层面增强前后的 CT 值变化。

（4）必要时病灶层面放大摄片。

十三、颈部 CTA

（1）扫描体位：被检者仰卧，头后仰，使下颌支与检查床面垂直。

（2）扫描范围：在颈部侧位定位像上设定从胸腔入口至颅底的扫描区域。

（3）扫描方式：单层或多层螺旋扫描。

（4）扫描参数：单层螺旋的扫描层厚 2～3 mm，重建间隔 1～1.5 mm；多层螺旋的扫描层厚 0.75～1 mm，重建层厚 1 mm，重建间隔 0.7～1 mm。

（5）对比剂用量：静脉注射对比剂 100～120 ml，流率 3 ml/s，延时扫描时间 15～18 s。

十四、喉及下咽部 CT 仿真内窥镜检查

（一）适应证

喉部肿瘤性病变；喉部囊肿及脓肿等；声带麻痹；喉部非肿瘤性病变，如息肉、喉膨出等；声音嘶哑；喉部外伤性病变或异物等。

（二）器械准备

螺旋 CT 机及三维软件工作站。

（三）被检者准备和注意事项

仰卧位，平静呼吸，扫描时不能咳嗽或做吞咽动作。

（四）检查方法和技术

1. 螺旋 CT 容积扫描

（1）扫描体位：仰卧位，颈后伸。

（2）扫描角度：平行于喉室作轴位扫描。

（3）扫描范围：从舌根部至食管上端水平。

（4）层厚：扫描层厚 3.0 mm，重建间距 1 mm。

（5）螺距：1。

（6）扫描条件：120 kV，200～250 mAs。

2. 工作站后处理

利用三维软件处理，阈值选择－700～－200 HU。

第三节　头颈 MR 检查技术

一、眼部

（一）适应证

眶部肿瘤；眼肌疾病；眼血管性疾病；眼外伤；非金属性眼内或眶内异物；眶内炎症，包括炎性假瘤与眶内感染。

（二）扫描技术

1. 平扫

（1）线圈：颅脑用正交线圈或颅脑相控阵线圈，扫描野为 16～20 cm；眼球病变应选择 7.6 cm 环形表面线圈，扫描野为 12～16 cm。

（2）横断位：选用旁矢状位视神经清楚的层面作为定位图像，使定位线与视神经平行，再在冠状位图像上调正左右中心。脉冲序列为 T_2WI-FSE 序列、T_1WI-SE 或 FSE 序列。层厚 4 mm；层间距 0～0.5 mm；采集矩阵 256×256 或 312×256；扫描野为 180 mm×180 mm 或 160 mm×160 mm；信号平均次数为 4 次；回波链为 8～32；相位编码方向为左右向。

（3）冠状位：脉冲序列为 T_2WI-FSE 序列。层厚为 4～6 mm；层间距为 0.5～1 mm；采集矩阵为 256×256；扫描野为 200 mm×200 mm 或 200 mm×165 mm；信号平均次数为 2～4 次；相位编码方向为左右向。

（4）矢状斜位：取横断视神经清楚的平面，扫描线与视神经平行。脉冲序列为 T_2WI-FSE 序列。层厚为 4 mm；层间距为 0.5～1 mm；采集矩阵为 256×256；扫描野为 200 mm×200 mm；信号平均次数为 4 次；相位编码方向为左右向，加"无卷褶伪影"技术。

（5）脉冲序列扫描参数：见表 25-1。

表 25-1　眼部脉冲序列扫描参数

脉冲序列	加权像	TR/ms	TE/ms	TI/ms
FSE	T_2WI	3 000~4 000	90~120	
SE	T_2WI	440~550	10~15	
FLAIR	T_1WI	2 000~2 500	12~20	750
脂肪抑制 STIR 序列		>1 500	<40	400~600

2. 增强后成像平面

增强后成像平面同增强前 T_1WI 平面。

(三) 注意事项

(1) 眶内脂肪丰富, T_2WI 要加脂肪抑制技术, 用以抑制高信号的脂肪。

(2) 检查眼肌病变, 不加脂肪抑制技术, 有利于对病变的显示。

(3) 眼肌病变和眼眶内占位性病变均需做 Gd-DTPA 增强扫描。增强扫描 T_1WI 的所有脉冲序列均加脂肪抑制技术, 以去除高信号脂肪对肿瘤增强信号的干扰。

二、耳及颞骨部

(一) 适应证

听神经瘤; 静脉球瘤; 耳、颞骨部同时累及颅底和颅内的病变; 乳突胆脂瘤; 耳部、颞部的其他肿瘤; 颞骨骨折及中耳炎。

(二) 扫描技术

1. 平扫

(1) 线圈: 颅脑正交线圈或颅脑相控阵线圈。

(2) 横断位: 选择冠状位显示听视神经束清楚的层面作定位图像, 使定位线与双侧听神经束平行。脉冲序列为 T_2WI-FSE 序列。层厚 2~4 mm; 层间距 0~0.5 mm; 采集矩阵 512×256 或 512×128; 扫描野为 200 mm×150 mm; 信号平均次数为 4~8 次; 回波链为 16~32; 相位编码方向为左右向。

(3) 冠状位: 脉冲序列为 T_2WI-FSE 序列; 3D FIESTA(梯度回波稳态进动脉冲序列); 2D T_2-FSE。3D 层厚 0.6 mm, 每个层块有 40 层; 层间距为 0~0.5 mm; 采集矩阵为 256×224; 扫描野为 140 mm×140 mm; 信号平均次数为 4~6 次; 倾斜角为 70°; 相位编码方向为左右向。2D 层厚 2~4 mm, 每个层块有 40 层; 层间距为 0~0.5 mm; 采集矩阵为 512×224; 扫描野为 140 mm×140 mm; 信号平均次数为 4 次; 倾斜角为 70°; 相位编码方向为左右向。

(4) 脉冲序列扫描参数: 见表 25-2。

表 25-2　耳颞骨部脉冲序列扫描参数

脉冲序列	加权像	TR/ms	TE/ms	FL
2D FSE	T_2WI	3 000~4 000	120	
3D FIESTA		5.7	1.6	70°

2. 增强后成像平面

增强后成像平面同增强前 T_1WI 平面,常规作 3 个平面 T_1WI。

(三) 注意事项

(1) 做 2D FSE T_2WI 的目的是显示听神经束,能在听神经束内显示面神经及听神经。扫描层厚以 2～3 mm 为最好,为了提高空间分辨率应用 512×512 矩阵。

(2) 3D 梯度回波稳定进动脉冲序列能清楚显示耳蜗、内耳半规管等。

(3) 3D 要做最大密度投影重组,并放大做左右侧标记。

(4) 为了提高信噪比,应增加信号平均次数。

三、颞颌关节

(一) 适应证

颞颌关节紊乱综合征等。

(二) 扫描技术

(1) 扫描范围:双侧颞颌关节

(2) 线圈:7.6 cm 环形颞颌关节表面线圈一对,双侧对比成像。

(3) 冠状位:选用横断位显示颞颌关节清楚的层面定位,定位线与颞颌关节头平行。脉冲序列为 T_1WI-FSE 或 SE 序列。层厚为 2～3 mm;层间距为 0～0.2 mm;采集矩阵为 256×256 或 512×256;扫描野为 200 mm×200 mm;信号平均次数为 4 次;相位编码方向为左右向。

(4) 矢状斜位:选用横断位显示颞颌关节及翼外肌清楚的层面作定位,定位线与翼外肌和颞颌关节小头平行。脉冲序列为 T_1WI-FSE 或 SE 序列。层厚为 2～3 mm;层间距为 0～0.2 mm;采集矩阵为 256×256;扫描野为 180 mm×180 mm;信号平均次数为 2～4 次。

(5) 脉冲序列扫描参数:见表 25-3。

表 25-3　颞颌关节脉冲序列扫描参数

脉冲序列	加权像	TR/ms	TE/ms
FSE	T_1WI	350～500	10～15
SE	T_1WI	350～500	10～15

(6) 单层多时相成像:使用矢状斜位单层多时相扫描,能快速连续显示。

(三) 注意事项

(1) 双侧颞颌关节同时扫描,并要求做双侧的张口位和闭口位扫描;

(2) 摄片时要有参考图像,并标记左右侧颞颌关节;

(3) 脉冲序列仅做 SE 序列 T_2WI,SE 序列 T_1WI 能清楚显示关节盘;

(4) 选择开口位扫描参数时,为尽量减少扫描时间,有效的方法是减少 TR。

四、鼻及鼻旁窦

(一) 适应证

鼻咽部肿瘤;鼻咽部肉芽肿性病变;鼻窦肿瘤、囊肿、炎症、息肉、黏膜增厚,窦内积液、积脓。

（二）扫描技术

1. 平扫

（1）推荐序列：SE 序列或快速序列。

（2）成像平面：T_1/Ax，T_2/Ax，T_1/Cor。

（3）成像野：18～25 cm。

（4）成像层厚：3～5 mm。

（5）成像间距：10%～20%成像层厚。

（6）矩阵：128×256 或 256×512。

2. 增强后成像平面

增强后成像平面同增强前 T_1WI 平面，常规作 3 个平面 T_1WI。

五、鼻咽部

（一）平扫

（1）线圈：颅脑线圈。

（2）横断位：扫描范围上自垂体，下至第 3 颈椎。脉冲序列为 T_2WI-FSE 或 SE 序列；T_1WI-SE 或 FSE 序列。层厚为 6～8 mm；层间距为 0.5～1 mm（T_1 和 T_2 要保持一致）；采集矩阵为 256×224 或 312×256；扫描野为 220 mm×220 mm 或 220 mm×165 mm；信号平均次数为 4 次；回波链为 8～16；相位编码方向为左右向。

（3）冠状位：选用正中矢状位为定位图像，使定位线覆盖整个鼻咽部，并与喉、气管平行。扫描方位及脉冲序列为 T_1WI-FSE 序列。层厚为 4～6 mm；层间距为 0.5 mm；采集矩阵为 256×256 或 312×256；扫描野为 220 mm×220 mm；信号平均次数为 4 次；相位编码方向为左右向。

（4）矢状位：脉冲序列为 T_1WI-SE 序列或 T_1 FLAIR。层厚为 4 mm；层间距为 0.5～1 mm；采集矩阵为 256×256 或 312×156；扫描野为 220 mm×220 mm；信号平均次数为 4 次；相位编码方向为前后向。

（5）脉冲序列扫描参数：见表 25-4。

表 25-4　鼻咽部脉冲序列扫描参数

脉冲序列	加权像	TR/ms	TE/ms	TI/ms
FSE	T_2WI	3 000～4 000	100～120	
SE	T_1WI	400～550	10～15	
FLAIR	T_1WI	2 000	20	780～800

（二）增强后成像平面

增强后成像平面同增强前 T_1WI 平面。

（三）注意事项

（1）鼻咽部病变必须做横断位 T_1WI，T_2WI，矢状位 T_1WI 及冠状位 T_2WI。冠状位 T_2WI 要加脂肪抑制技术。

（2）鼻咽部病变必须做增强扫描，而且要做 3 个方位的增强扫描，并加脂肪抑制技术。

六、面部

（一）适应证

各种面部肿瘤；各种面部的血管性病变；面部肉芽肿性病变；面部淋巴结肿大。

（二）扫描技术

1. 平扫

（1）推荐序列：SE 序列或适宜的快速序列。

（2）成像平面：T_1/Ax，T_2/Ax，T_1/Cor。

（3）成像野：20～25 cm。

（4）成像层厚：3～5 mm。

（5）成像间距：10%～20% 成像层厚。

（6）矩阵：128×256 或 256×512。

2. 增强后成像平面

增强后成像平面同增强前 T_1WI 平面。

七、颈椎与颈髓

（一）线圈

颈椎线圈或表面线圈。

（二）体位

仰卧，线圈置颈后，头不过仰，使颈部与线圈贴紧。使用软质表面线圈时，线圈中心对准甲状软骨，颈两侧加垫使线圈贴近颈部。

矢状位光标正对鼻尖到胸骨柄切迹间连线，轴位光标对准甲状软骨水平。

（三）扫描

1. 常规扫描方位

常规扫描方位均为矢状位、轴位，必要时加扫冠状位。均可先选冠状位 SE 序列 T_1WI 为定位像，在该定位像上确定与脊髓平行的矢状层面；再以所获矢状位像为定位像，确定与椎间隙平行的轴位层面。应根据具体扫描野确定相位编码方向。

2. 成像序列

成像序列常规选用 SE、FSE、GRE 序列，IR 或快速 IR 序列也较常用。脊髓检查还可采用 MR 脊髓造影。可选用预饱和、外周门控、流动补偿、去相位包裹等功能。

第四节　头颈 DSA 检查技术

一、适应证

颌面五官部位的血管性病变，如血管瘤、血管畸形等；颌面五官部位的肿瘤性病变，特别是高血运性肿瘤，如鼻咽部血管纤维瘤、副神经节瘤、神经鞘瘤等；严重的鼻衄；颌面五官部位外伤所致的严重出血；颌面五官深部手术前需了解病变部血供及周围血管解剖；某些血供丰富的颌面五官慢性炎症性病变,如肉芽肿性病变等。

二、禁忌证

碘过敏;凝血机制功能不全;严重的心、肝、肾功能不全及其他严重的全身性疾病;其他不适宜做血管造影检查的患者。

三、并发症

对比剂所致的过敏反应;穿刺部位血肿或出血;可能发生的动脉内血栓形成或栓塞、感染等;可能发生的导管断裂等异常情况。

四、器械及药物准备

器械:导管、导丝、导管鞘、穿刺针等及血管造影检查包。
药物:非离子型或离子型对比剂 50~100 ml。

五、被检者准备和注意事项

术前做碘过敏试验;术前空腹;穿刺部位的常规皮肤准备。

六、检查方法和技术

一般均采用 Seldinger 技术,经皮股动脉穿刺,某些特殊情况下也可经皮腋动脉穿刺和直接经颈总动脉穿刺,插入造影导管。根据情况先做颈总动脉和颈内动脉造影,然后根据需要再做面动脉、咽升动脉、颌内动脉等及分支的超选择造影。成人颈总动脉造影每次注射的对比剂量约 10~12 ml,注射速率为 5~6 ml/s,颈内动脉造影每次注射量 7~8 ml,注射速率为 4~5 ml/s,颈外动脉造影每次注射量为 5~6 ml,注射速率为 1~3 ml/s,超选择造影每次注射量约 5 ml,注射速率为 1~2 ml/s。如做 DSA 造影,对比剂浓度可稀释至 30% 左右。

七、摄片要求

一般需同时摄取正位和侧位,一般 12 张,共需 12 s,2 张/s 摄 3 s,1 张/s 摄 3 s,1 张/2 s 摄 6 s。做 DSA 造影时,一般取 2 张/s,曝光时间 15 s 左右。

八、检查后注意事项

拔管止血包扎后,穿刺部肢体保持 6 h 伸直不动。24 h 内卧床,以后可起床活动。观察期内注意穿刺部有无出血或血肿;注意血压、脉搏等生命体征的变化。必要时可给予适量抗生素以预防感染。

高频考点

一、单项选择题

1. 以听眉线为基线扫描的 CT 图像上,显示上半规管的最佳平面是在外耳道下缘上方 （ ）
   - A. 4 mm
   - B. 6 mm
   - C. 8 mm
   - D. 10 mm
   - E. 12 mm

2. 不属于喉及颈部 CT 检查适应证的是 （ ）
   - A. 颈部肿块
   - B. 甲状腺病变
   - C. 咽喉肿瘤
   - D. 慢性咽炎
   - E. 颈部血管栓塞

3. CT 扫描,听小骨应显示在 （ ）
   - A. 外耳
   - B. 中耳
   - C. 内耳
   - D. 骨岬后部
   - E. 咽鼓管开口

4. 对喉部横断面 CT 扫描的呼吸要求是 （ ）
   - A. 自然呼吸
   - B. 深吸气屏气
   - C. 深呼气屏气
   - D. 瓦氏呼吸
   - E. 腹式呼吸

5. 眼部的冠状面 CT 扫描图像中,显示眼球径面最大的是 （ ）
   - A. 眶后层面
   - B. 眼球后层面
   - C. 眶尖部层面
   - D. 眶前缘层面
   - E. 眼球赤道附近层面

6. 能清楚显示听小骨衔接关节的扫描是 （ ）
   - A. 横断面扫描
   - B. 冠状面扫描
   - C. 增强扫描
   - D. 动态扫描
   - E. 定位扫描

7. 关于鼻窦和鼻咽部扫描的叙述,错误的是 （ ）
   - A. 鼻窦和鼻咽部扫描一般以横断面扫描为主
   - B. 鼻窦周围结构如翼腭窝、颞下窝内病变 CT 无法显示
   - C. 横断面扫描范围由口咽水平向上扫描完所有鼻窦
   - D. 标准模式连续扫描,层厚、层距 5 mm
   - E. 图像显示和摄影需同时取软组织窗和骨窗

8. 眼眶的 CT 检查常采用听眶线作为扫描基线的原因是 （ ）
   - A. 易于确定眼内异物的方位
   - B. 较好显示视神经及眼外肌
   - C. 能确定病变与眶底的关系
   - D. 体位舒服可避免运动伪影
   - E. 有利于眼外诸肌肉的显示

9. 唾液腺 CT 扫描图像的显示窗位应根据 （ ）

A. 腮腺 CT 值调整

B. 嚼肌 CT 值调整

C. 下颌支 CT 值调整

D. 软组织 CT 值调整

E. 颌下腺 CT 值调整

10. 鼻窦冠状面 CT 扫描与台面平行的基线是 （ ）

A. 听眶线

B. 听眦线

C. 听鼻线

D. 听眉线

E. 听口线

11. 关于喉咽部 CT 扫描技术的描述,错误的是 （ ）

A. 采用软组织模式连续扫描

B. 采用侧向定位片,层厚、层距 5 mm

C. 仰卧,头后仰使颈部与床面保持平行

D. 扫描范围从舌骨平面至主动脉弓上缘

E. 扫描基线与喉室平行,使扫描线与椎间隙平行

12. 颞颌关节 CT 平扫检查,被检者须做的准备是 （ ）

A. 禁食

B. 大量饮水

C. 屏气训练

D. 碘过敏试验

E. 去除耳部金属饰物

13. 副鼻窦轴位扫描起始线的叙述,正确的是 （ ）

A. 从眶上缘开始向下扫

B. 从上齿槽开始向下扫

C. 从口咽水平开始向上扫

D. 从下齿槽开始向上扫

E. 从眶下缘开始向上扫

14. 平片不显示,而 CT 扫描可显示的病变是 （ ）

A. 鼻窦炎

B. 上颌窦囊肿

C. 鼻窦壁骨折

D. 翼腭窝内病变

E. 窦腔内黏膜增厚

15. 下述关于腮腺 CT 扫描技术的叙述,错误的是 （ ）

A. 常规从眶上缘开始,扫至下颌骨颏部

B. 从侧位定位片中标定出扫描范围

C. 扫描范围可根据肿物大小决定

D. 扫描范围须包括 C1—C7,以定位用

E. 扫描床动方向由设定的起始线和终止线决定

16. 唾液腺 CT 扫描基线常规采用 （ ）

A. 听眶线

B. 听眉线

C. 听鼻线

D. 眉间线

E. 听眦线

17. 耳部常规采用的检查位置横断面,通常采用的两种扫描基线是 （ ）

A. 听眶线、听眉线

B. 听眦线、听眉线

C. 听眶线、听眦线

D. 听鼻线、听眦线

E. 听鼻线、听眶线

18. 被检者准备措施与扫描部位的组合,错误的是 （ ）

A. 颅脑 CT——头颅固定

B. 眼部 CT——闭眼

C. 腹部 CT——屏气

D. 喉部 CT——深度呼吸

E. 鼻窦 CT——不做吞咽动作

19. 不属于耳部 CT 检查适应证的是（　　）
    A. 耳部外伤
    B. 耳部肿瘤
    C. 耳廓畸形
    D. 听小骨畸形
    E. 耳部炎性病变

20. 喉 CT 扫描,层厚与层距一般选择（　　）
    A. 1.5～2.0 mm 连续扫描
    B. 3.0～5.0 mm 连续扫描
    C. 5.0～10.0 mm 连续扫描
    D. 层厚 5.0 mm,层距 10.0 mm
    E. 层厚 2.0 mm,层距 5.0 mm

21. 与 X 线检查相比,鼻窦非螺旋 CT 扫描的不足之处是（　　）
    A. 骨质结构的显示
    B. 软组织结构的显示
    C. 病变与周围组织关系的观察
    D. 肿瘤侵犯范围的观察
    E. 整体显示效果

22. 成人男性甲状软骨后方正对（　　）
    A. 第 2 颈椎
    B. 第 3 颈椎
    C. 第 4 颈椎
    D. 第 5 颈椎
    E. 第 6 颈椎

23. 不需作眼部增强扫描的是（　　）
    A. 眶内肿瘤
    B. 血管性疾病
    C. 可疑病变向眶外侵犯
    D. 球内异物
    E. 血管瘤

24. 眼部 CT 增强后单期扫描的延迟时间为（　　）
    A. 20 s
    B. 30 s
    C. 40 s
    D. 50 s
    E. 60 s

25. 耳部以听眉线为基线横断扫描时于水平半规管层面不能显示的结构是（　　）
    A. 后半规管
    B. 内耳道
    C. 外耳道
    D. 鼓窦
    E. 鼓窦入口

26. 耳部 CT 图像的骨窗窗宽、窗位分别为（　　）
    A. W 1000～1500,C 150～300
    B. W 1000～1500,C 200～300
    C. W 2000～2500,C 350～500
    D. W 2000～2500,C 400～600
    E. W 3000～4000,C 400～600

27. 不属于喉及颈部 CT 检查适应证的是（　　）
    A. 颈部肿块
    B. 甲状腺病变
    C. 咽喉肿瘤
    D. 慢性咽炎
    E. 颈部血管栓塞

28. 成年人喉咽界于（　　）
    A. 第 4、5 颈椎至第 6 颈椎之间
    B. 第 4、5 颈椎至第 7 颈椎之间
    C. 第 4、5 颈椎至第 1 胸椎之间
    D. 第 3 颈椎至第 6 颈椎之间
    E. 第 3 颈椎至第 1 胸椎之间

29. 颈椎椎间盘 CT 扫描的层厚、层距常规为（　　）
    A. 10 mm、10 mm

B. 8 mm、8 mm

C. 5 mm、5 mm

D. 2～3 mm、2～3 mm

E. 1 mm、1 mm

30. 能同时显示右头臂静脉、右头臂动脉、左颈总动脉和左锁骨下动脉的平面是 （　　）

A. 胸锁关节平面

B. 胸骨切迹平面

C. 主动脉弓平面

D. 主动脉窗平面

E. 主动脉下平面

二、多项选择题

1. 颞下颌关节侧位投照时 （　　）

A. 俯卧头侧转,下颌关节置暗盒中心

B. 双侧分别摄取张口、闭口位

C. 中心线向足侧倾斜25°～30°

D. 可按乳突许氏位中心线照射

E. 焦片距采用远距离

2. 头颅各骨中,左右对称的骨骼有 （　　）

A. 顶骨

B. 蝶骨

C. 鼻骨

D. 上颌骨

E. 梨骨

3. 瓦氏位摄影,下列描述哪些是错误的 （　　）

A. 可摄俯卧位或立位

B. 可用于观察整个副鼻窦的情况

C. 头稍后仰,颏部紧靠暗盒

D. 鼻尖放于胶片中心

E. 听眶线与暗盒成37°

4. 颞颌关节侧位摄影,下列描述哪些错误 （　　）

A. 头颅矢状面与暗盒平行

B. 瞳间线垂直暗盒

C. 被检侧耳廓向前折叠,并用胶布粘住

D. 中心线向足侧倾斜45°

E. 摄取双侧,每侧张、闭口位各一张

5. 若颈椎正侧位不能满足诊断要求时,可加照颈椎 （　　）

A. 斜位

B. 张口位

C. 过伸位

D. 过曲位

E. 轴位

6. 颈椎张口位摄影,下列描述哪些正确 （　　）

A. 用于观察寰椎和枢椎的正位情况

B. 被检者仰卧摄影床上

C. 头颅正中面对暗盒中线并与之垂直

D. 口尽量张大

E. 标准片显示枢椎齿突不与枕骨重叠

7. 全颈椎正位摄影,下列描述哪些错误 （　　）

A. 头部正中面对暗盒中线并垂直暗盒

B. 听眦线垂直暗盒

C. 胶片上缘超出枕外隆凸3 cm,下缘包括第1胸椎

D. 曝光时嘱被检者口尽量张大

E. 曝光条件为低千伏、低毫安、短时间,近焦片距

8. 颈椎侧位标准片,下列描述哪些错误 （　　）

A. 第1至第7颈椎序列以正常生理曲度位于照片正中

B. 下颌骨与椎体少许重叠

C. 各椎间隙,椎间孔及椎间关节显示清晰锐利

D. 气管、颈部软组织与椎体层次可辨

E. 椎体骨纹理清晰显示

9. 颈椎前后斜位摄影,下列哪些正确 ( )

A. 被检者背向暗盒直立在摄片架前

B. 转动身体,使身体冠状面与暗盒成45°

C. 颈部长轴中线平行对准暗盒中线

D. 胶片上缘超出枕外隆凸,下缘低于第2胸椎

E. 此位主要显示椎弓根、椎间孔情况

10. 关于颈椎斜位标准片,下列描述哪些

正确 ( )

A. 第1至第7颈椎位于照片正中显示

B. 椎间孔呈卵圆形序列,边缘清晰锐利

C. 椎弓根投影于椎体正中

D. 下颌骨与第1、2颈椎体略有重叠

E. 椎间隙明确易分辨

11. 采用近距离摄影的部位有 ( )

A. 胸骨

B. 乳突

C. 腰椎

D. 颞颌关节

E. 副鼻窦

第二十六章 胸 部

学习指南

1. 掌握胸部常见病摄影体位
2. 掌握胸部 CT 检查技术
3. 掌握胸部 MR 检查技术
4. 掌握胸部 DSA 检查技术

第一节 胸部 X 线检查技术

一、胸椎正位

体位设计：摄影上缘包括第 7 颈椎，下缘包括第 1 腰椎，中心线对准胸骨角与剑突连线中点，垂直射入。

二、胸椎侧位

体位设计：摄影上缘包括第 7 颈椎，下缘包括第 1 腰椎，中心线对准第 7 胸椎垂直射入。（腰部如不垫棉垫，中心线应向头部倾斜5°～10°，使中心线与胸椎长轴垂直。）

三、胸部后前位

体位设计：将下颌搁于摄影区上方，摄影上缘超两肩 3 cm 深吸气后屏气曝光，中心线水平方向，通过第 6 胸椎垂直射入。

四、胸部侧位

体位设计：摄影上缘应超出肩部，胸部腋中线对准摄影中线，前胸壁及后胸壁与暗盒边缘等距，深吸气后屏气曝光，中心线水平方向，经腋中线第 6 胸椎平面垂直射入。

五、胸部前凸位

体位设计：摄影上缘超出肩部约 7 cm，深吸气后屏气曝光，中心线水平方向对准胸骨角与剑突连线的中点垂直射入。

六、胸部右前斜位

体位设计：冠状面与暗盒成 45°～55°,摄影上缘超出肩部 3 cm,左右缘包括左前及右后胸壁,服钡剂后平静呼吸状态下屏气曝光,中心线水平方向,对准左侧腋后线经第 7 胸椎高度垂直射入。

七、胸部左前斜位

体位设计：冠状面与暗盒成 55°～65°,摄影上缘超肩部上方 3 cm,右前、左后胸壁与暗盒边缘等距,平静呼吸状态下屏气曝光,中心线水平方向,经右侧腋后线第 7 胸椎高度垂直射入。

八、胸骨后前斜位

体位设计：摄影上缘达胸锁关节上 1 cm,下缘包括剑突,中心线自背部脊柱右后射向左前方,经过胸骨达摄影中心。中心线倾斜角度视胸廓前后径而定,一般在 20°左右。（摄影条件宜用低千伏、低毫安、长时间、近焦片距。曝光时嘱被检者均匀呼吸。）

九、胸骨侧位

体位设计：摄影上缘超胸骨颈切迹,下缘包括剑突,胸骨长轴对准摄影中线,中心线水平方向,经胸骨中点垂直射入。

十、膈上肋骨前后位

体位设计：摄影上缘超出两肩,深吸气后屏气曝光,中心线水平方向,通过第 7 胸椎垂直射入。

十一、膈下肋骨前后位

体位设计：摄影上缘包括第 5 胸椎,下缘包括第 3 腰椎,两侧包括腹侧壁外缘,呼气后屏气曝光,中心线通过脐孔上,向头侧倾斜 10°～15°射入中心。

第二节 胸部 CT 检查技术

一、胸部

（一）适应证

肺部良恶性肿瘤和肿瘤样病变;肺部急慢性炎症及弥漫性病变;肺血管性病变;胸部职业病;胸膜病变;纵隔肿瘤和大血管病变;胸部外伤;胸部手术后疗效的评价;气管和支气管内异物。

（二）操作方法及程序

1. 检查前准备

训练被检者呼吸和屏气。

2. 检查方法和扫描参数

（1）平扫

① 扫描体位：仰卧位，身体置于床面中间，两臂上举抱头。

② 扫描方式：横断面连续扫描。

③ 定位扫描：确定扫描范围、层厚、层距。

④ 扫描范围：自胸腔入口到肺下界膈面。

⑤ 扫描机架倾斜角度：0°。

⑥ 扫描野：体部范围。

⑦ 扫描层厚：5～10 mm。

⑧ 扫描间隔：5～10 mm。

⑨ 重建算法：软组织或标准算法。

⑩ 扫描参数：根据 CT 机型设定。

（2）增强扫描

在确定肺内结节、肿块的性质，鉴别肺门血管与淋巴结和诊断纵隔、心脏肿瘤、胸部大血管病变时，应采用增强扫描。

① 对比剂用量：成人 80～100 ml 离子或非离子型含碘对比剂，儿童按体质量 2 ml/kg 计算。

② 注射方式：压力注射器静脉团注或快速手推加压团注。注射速率一般为 3.0～4.0 ml/s。

③ 扫描开始时间：注射含碘对比剂 60～80 ml 即可开始扫描。

④ 其他扫描程序、参数与平扫相同。

⑤ 延迟扫描：根据需要可在注射含碘对比剂 5～30 min 后做延迟扫描。

3. 摄片要求

（1）依次顺序拍摄定位片（包括有和无扫描线的两幅定位片）、平扫和增强扫描图像。

（2）图像显示采用肺窗，窗位 L −600～−300 HU，窗宽 W 1 300～1 600 HU；软组织窗位 L 30～50 HU，窗宽 W 250～350 HU；骨窗窗位 L 300～600 HU，窗宽 W 1 000～2 000 HU。

（3）必要时测量病灶大小及增强前后病灶同一层面 CT 值的变化。

二、纵隔

（一）适应证

纵隔肿瘤（显示其范围、大小及与周围血管的关系）；淋巴结转移及周围解剖结构；纵隔肿块与血管异常。CT 是临床纵隔疾病的首选检查方法。

（二）操作方法及程序

1. 检查前准备

训练被检者呼吸和屏气。

2. 检查方法和扫描参数

（1）平扫

① 扫描体位：仰卧位，身体置于床面中间，两臂上举抱头。

② 扫描方式：横断面连续扫描。

③ 定位扫描：确定扫描范围、层厚、层距。

④ 扫描范围：上界为胸腔入口，下界至心室水平。

⑤ 扫描机架倾斜角度：0°。

⑥ 扫描野：体部范围。

⑦ 扫描层厚：5~10 mm。

⑧ 扫描间隔：5~10 mm。

⑨ 重建算法：软组织或标准算法。

⑩ 扫描参数：根据 CT 机型设定。

（2）增强扫描

① 对比剂用量：80~100 ml 离子或非离子型含碘对比剂。

② 注射方式：压力注射器静脉团注或快速滴注。注射速率一般为 3.0~4.0 ml/s。

③ 扫描开始时间：注射含碘对比剂 50~80 ml 后连续扫描。

④ 其他扫描程序、参数与平扫相同。

3. 摄片要求

（1）依次顺序摄取定位片、平扫和增强的各层扫描图像。

（2）图像显示采用软组织窗，窗位 L 35~70 HU，窗宽 W 200~400 HU。

（3）必要时病灶层面放大摄片。

（4）测量病灶大小及增强前后的 CT 值变化。

三、肺部高分辨率 CT 检查

（一）适应证

胸部职业病；气道病变；肺部弥散性、网状病变；肺囊性病变，结节状病变；胸膜病变；各种肺部炎症；肺水肿。

（二）操作方法及程序

1. 检查前准备

严格训练被检者呼吸和屏气。

2. 检查方法和扫描参数

（1）扫描体位：仰卧位，身体置于床面中间，两臂上举抱头。

（2）扫描方式：横断面连续扫描。

（3）定位扫描：确定扫描范围、层厚、层距。

（4）扫描范围：根据定位片决定扫描区域或选取 3 个部分，即肺尖、主动脉弓下至肺门、膈上部分。

（5）扫描机架倾斜角度：0°。

（6）扫描野：体部范围。

（7）扫描层厚：1~2 mm。

（8）扫描间隔：10~20 mm。

（9）重建算法：高分辨率算法。

（10）扫描参数：根据 CT 机型设定。

3. 摄片要求

（1）依次顺序拍摄定位片（包括有、无扫描线的两幅定位片）及各层扫描图像。

（2）图像显示采用肺窗，窗位 L −500～−300 HU，窗宽 W 1 300～1 500 HU；软组织窗，窗位 L 30～50 HU，窗宽 W 300～500 HU。

四、心脏电子束 CT 扫描技术

（一）适应证与相关准备

1. 适应证

电子束 CT 的血管造影对大血管病变，如主动脉瘤的诊断价值明显优于常规心血管造影。电子束 CT 可用来判断粥样硬化及诊断冠心病，评价冠状动脉搭桥术后血管再通及心肌再灌注情况。电子束 CT 还可定量测定心肌血流量、心脏射血分数、心脏输出量；动态评价心肌壁的厚度；定量评估主动脉及心瓣膜置换术后血液返流量；评估在安静和应激状态下左心室功能；诊断先天性和后天性心脏病、黏液瘤和其他心脏肿瘤；检测心腔内血栓、心包疾病、肺动脉血栓栓塞等。

2. 相关准备

（1）碘对比剂

① 对比剂浓度：通常采用 300 mgI/ml（60%）。婴幼儿通常采用 150～250 mgI/ml。

② 对比剂用量：成人容积扫描约 40～80 ml；血流扫描约 30～35 ml；电影扫描约 45～55 ml。婴幼儿按体质量计算，不超过 3.0 ml/kg。

③ 对比剂注射方法：临床上视电子束 CT 检查的目的而定。增强扫描的起始扫描时间由被检者的实际循环时间决定。

（2）扫描起始时间的确定

血液循环的平均时间约（16±4）s，对比剂经肘静脉注射至到达主动脉的时间一般为 18 s。观察左心，血流扫描起始时间约为 1/2 循环时间；观察右心，扫描与注药同时或稍延迟；电影扫描的起始时间大约为循环时间±2 s。

（3）扫描体位

① 横轴位：是心脏大血管容积扫描的常规体位，扫描范围根据实际需要而定，最大范围达 62.9 cm。

② 心脏短轴位：扫描范围包括心尖至心底部，是心脏多层电影和血流检查的常用体位，适于观察心室的前、侧、后壁及室间隔，也适于观察主动脉瓣。

③ 心脏长轴位：扫描范围应覆盖整个心脏，是心脏多层电影检查和血流检查的常用扫描体位，用于观察二尖瓣、左室根部、主动脉流出道和心尖部病变。

（4）扫描方式

① 电影扫描方式：应在左右心室对比剂充盈的高峰期进行，要求注射对比剂速度较慢，持续时间较长。注射对比剂可采用两种注射时相：第一时相的注射速度为 3～4 ml/s，持续 10 s；第二时相的注射速度为 1.5～2 ml/s，一直维持至扫描开始后 2 s。

② 血流扫描方式：应记录成像区对比剂从出现到消失的完整过程，对比剂注射速度应较高，持续时间较短，常采用静脉团注法，对比剂的注射速度达 7～8 ml/s。

③ 容积扫描方式：应保证整个扫描范围内兴趣区的组织增强效果，常采用一次性注射，对比剂在 25 s 内注射完毕，注射速度为 3～5 ml/s。

（二）扫描技术

1. 冠状动脉

采用单层扫描序列首先做心脏定位扫描，扫描时要求被检者屏气。然后根据定位标图进行心脏横断面扫描，成像野为 26 cm，从主动脉根部向足侧连续扫 20～40 层，扫描由心电门控在 80％R-R 间期触发，做冠状动脉平扫（层厚 3 mm，无层间隔），每个心动周期采集 1 幅图像，每幅图像采集时间为 100 ms。最后做冠状动脉增强扫描（层厚 2 mm，无层间隔），采用单层增强扫描在 80％R-R 间期心电触发并采像，层厚 3 mm，重叠 2 mm，扫描速度每层 0.1 s，对比剂采用非离子型对比剂，经肘静脉注射，速率为 4 ml/s，总量约120～160 ml，自气管分杈下左冠状动脉开口上扫描到心脏底部，共扫描 40～60 层。测定循环时间，在心腔对比剂浓度最高时采像，以表面遮盖显示法进行三维重建。

2. 主动脉

CT 比 MRI 更适用于胸部急症，尤其是主动脉夹层。胸主动脉扫描采用单层序列增强心电门控采像，采像时间为 80％R-R 间期，扫描层厚为 3 mm，无层间隔。胸腹连扫或腹主动脉扫描采用连续容积增强扫描，无心电门控，平静呼吸状态下屏气，采用横轴位，扫描时间为每层 0.1 s，扫描范围自主动脉弓上至左右髂总动脉，共 140 层，扫描层厚为 6 mm，床进为 3.5 mm，对比剂流速为 4 ml/s，总量 100～150 ml。扫描前，测被检者从肘静脉至主动脉的血液循环时间，以确定最佳延迟时间。

3. 肺动脉

采用增强连续容积扫描，不用心电门控，层厚为 3 mm，扫描速度为 100 ms，对比剂流速为 3 ml/s，总量为 60 ml；做心脏电影序列扫描采用心电门控触发，层厚为 7 mm，扫描速度为 50 ms，对比剂流速为3～4 ml/s，总量为 50 ml。

4. 心脏

扫描时间为每层 100～200 ms，层厚为 3 mm，自主动脉弓部扫描到心脏底部；同时还需做心脏长轴血流和心脏电影扫描。注射剂量一般控制在 1.5～2 ml/kg 以内，注射速率容积扫描为 2～3 ml/s，血流扫描为6～7 ml/s，电影扫描为 2～3 ml/s。容积扫描分连续容积（无心电门控）和步进容积（有心电门控）两种，扫描层厚为 1.5～6 mm，床进为 1～3 mm，图像重建层厚为1～3 mm，血流和电影扫描均有心电门控，层厚为 7 mm，层数为 8 层，无床进，扫描 10～16 个心动周期。

5. 心肌灌注

常规取心短轴位，选血流扫描序列，扫描野为26 cm，矩阵为 360×360，心电门控触发，触发点为 R-R 间期的 40％，每隔一次心跳触发一次，对比剂用量为35～40 ml，速率为 7～8 ml/s。注射开始后6 s 即行扫描，要求被检者屏气。

6. 心肌病

冠状动脉单层平扫，测量钙化积分，扫描层厚为3 mm，扫描时间为每层 0.1 s，无层间隔，心电门控在 80％R-R 间期触发扫描；心脏电影扫描包括长轴面及短轴面，前者用于观察 4 个心腔、室间隔及左心室流出道，后者用于观察心室前后壁和室间隔，测量左心室功能；单层增强扫描常采用心电门控 80％R-R 间期触发，扫描时间每层 0.1 s，层厚为 3～6 mm，对比剂总量为 80 ml。限制型心肌病尤其需要进行单层增强扫描。

7. 心脏肿瘤

进行单层增强序列和横断电影序列扫描。单层平扫及单层横断增强扫描每层需 0.1 s,采用心电门控,80%R-R 间期触发,层厚为 3 mm;横断增强电影序列于 0%R-R 间期采像,层厚为 7 mm,层数为 8×10,速度为每层 0.05 s,扫描范围均为主动脉至心尖。对比剂总量 30～70 ml,注射速率为 2～4 ml/s。检查前测定循环时间,确定延迟扫描间期,保证在心腔显影高峰时采像。

(三) 后处理技术

冠状动脉电子束 CT 血管造影矩阵为 512×512,重建视野为 18 cm,体素大小为 0.34 mm×0.34 mm×2.0 mm(大约 7 LP/cm)。采用图像后处理工作站,对电子束 CT 血管造影横断图像进行"容积再现法"三维重建,重建阈值 70 HU。图像采集方法、后处理方法及扫描过程中被检者的心率和呼吸情况等,都会影响冠状动脉电子束 CT 血管造影的三维图像质量。提高冠状动脉成像质量要做到以下几点:首先应注重对被检者的屏气训练以杜绝呼吸伪影;其次,根据被检者的基础心率,选择最佳心电门控时间,以减少冠状动脉运动伪影;再次,选用薄层重叠扫描方法,可以增加图像信噪比;另外,应选择较佳的重建视野和算法等图像后处理方法,通常矩阵为 512×512。为了尽量增加图像信噪比,提高对远段冠状动脉的识别,要以高流量(>4 ml/s)注射高浓度对比剂。

五、胸椎

(一) 适应证

脊柱外伤;各种原因的椎管狭窄;椎间盘退行性病变和椎间盘突出;原发性、继发性脊椎骨肿瘤和椎旁肿瘤;椎管内占位病变;CT 引导下介入放射学检查;脊柱感染性疾病、脊柱结核、化脓性脊柱炎;先天性畸形和发育异常;脊柱退行性病变。

(二) 操作方法及程序

1. 检查前准备

嘱被检者在检查期间避免吞咽动作,并保持体位不动。嘱被检者扫描前 4 h 禁食。

2. 检查方法和扫描参数

(1) 平扫

① 扫描体位:仰卧位,头部略垫高,两臂下垂并用颈托固定颈部。

② 扫描方式:横断面连续扫描。

③ 定位扫描:侧位定位扫描,确定扫描范围、层厚、层距。

④ 扫描范围:根据临床要求扫描椎间盘或椎体。

⑤ 扫描机架倾斜角度:根据定位片显示,适当倾斜扫描机架。

⑥ 扫描野:椎体范围。

⑦ 扫描层厚:2～3 mm(椎间盘),5～10 mm(椎体)。

⑧ 扫描层距:2～3 mm(椎间盘),5～10 mm(椎体)。

⑨ 重建算法:软组织或标准算法。

⑩ 扫描参数:根据 CT 机型而定。

(2) 增强扫描

① 对比剂用量:80～100 ml 离子或非离子型含碘对比剂。

② 注射方式：高压注射器静脉内团注，注射速率为 2～3 ml/s。

③ 扫描开始时间：注射 60～80 ml 后开始连续扫描（8～10 s 扫描周期）。

④ 必要时在注射含碘对比剂 5～30 min 后做延迟扫描 。

⑤ 其他扫描程序和扫描参数与平扫相同。

3. 摄片要求

(1) 依次顺序拍摄定位片、平扫以及增强图像。

(2) 图像显示采用软组织窗，窗位 L 30～50 HU，窗宽 W 200～400 HU；窗位 L 300～600 HU，窗宽 W 1 200～2 000 HU。

(3) 测量病灶层面 CT 值，必要时测量病灶层面增强前后的 CT 值变化。

(4) 必要时做放大摄影。

第三节　胸部 MR 检查技术

一、胸部

(一) 线圈

选用体线圈或包绕式体部表面线圈（检查胸部）、包绕式心脏表面线圈（检查心脏大血管）以及相控阵线圈。

(二) 体位

被检者仰卧，身体与床面长轴一致，呼吸补偿感压器放在呼吸幅度最大部位。矢状位光标正对身体中线，轴位光标正对剑突水平。呼吸门控和心电门控波形显示好后，进床至磁体中心扫描。

胸部检查如使用包绕式表面线圈，线圈应置于被检者背后，线圈横轴与被检者背部中线垂直，中心对准胸骨中点，线圈两端向胸前包裹。心脏大血管检查如使用包绕式心脏表面线圈，线圈横轴中心正对左锁骨中线第 5 肋间处，两端分别包绕胸部并用束带固定于右侧胸壁。

(三) 扫描

1. 常规扫描方位

肺与纵隔常规使用轴、冠状位，根据需要加矢状位及斜位。心脏大血管除轴、冠、矢状位外，还应获心脏长、短轴位影像，其他还有瓣膜功能位及功能分析位等。

2. 扫描定位像

先取冠状位 SE 序列 T_1WI 为定位像，定轴位层面；再以轴位图为定位像，确定其他位（包括心脏长、短轴）层面。冠状层面以左右为相位编码方向，轴位和矢状位层面以前后为相位编码方向。

3. 成像序列

常规用 SE，GRE 等，可选流动补偿、预饱和等。心脏大血管可用 MRA，心脏检查还可用 MRI 电影序列进行心功能分析。心肌灌注可定量检测心肌血供。

二、胸椎与胸髓

（一）线圈

选用胸腰线圈或表面线圈。

（二）体位

被检者仰卧，身体与床面长轴一致，线圈上端超过肩部，包括第 7 颈椎至第 1 腰椎水平。矢状位光标正对身体中线，轴位光标于第 4 胸椎椎体水平。

如用表面线圈，使线圈长轴中心尽量贴近胸椎棘突，上端平第 7 颈椎棘突，能包括全部胸椎。矢状位光标位于被检者中线，轴位光标对准线圈横轴中点。

（三）扫描

1. 常规扫描方位

常规扫描方法为矢状位、轴位，必要时加扫冠状位。

2. 扫描定位像

均可先选冠状位 SE 序列 T_1WI 为定位像，在该定位像上确定与脊髓平行的矢状层面；再以所获矢状位像为定位像，确定与椎间隙平行的轴位层面。应根据具体扫描野确定相位编码方向。

3. 成像序列

成像序列常规选用 SE，FSE，GRE 序列，IR 或快速 IR 序列也较常用。脊髓检查还可采用 MR 脊髓造影。可选用预饱和、外周门控、流动补偿、去相位包裹等功能。

第四节　胸部 DSA 检查技术

一、支气管动脉造影

（一）适应证

急性大咯血；肺部肿瘤诊断及介入治疗前后；支气管动静脉畸形、动脉瘤或与肺动脉异常沟通。

（二）禁忌证

对比剂、麻醉剂过敏；严重心、肝、肾功能不全；严重的全身性疾病、极度衰弱；严重凝血功能障碍；穿刺部位感染及高热。

（三）造影方法及程序

（1）用 Seldinger 技术行股动脉穿刺插管，将导管顶端置于靶动脉开口。

（2）注入少量对比剂观察导管位置有无错误及有无脊髓动脉共干充盈，无异常后行支气管动脉造影。

（3）造影体位为正位，必要时加摄斜位。

（4）造影程序：采用 DSA 脉冲方式成像，3～6 帧/s，注射延迟 0.5 s，每次造影均包括支气管动脉开口位置，并显示动脉期、微血管期、静脉期影像。

（四）并发症

（1）穿刺和插管并发症：导管动脉内折断、打结。暂时性动脉痉挛、内膜损伤、假性动脉瘤、动脉硬化斑块脱落、血管破裂、血栓、气栓和局部血肿等。

（2）对比剂并发症：休克、肺水肿、喉头水肿、支气管痉挛、急性肾功能衰竭。

（3）脊髓损伤：术后数小时可出现横断性脊髓炎伴感觉障碍和尿潴留。

（五）注意事项

（1）严格掌握适应证与禁忌证。

（2）认真做好术前准备工作。

（3）导管操作注意肝素化，预防血栓形成。

（4）术中密切观察被检者反应，做好急救准备。

（5）术后留观一定时间，要求被检者卧床 24 h，静脉给予广谱抗生素。

二、肺动脉造影

（一）适应证

肺动脉病变所致大咯血；先天性肺动、静脉畸形；肺动脉瘤；肺动、静脉瘘；肺栓塞。

（二）禁忌证

对比剂、麻醉剂过敏；严重心、肝、肾功能不全；严重的全身性疾病、凝血功能障碍及极度衰弱者；急性感染或风湿病活动期；急性心脏疾患，如急性心肌梗死、心律失常等。

（三）造影方法及程序

（1）用 Seldinger 技术行股静脉穿刺插管，引入猪尾巴导管，经右心房、室将导管顶端放入肺动脉主干。

（2）造影体位为正位、侧位，必要时加摄斜位。

（3）对比剂用量为 20～40 ml/次，注射速率为 13～16 ml/s。

（4）造影程序为 15～50 帧/s，注射延迟 0.5 s，每次造影应包括动脉期、微血管期、静脉期影像。

（四）并发症

（1）穿刺和插管并发症：导管动脉内折断、打结。暂时性动脉痉挛、内膜损伤、假性动脉瘤、动脉硬化斑块脱落、血管破裂、血栓、气栓、局部血肿等。

（2）对比剂并发症：休克、横断性脊髓损伤、癫痫、脑水肿、喉头水肿、支气管痉挛、急性肾功能衰竭等。

（3）局部肺梗死或心律失常。

三、上腔静脉造影

（一）适应证

外压性上腔静脉移位、阻塞和狭窄；上腔静脉阻塞综合征及介入治疗前后；先天性或后天性心脏病变需观察上腔静脉。

（二）造影方法及程序

（1）局麻下行股静脉穿刺插管，将导管顶端置于上腔静脉上端或上腔静脉狭窄或闭塞的部位造影。

（2）造影体位为正位，必要时加摄斜位。

（3）对比剂用量为 20～30 ml/次，注射速率为 8～10 ml/s。

（4）造影程序为 3～6 帧/s，注射延迟 0.5 s，每次造影应包括静脉期及其侧支性循环。

（三）并发症

（1）穿刺和插管并发症：局部血肿、血管破裂、血栓、气栓等。

（2）对比剂并发症：休克、横断性脊髓损伤、癫痫、脑水肿、喉头水肿、支气管痉挛、急性肾功能衰竭等。

四、胸主动脉造影

（一）适应证

胸主动脉瘤；主动脉夹层；先天性胸主动脉及其分支畸形；主动脉瓣病变；大动脉炎，胸主动脉及其主要分支阻塞性病变；先天性心脏病心底部分流；主动脉窦瘤破裂；冠状动脉瘘；纵隔肿瘤。

（二）禁忌证

对比剂和麻醉剂过敏；严重心、肝、肾功能不全及其他严重的全身性疾病；心力衰竭，顽固性心律不齐（尤以室性）；发热，全身感染。

（三）术前准备

1. 被检者准备

（1）向被检者及其家属交待造影目的及可能出现的并发症和意外，签订造影协议书。

（2）询问病史及各项检查结果，如心电图、超声心动图、胸片、CT、MRI 等，根据临床要求设计造影方法。

（3）检查心、肝、肾功能，血常规和出凝血时间。

（4）碘剂及麻醉剂按药典规定进行必要的处理。

（5）术前 4 h 禁食。必要时给予镇静药，婴幼儿作全身麻醉。

（6）穿刺部位常规备皮。

（7）建立静脉通道，便于术中用药及抢救。

2. 器械准备

（1）心血管 X 线机，要求配有电影摄影、DSA 或电视录像设备。

（2）造影手术器械消毒包。

（3）穿刺插管器材，如穿刺针、导管鞘、导管和导丝等。

（4）压力注射器及其针筒、连接管。

（5）心电监护仪、电压力仪、心脏除颤器、中心供氧、麻醉机及负压吸引器。

3. 药品准备

（1）对比剂：有机碘水制剂 60％～76％离子型或 300～370 mgI/ml 非离子型。

（2）麻醉剂、抗凝剂及心导管检查所需药品。

（3）并发症和心脏病抢救药品。

（四）操作方法及程序

（1）经皮穿刺或切开法从股动脉或肱动脉插入猪尾巴导管。

（2）将导管置于主动脉内，根据诊断要求将导管前端置于主动脉根部、升部、弓部或降部。主动脉瘤患者不宜在动脉瘤内注射对比剂。

(3) 对比剂用量：成人为 35～50 ml/次，注射速率为 15～25 ml/s；儿童为 1.0～2.0 ml/kg，2 s 注射完毕。

(4) 造影体位为双斜位或正侧位或长轴斜位（适用于动脉导管未闭或主动脉缩窄）。

(5) 造影程序。DSA：12.5～50 帧/s；电影摄影：25～50 帧/s；注射延迟 0.5 s。根据诊断需要决定摄影持续时间，一般为 3～5 s。

（五）并发症

(1) 穿刺和插管并发症：局部血肿、血管撕裂、血栓、气栓、医源性动脉夹层形成及心脏大血管穿孔等。

(2) 对比剂并发症：休克、惊厥、横断性脊髓损伤、癫痫、脑水肿、喉头水肿、喉头或（和）支气管痉挛、肺水肿、急性肾功能衰竭等。

(3) 心律紊乱、心衰。

五、左心室造影

（一）适应证

左室梗阻、占位性病变；左室增大性质待定；先天性心脏病，非发绀型及发绀型复杂畸形；主动脉瓣及二尖瓣病变；冠心病。

（二）操作方法及程序

(1) 经皮穿刺或切开法从股动脉或肱动脉插入猪尾巴导管逆行进入左心室；右心导管经过房间隔未闭卵圆孔或心内异常通道进入左心室。

(2) 测量左心室压力曲线，必要时观察左心室至升主动脉连续压力曲线和心电图；导管顶端置于左室中部造影。

(3) 对比剂用量：成人为 35～50 ml/次，注射速率为 15～20 ml/s；儿童为 1.0～2.0 ml/kg，2 s 注射完毕。

(4) 造影体位为正侧位，斜位或轴位（四腔位或长轴斜位）。

(5) 造影程序。DSA：25～50 帧/s；电影摄影：25～75 帧/s；注射延迟 0.5 s。根据诊断需要决定摄影持续时间，一般为 3～5 s。

六、右心室造影

（一）适应证

先天性心脏病右心排血受阻疾患；肺血管疾病；三尖瓣病变或畸形；发绀型先天性心脏病复杂畸形；右心型心肌病；三尖瓣关闭不全。

（二）操作方法及程序

(1) 经皮穿刺或切开法从股静脉或上肢静脉插入导管。

(2) 测量右心房压力曲线及观察心电图；测右心房、右心室及上、下腔静脉等部位血氧饱和度。

(3) 将导管顶端置于右心房体部造影。

(4) 对比剂用量：按 1～1.5 ml/(kg,2s) 计算，成人不超过 50 ml/次，右心房巨大者用量可适当增加。注射速率为 10～12 ml/s。

（5）造影体位为正侧位，必要时加四腔位。

（6）造影程序。DSA：25～50 帧/s；电影摄影：25～75 帧/s；注射延迟 0.5 s。摄影持续时间一般为 3～5 s。

七、左心房造影

（一）适应证

二尖瓣梗阻性病变；主动脉根部梗阻性病变，逆行插管不成功者房间隔缺损伴部分性肺静脉畸形引流；先天性心脏病复杂畸形；二尖瓣球囊扩张时观察二尖瓣位置。

（二）操作方法及程序

（1）经皮穿刺或切开法将右心导管经未闭卵圆孔或房间隔缺损由右心房送入左心房；经房间隔穿刺将导管送入左心房；经左心室进入左心房。

（2）测量左心房压力曲线及观察心电图。导管顶端置于左心房体部或右上肺静脉开口部造影。

（3）对比剂用量：成人 35～50 ml/次，儿童按体质量 1～2 ml/kg。注射速率为 8～12 ml/s，2 s 注射完毕。

（4）造影体位为正侧位或四腔位或双斜位。

（5）造影程序。DSA：25～50 帧/s；电影摄影：25～75 帧/s；注射延迟 0.5 s。根据诊断需要决定摄影持续时间，一般为 3～5 s。

八、右心房造影

（一）适应证

右心占位性病变及纵隔肿瘤；三尖瓣病变；心包疾患；发绀先天性心脏病复杂畸形。

（二）操作方法及程序

（1）经皮穿刺或切开法从股静脉或上肢静脉插入导管。

（2）测量右心房压力曲线及观察心电图；测右心房、右心室及上、下腔静脉等部位的血氧饱和度。

（3）将导管顶端置于右心房体部造影。

（4）对比剂用量：按 1～1.5 ml/(kg·次)计算，成人不超过 50 ml/次，右心房巨大者用量可适当增加。注射速率为 10～12 ml/s。

（5）造影体位为正侧位，必要时加四腔位。

（6）造影程序。DSA：25～50 帧/s；电影摄影：25～75 帧/s；注射延迟 0.5 s。摄影持续时间一般为 3～5 s。

九、冠状动脉造影

（一）适应证

冠心病，各型心绞痛，心肌梗死及其并发症；心脏瓣膜病需做瓣膜置换术，40 岁以上有心绞痛病史须排除冠心病者；先天性冠状动脉畸形，准备手术者；休息心电图异常或休息心电图正常而运动试验阳性的 40 岁以上患者；原因不明胸痛心脏增大，心律不齐，心力衰竭须排除冠心病者；冠状动脉搭桥术前；冠状动脉介入治疗术前后；冠状动脉动脉瘤及先天性疾患。

（二）操作方法及程序

1. 选择性冠状动脉造影

（1）经皮穿刺或切开法从股动脉或肱动脉插入冠状动脉导管，导管插入冠状动脉口不宜过深。

（2）测量冠状动脉压力曲线，观察心电图，快速注入 2～3 ml 对比剂，确定冠状动脉造影体位。

（3）2～3 s 注射 6～8 ml 对比剂，依次完成不同摄影体位造影。

（4）采取多轴位摄影，使冠状动脉各支不缩短和不互相重叠，多方位显示冠状动脉及其主要分支。如发现病变，追加显示该病变分支的最佳体位。

（5）造影程序为 12.5～25 帧/s。注射略延迟，摄影包括动脉期、侧支循环及静脉期。

2. 非选择性冠状动脉造影（选择性插管失败时选用）

（1）经皮穿刺或切开法从股动脉插入猪尾巴导管，置于升主动脉起始部进行非选择性冠状动脉造影。

（2）对比剂用量为 40～50 ml/次；注射速率为 18～20 ml/s。对比剂用量不宜过多。

（3）采取多轴位摄影。

（4）造影程序为 12.5～25 帧/s。注射略延迟，摄影包括动脉期、侧支循环及静脉期。

（三）左冠造影体位

（1）右肩位：影像接收器置右前斜 30°～50°并倾头 15°～25°位，也称右前斜头位。显示左前降支及左主干。

（2）肝位：影像接收器置右前斜 30°～50°并倾足 15°～25°位，也称右前斜骶位。显示左主干和回旋支。

（3）左肩位：影像接收器置左前斜 45°～60°并倾头 15°～25°位，也称左前斜头位。显示前降支与回旋支夹角、分支走向及其中、远段。

（4）蜘蛛位：影像接收器置左前斜 45°～60°并倾足 15°～25°位，也称左前斜骶位。显示左主干、中间支、前降支及回旋支分叉部关系及其各支近段。

（5）补充体位：正、侧位和其他斜位的组合可作为补充体位，视情况选择应用。

（四）右冠造影体位

（1）左前斜 30°～40°位：此位置常作为右冠造影插管时的工作体位，又作为摄影体位。一般情况下，右冠脉于此位常呈"C"字形切线显示。

（2）右前斜 30°～45°位：此位置下，因视线几乎与心脏的右房室沟垂直，也即与右冠中段主干垂直，两侧的房室分支显而易见，右冠脉常呈"L"显示。但后降支和左室后支重叠，有时不易分辨。

（3）正位并倾头 15°～25°位：常作为左、右前斜位置的补充体位，用于展开后降支和左室后支。

（五）并发症

（1）穿刺和插管并发症：局部血肿、血管撕裂、血栓、气栓、医源性冠状动脉夹层形成及心脏大血管穿孔等。

（2）对比剂并发症：休克、惊厥、横断性脊髓损伤、癫痫、脑水肿、喉头水肿、喉头或（和）支气管痉挛、肺水肿、急性肾功能衰竭等。

（3）一般并发症：心绞痛、胸闷、严重心律失常。

（4）严重并发症：急性心肌梗死、室颤、脑栓塞，心脏骤停。

（六）注意事项

严重（室性）心律不齐、顽固性心力衰竭者（射血分数＜35％）是主要危险因素。如出现心电图心肌缺血、冠状动脉压力明显降低、心绞痛、对比剂停滞于冠状动脉内等情况，应立即将导管撤出冠状动脉，对症处理。

返回病房后做全套心电图，重症患者或有造影并发症者应送 ICU 病房监护。穿刺部位压沙袋 12 h，观察插管部位有无血肿及末梢动脉搏动情况。

高频考点

一、单项选择题

1. 冠状动脉 CTA 一般在哪一层面进行小剂量试验，确定延迟时间　（　　）
   A. 鞍上 1 cm 层面
   B. 在胸主动脉中段层面
   C. 主动脉根部层面
   D. 在门静脉主干层面
   E. 腹主动脉腹腔干开口层面

2. 冠状动脉 CTA 的对比剂注射速率与被检者的心率关系的基本准则是　（　　）
   A. 心率越快，注射速率越慢
   B. 心率越快，注射速率越快
   C. 心率越快，注射速率不变
   D. 心率越慢，注射速率不变
   E. 心率越慢，注射速率越快

3. 可直接显示冠状动脉的无创性影像学检查方法是　（　　）
   A. 经胸超声
   B. 血管内超声
   C. 冠状动脉 CTA
   D. 冠状动脉 DSA
   E. PET 心肌扫描

4. 胸部低射线剂量扫描的适应证，不包括
   （　　）
   A. 肺或纵隔肿瘤
   B. 肺结核
   C. 肺炎症
   D. 肋骨骨折
   E. 治疗后复查

5. 关于肺血管栓塞扫描参数的叙述，错误的是　（　　）
   A. 探测器阵列宽度 0.75 mm
   B. 扫描野为 38 mm
   C. 层厚 5 mm
   D. 一次旋转床移动距离 15 mm
   E. 重建间隔 5 mm

6. 关于冠状动脉 CTA 检查技术的叙述，错误的是　（　　）
   A. 多扇区算法可减少条带状伪影
   B. 采用前瞻性心电信号触发容积扫描
   C. 心脏半重建算法的时间分辨率固定
   D. 扫描延迟时间的设定是检查成功的关键因素
   E. 心动周期与机架旋转同步时时间分辨率无法改善

7. 胸部 CT 增强扫描的注射方法多采用
                                         ( )
  A. 静脉滴注法
  B. 静脉团注法
  C. 静脉滴注团注法
  D. 静脉团注滴注法
  E. 静脉多次团注法

8. 胸部 CT 增强扫描时扫描延迟时间为
       ( )
  A. 10~15 s
  B. 20~25 s
  C. 30 s
  D. 40~50 s
  E. 60 s

9. 冠状动脉 CTA 检查其对比剂的注射流率是 ( )
  A. 1.5 ml/s
  B. 2.0~2.5 ml/s
  C. 3.0~4.5 ml/s
  D. 5.0~5.5 ml/s
  E. 6.0 ml/s

10. 下列胸部影像中,属于屏片密合不良所致的模糊现象是 ( )
  A. 肋骨影均模糊
  B. 右肺中野局部影像模糊
  C. 上肋清晰,双下肋稍模糊
  D. 双膈锐利,左心缘模糊
  E. 全肺野呈现横向模糊

11. CT 图像显示中,通常需采用大窗宽显示的器官或部位是 ( )
  A. 前列腺
  B. 肝脏
  C. 肾脏
  D. 肺脏
  E. 胆囊

12. 胸部 CT 扫描时,需改变扫描体位的是 ( )
  A. 了解胸水流动性
  B. 肺癌的分期诊断
  C. 测量肺内病变大小
  D. 观察肺内肿物形态
  E. 观察肺弥漫性病变

13. 婴幼儿的胸部 CT 增强扫描的对比剂注射剂量,一般每次检查根据体质量以多少 ml/kg 计算 ( )
  A. 1.0
  B. 1.5
  C. 2.0
  D. 2.5
  E. 3.0

14. 常规胸部 CT 扫描的层厚为 ( )
  A. 2 mm
  B. 5 mm
  C. 8 mm
  D. 10 mm
  E. 15 mm

15. 胸部 CT 扫描采用俯卧位的意义是 ( )
  A. 鉴别胸水或包裹性积液
  B. 区别肿块是囊性还是实性
  C. 确定肿块的移动性
  D. 区分结核与肿瘤
  E. 确定有否肺气肿存在

16. 适宜做 HRCT 检查的疾病是 ( )
  A. 肺癌
  B. 肾癌
  C. 肝癌
  D. 胰头癌
  E. 胆管癌

17. 16 层 MDCT 行冠状动脉 CTA 扫描
　　时,心率常需控制在　　　(　　)
　　A. 90～100 次/分
　　B. 80～90 次/分
　　C. 70～80 次/分
　　D. 60～70 次/分
　　E. 50 次/分以下

18. 关于 CT 扫描胸部体表定位的叙述,正
　　确的是　　　　　　　　(　　)
　　A. 胸骨切迹平面:相当于第 3 胸椎平面
　　B. 胸锁关节平面:相当于第 2 胸椎平面
　　C. 主动脉弓平面:相当于第 4 胸椎下缘
　　D. 左肺动脉平面:相当于第 6 胸椎下
　　　　缘平面
　　E. 心室层面:相当于第 8 胸椎平面

19. 纵隔疾病首选的影像学检查方法是
　　　　　　　　　　　　　(　　)
　　A. X 线胸片
　　B. X 线透视
　　C. CT
　　D. MR
　　E. B 超

20. CT 检查肺窗的窗宽和窗位分别是(　　)
　　A. W 1500～2000,C −350～−500
　　B. W 1350～1500,C −350～−500
　　C. W 1350～1500,C −600～−800
　　D. W 600～800,C −600
　　E. W 350～500,C 35～50

21. 冠状动脉 CTA 扫描开始时间为肘静脉
　　注射对比剂后　　　　　　(　　)
　　A. 5 s
　　B. 10 s
　　C. 12～35 s
　　D. 40～45 s
　　E. 50 s

22. 主动脉 CTA 检查时对比剂的常用注射
　　流率是　　　　　　　　(　　)
　　A. 1.0 ml/s
　　B. 1.5 ml/s
　　C. 2.0 ml/s
　　D. 3.0 ml/s
　　E. 6.0 ml/s

23. 观察肺部弥漫性间质性病变,宜选用
　　　　　　　　　　　　　(　　)
　　A. 高分辨率重建算法
　　B. 多层动态扫描方法
　　C. CT 仿真内窥镜方法
　　D. 图像黑白反转及方向旋转
　　E. 多平面重组观察冠状、矢状位影像

24. 需要进行 CT 增强检查的是　(　　)
　　A. 肺间质病变
　　B. 眼眶内异物
　　C. 肺动脉血栓栓塞
　　D. 骨矿含量测量
　　E. 颅颌面三维重建

25. 膈上肋骨正位摄影,呼吸方式为(　　)
　　A. 平静呼吸
　　B. 深呼气后屏气
　　C. 深吸气后屏气
　　D. 平静呼吸下屏气
　　E. 深吸气后深呼气屏气

26. 采用深呼气后屏气状态摄影的部位是
　　　　　　　　　　　　　(　　)
　　A. 肺部
　　B. 心脏
　　C. 膈上肋骨
　　D. 膈下肋骨
　　E. 腹部

27. 能同时显示双侧颈总动脉、双侧颈总静脉和双侧锁骨下动脉的平面是 （　）
    A. 胸锁关节平面
    B. 胸骨切迹平面
    C. 主动脉弓平面
    D. 主动脉窗平面
    E. 主动脉下平面

28. 为了减少辐射剂量,胸部 CT 增强的平扫可作 （　）
    A. 动态扫描
    B. 病灶部位局部扫描
    C. 薄层扫描
    D. 重叠扫描
    E. 高分辨率扫描

29. 为了观察冠状动脉细小分支,冠状动脉 CTA 要求重建间距小于或等于层厚的 （　）
    A. 10%
    B. 30%
    C. 50%
    D. 80%
    E. 100%

30. 为了观察夹层动脉瘤真、假腔情况,必要时可行 （　）
    A. 增强前先平扫
    B. 增强后二次扫描
    C. 动态扫描
    D. 重叠扫描
    E. 放大扫描

二、多项选择题

1. 下列组合中错误的是 （　）
    A. 胸锁关节——锁骨内侧端与胸骨柄
    B. 胸锁关节——锁骨外侧端与胸骨柄
    C. 肩锁关节——锁骨外侧端与肩峰
    D. 肩锁关节——锁骨外侧端与肩胛骨
    E. 胸锁关节——锁骨内侧端与胸骨切迹

2. 胸部常规摄影位置是 （　）
    A. 胸部后前立位
    B. 胸部侧位
    C. 胸部前后坐位
    D. 胸部右前斜位
    E. 胸部侧卧后前位

3. 胸骨后前位的摄影要求是 （　）
    A. 低千伏
    B. 高千伏
    C. 小毫安
    D. 长时间
    E. 近焦片距

4. 胸部摄影条件选择的特点是 （　）
    A. 管电压的选择
    B. 摄影距离的选择
    C. 曝光时间选择
    D. 胸型影响
    E. 病理因素

5. 关于锁骨的形态,下列哪些正确 （　）
    A. 略呈"S"形
    B. 内 1/3 向前弓,外 2/3 向后弓
    C. 内 2/3 向前弓,外 1/3 向后弓
    D. 内 1/2 向前弓,外 1/2 向后弓
    E. 内 1/2 向前弓,外 1/2 向前弓

6. 胸椎正位、侧位摄影,下列描述哪些正确 （　）
    A. 正位时,被检者双膝弯曲,两足底紧踏台面
    B. 侧位时,被检者腰部用棉垫垫平
    C. 无论正位或侧位,照片均应包括第 7 颈椎和第 1 腰椎

D. 正位时,应利用 X 线管阳极效应

E. 无论正位或侧位,均应深吸气后屏气曝光

B. 纵隔病变及其解剖关系

C. 叶间病变

D. 胸后甲状腺肿

E. 主动脉瘤

7. 胸骨侧位摄影,下列描述哪些正确 （　　）

A. 被检者侧立于摄片架前

B. 两臂在背后交叉,两肩尽量后倾

C. 胸部前挺,前胸壁与暗盒垂直

D. 暗盒上缘包括颈静脉切迹,下缘包括剑突

E. 曝光时嘱被检者深吸气后屏气

12. 胸部侧位摄影时,下列描述哪些是正确的 （　　）

A. 被检侧紧靠暗盒

B. 两前臂交叉放于头上

C. 身体冠状面与暗盒垂直

D. 中心线对准第 5 胸椎高度的侧胸壁中点垂直射入

E. 深吸气后屏气曝光

8. 与肺组织重叠的膈上肋骨包括 （　　）

A. 第 1～7 前肋

B. 第 10～12 后肋

C. 第 1～6 前肋

D. 第 1～10 后肋

E. 第 1～9 后肋

13. 危重患者的床旁胸部摄影,应注意下列哪些方面 （　　）

A. 了解病情,掌握床旁胸部摄影的适应证

B. 了解诊断要求,决定采取的体位

C. 测试机器的运转,调整好摄影条件

D. 注意中心线应与暗盒垂直

E. 能配合的患者应注意训练,准确掌握呼吸的间歇时机曝光

9. 关于胸部摄片所检查的主要内容,下列哪些描述是正确的 （　　）

A. 肺、胸壁、横膈、膈上肋骨、气管

B. 肺、胸膜、横膈、纵隔、心脏

C. 肺、横膈、膈下肋骨、气管、心脏

D. 肺、胸骨、横膈、心脏、大血管

E. 肺、胸膜、纵隔、气管、大血管

14. 胸部斜位摄影主要可观察 （　　）

A. 食道

B. 心脏

C. 大血管病变及解剖关系

D. 空洞及叶间胸膜病变

E. 下叶肺不张

10. 若被检者不能站立而怀疑有胸腔积液或气胸时,摄取胸片的体位可采用 （　　）

A. 半坐前后位

B. 侧卧后前位

C. 前凸位

D. 仰卧侧位

E. 仰卧前后位

15. 心脏摄影哪些位置需吞钡 （　　）

A. 正位

B. 左侧位

C. 右侧位

D. 左前斜位

E. 右前斜位

11. 胸部侧位摄影主要可观察 （　　）

A. 病变深度及解剖关系

16. 曝光时被检者深吸气后屏气的摄影部
    位有   （   ）
    A. 胸部
    B. 肱骨穿胸位
    C. 胸骨侧位
    D. 膈上肋骨
    E. 膈下肋骨

17. 运用运动模糊进行摄影的体位有
                                 （   ）
    A. 全颈椎正位
    B. 茎突正位

C. 胸骨正位
D. 肋骨正位
E. 下颌骨正位

18. 下列造影中,哪些是由静脉插入导管的
                                 （   ）
    A. 右心室造影
    B. 左心室造影
    C. 肝动脉造影
    D. 右心房造影
    E. 肺动脉造影

第二十七章　腹　部

学习指南

1. 掌握腹部常见病摄影体位
2. 掌握腹部 CT 检查技术
3. 掌握腹部 MR 检查技术
4. 掌握腹部 DSA 检查技术

第一节　腹部 X 线检查技术

一、腰椎前后位

体位设计：摄影上缘包括第 12 胸椎，下缘包括第 1 骶椎，中心线对准脐上 3 cm 处垂直射入。

二、腰椎侧位

体位设计：摄影上缘包括第 12 胸椎，下缘包括上部骶椎，中心线向足侧倾斜 5°，对准第 3 腰椎与暗盒垂直。

三、腰椎斜位

体位设计：摄影上缘包括第 11 胸椎，下缘包括上部骶椎，中心线对准第 3 腰椎与暗盒垂直（此位常规照左右两后斜位，便于两侧对比观察）。

四、骶椎正位

体位设计：摄影上缘包括第 4 腰椎，下缘包括尾椎，中心线向头侧倾斜 15°～20°，对准耻骨联合上缘 3 cm 处射入。

五、尾椎正位

体位设计：摄影上缘包括髂骨嵴，下缘超出耻骨联合，中心线向足侧倾斜 10°，对准两侧髂前上棘连线中点射入。

六、骶尾椎侧位

体位设计：摄影上缘包括第 5 腰椎，下缘包括全部尾椎，中心线对准髂后下棘前方 8 cm处垂直射入。

七、骶髂关节前后位

体位设计：摄影上缘超出髂骨嵴，下缘包括耻骨联合，中心线向头侧倾斜 10°～25°，对准两髂前上棘连线中点射入。

八、骶髂关节前后斜位

体位设计：摄影上缘包括髂骨嵴，下缘包括耻骨，中心线对准被检侧髂前上棘内侧 2.5 cm处垂直射入。

九、骨盆前后正位

体位设计：摄影上缘包括髂骨嵴，下缘达耻骨联合下方 3 cm，中心线对准两髂前上棘连线中点下方 3 cm 处垂直射入。

十、肾、输尿管及膀胱平片

体位设计：摄影上缘超出胸骨剑突，下缘包括耻骨联合下 2.5 cm，呼气后屏气曝光，中心线对准剑突与耻骨联合上缘连线中点垂直射入。

十一、膀胱区平片

体位设计：摄影上缘与髂骨嵴相齐，下缘超耻骨联合下缘，中心线对准暗盒中心垂直射入。

十二、前后立位腹部平片

体位设计：摄影上缘包括横膈，下缘包括耻骨联合上缘，呼气后屏气曝光，中心线水平方向，经剑突与耻骨联合连线中点垂直射入。

十三、胆囊区后前位

体位设计：摄影上缘包括第 10 胸椎，下缘包括髂骨嵴，中心线对准右侧锁骨中线与第 11 肋骨交点垂直射入。

十四、静脉肾盂造影

（一）适应证

肾和输尿管疾病，如结核、肿瘤、结石、先天畸形、慢性肾盂肾炎以及肾损伤等；不明原因的血尿或脓尿；腹膜后肿瘤，了解肿瘤与泌尿器官的关系及排除泌尿系统疾病；尿道狭窄患者无法插入导管行膀胱造影者。

（二）禁忌证

碘过敏者；肝、肾功能严重受损者；高热、急性传染病及严重心血管疾病者；甲状腺功能亢进者；严重血尿和肾绞痛发作者。

（三）造影方法

检查前 2 日被检者不食有渣食物，检查前 1 天晚 8 时服泻药清洁肠道，或检查前 2 h 清洁灌肠，检查前 12 h 禁食、禁水。采用非离子型对比剂，成人用量为 20 ml。被检者取仰卧位，置两个椭圆形压迫器于脐的两旁，相当于输尿管经过处，用连有血压计的气袋覆盖，再用腹带束紧，静脉注射对比剂后，使气袋充气加压，压迫输尿管使对比剂停留在肾盂、肾盏内。注射对比剂后 7 min、15 min 及 30 min 摄肾区片，肾盂充盈理想，放松腹带，膀胱充盈后摄俯卧位全尿路片。如肾盂显示不理想，则要加摄 60 min 甚至 120 min 片。

（四）摄影技术

7 min、15 min 及 30 min 时摄取肾区平片，被检者仰卧位，中心线对准胸骨剑突与脐连线的中点射入，经第 2 腰椎到达暗盒中心。放松腹带后摄取尿路后前位，显示全尿路，被检者俯卧位，其正中矢状面对准检查床中线，上界包括第 11 胸椎，下界包括耻骨联合下缘。均在屏气时曝光。

十五、逆行性肾盂造影

（一）禁忌证

尿道狭窄；泌尿道急性炎症；严重血尿和肾绞痛发作期间；严重心血管疾病及全身器官衰竭者。

（二）造影方法

仰卧位，导管插入输尿管后，一般固定在肾盂下一个椎体处，经导管注入对比剂。对比剂采用 10%～15% 泛影葡胺，一侧肾注射量为 5～10 ml，在透视下观察肾盂、肾盏充盈满意后摄片。如充盈不理想或有可疑处，可根据需要或改变体位再注入对比剂重复拍片（注药不宜过急或过多）。如检查输尿管，可将导管拉到输尿管最低位置，注入对比剂后立即摄片。

（三）摄影技术

在透视下观察点片，以病变部位为中心摄取正位片，必要时加摄斜位、侧位片。常规拍摄尿路前后位，以显示全尿路。

十六、子宫输卵管造影

（一）适应证

了解原发或继发不孕症；寻找子宫出血的原因；了解内生殖器畸形；对于考虑绝育或再育者，可观察输卵管、子宫情况；了解骨腔炎症、子宫肌瘤、附件及盆腔其他器官的疾病等。

（二）禁忌证

碘过敏；急性和亚急性内生殖器炎症及盆腔炎症；全身性发热；严重的心肺疾病；月经期内（应在月经期后 5～10 天内做）；妊娠期内。

（三）造影方法

仰卧位，两腿抬高固定在托架上，对会阴部消毒后，将导管插入子宫颈管内，抽取对比剂 5～7 ml（常用 40% 碘化油或 60% 泛影葡胺）注入子宫腔内（注射前先将气泡排除），并用橡皮套顶紧,在透视观察下注射对比剂,被检者有胀感时停止,即刻摄第一张片,为子宫腔充盈像;等输卵管充盈后摄第 2 张片。用碘化油 24 h 或用泛影葡胺 30 min 后摄第 3 张片。

（四）摄影技术

在透视下观察子宫腔和输卵管的充盈情况,显示满意即刻摄片。摄影上缘包括髂前上棘,下缘包括耻骨联合,中心线对准摄影中心射入,屏气时曝光。

十七、瘘管及窦道造影

（一）适应证

所有瘘管及窦道。

（二）禁忌证

碘过敏者;有急性炎症者。

（三）造影方法

仰卧位,瘘口及窦口朝上,做常规消毒后,将导管插入瘘管及窦道内,用胶布固定。对比剂可用 40%碘化油或 60%泛影葡胺。将导管与抽好对比剂的注射器连接,在透视下缓慢注入对比剂,多方向转动被检者体位,观察瘘管及窦道的走行方向、范围及其与邻近组织的关系,显示满意即刻摄片。术后尽量抽出对比剂。

（四）摄影技术

在透视下选择最佳的摄影位置,一般以瘘口或窦口为中心,摄取相互垂直的 2 张照片,或常规摄取正侧位片。

第二节　腹部 CT 检查技术

一、食管

（一）适应证

食管癌分期（了解癌的周围浸润程度,有无纵隔淋巴结转移）;食管癌治疗（手术、放疗）后复查;食管黏膜下或外来肿瘤、囊肿和肉芽肿;食管破裂等。

（二）扫描前准备

1. 器械

全身 CT 机;遥控（可调节注射速率及压力）压力注射器及其附件。

2. 药物

离子型对比剂,60%泛影葡胺（282 mgI/ml）100 ml 或 300 mgI/ml 非离子型对比剂 100 ml。山莨菪碱 20 mg（对食管上段无作用）。1%~2%泛影葡胺溶液 200 ml。对比剂过敏反应的急救药品。

（三）被检者准备

（1）检查前 4 h 禁食。

（2）上机前 10 min 肌注山莨菪碱 20 mg（禁忌者不用）。

（3）被检者取仰卧位。

（4）做好头部、腹部放射防护。

（四）检查方法和技术

1. 平扫

（1）定位扫描成像：确定扫描范围、层次。

（2）扫描方式：仰卧位做横断面扫描，扫描前经可弯吸管吸入适量 1%～2% 泛影葡胺对比剂。

（3）扫描层面角度：与扫描床面成 90°，与扫描机架成 0°。

（4）扫描范围：上界为平舌骨平面，下界至剑突水平。

（5）显示野：350～450 mm。

（6）扫描层厚：5～10 mm。

（7）扫描间距：5～10 mm，平扫后可于食管扩张段（正常）与狭窄段（病变）交接处加层厚 1～3 mm 的薄层扫描。

（8）矩阵：512×512。

（9）曝光条件：视 CT 机型号而定，通常使用 120～140 kV，120～150 mA，2.0 s。

2. 增强扫描

（1）注射方式：静脉加压快速滴注或团注 100 ml（2～4 ml/s），注入 50 ml 后开始连续扫描。

（2）扫描程序、参数与平扫相同。

3. 摄片要求

（1）以纵隔窗及骨窗顺序观察扫描图像。

（2）依次顺序摄取平扫及增强片。

（3）测量病变段长短及大小。

二、胃

（一）适应证

胃恶性肿瘤（需了解胃周情况、淋巴结及肝有无转移，术前评估手术切除可能性及分期）；卵巢恶性肿瘤（寻找源于胃的原发肿瘤）；胃良恶性肿瘤定位（腔内、壁内、腔外）；胃恶性肿瘤治疗（手术、化疗、介入疗法）后的情况，随访复查。

（二）被检者准备

（1）检查前 1 周内不服含有重金属类的药物。

（2）检查前 1 天，晚饭后禁食。

（3）需做增强扫描者，应先详细询问有无药物过敏史，了解被检者全身情况（心、肝、肾功能）。高危人群应慎用对比剂。

（4）如用对比剂做增强扫描者，检查前应先做药物过敏试验。

（5）检查日早晨空腹。

（6）检查前 10 min 肌注山莨菪碱 20 mg（禁忌者不用）。

（7）上机前被检者分多次大量口服冷或温开水作为对比剂，使胃充液扩张。

（8）用铅防护布遮盖被检者脐以下腹部，减少接受辐射的剂量。

（三）检查方法和技术

1. 平扫

（1）定位扫描成像：确定扫描范围、层次。

（2）扫描方式：仰卧左前斜位或仰卧位做横断面扫描。

（3）扫描层面角度：与扫描床面成 90°，与扫描机架成 0°。

（4）扫描范围：上界为胸骨剑突，下界至脐（包括膈上食管下端至胃窦大弯）。

（5）扫描野：350～450 mm。

（6）扫描层厚：5～10 mm。

（7）扫描间距：5～10 mm。

（8）矩阵：512×512。

（9）曝光条件：视 CT 机型号而定，通常使用 120～140 kV，120～150 mA，2.0 s。均采取屏气扫描。

2. 增强扫描

（1）注射方式：静脉加压快速滴注或团注 100 ml（2～4 ml/s），待注入 30～50 ml 后开始连续扫描。

（2）扫描程序、参数与平扫相同。

3. 摄片要求

（1）以软组织窗及骨窗顺序观察扫描图像。对胃穿孔患者则需用纵隔窗观察。

（2）依次顺序摄取平扫及增强片。

（3）测量病灶大小。必要时测量病灶增强前后 CT 值变化。

三、肝脏

（一）适应证

肝脏良、恶性肿瘤（肝癌、转移瘤、海绵状血管瘤）；肝脏囊性占位病变（肝囊肿、多囊肝、包虫病）；肝脏炎性占位性病变（肝脓肿、肝结核）；肝外伤；肝硬化；肝脂肪变性等。

（二）检查方法和技术

1. 平扫

（1）扫描体位：仰卧位，身体置于床面中间，两臂上举抱头。

（2）扫描方式：被检者平静呼气后屏住呼吸，横断连续扫描。

（3）定位扫描：确定扫描范围（以膈顶为扫描基线）、层厚、层距。

（4）扫描范围：从膈顶至肝下缘。

（5）扫描机架倾斜角度：0°。

（6）扫描野：体部范围。

（7）扫描层厚：5～10 mm。

（8）扫描层距：5～10 mm。

（9）重建算法：软组织或标准算法。

（10）扫描参数：根据 CT 机型而定。

2. 增强扫描

（1）对比剂用量：成人 80～100 ml 离子或非离子型含碘对比剂。小儿腹部增强扫描为每次 1.5 ml/kg。

(2) 注射方式：高压注射器静脉内团注，注射速率一般为 2～4 ml/s。

(3) 扫描开始时间：动脉期延时扫描时间为 25～30 s；门脉期延时扫描时间为 60～70 s；实质期延时扫描 85～90 s 以后，若怀疑为肝血管瘤，则实质期的延时扫描时间为 3～5 min 或更长。

如鉴别肝癌和肝血管瘤，常采用注射对比剂后对病变部位进行同一层的时间间隔扫描，以及必要时的延迟扫描。此外肝内胆管细胞癌也需要做延迟扫描帮助诊断。

(4) 其他扫描程序和扫描参数与平扫相同。

3. 摄片要求

(1) 依次顺序拍摄定位片、平扫以及增强图像。

(2) 图像显示采用软组织窗，窗位 L 30～60 HU，窗宽 W 200～400 HU。注射对比剂后，由于肝组织密度提高，窗位应增加 20～30 HU。

(3) 通常应做脏器正常值的测量，如做肝脏和脾脏的 CT 值测量，用以区分有无脂肪肝或肝硬化。平扫和增强后的测量应在同一层面进行，以便分析对照。发现病变应测量病变大小。

四、胰腺

(一) 适应证

胰腺肿瘤，包括各种原发性和转移性胰腺肿瘤的诊断和鉴别诊断；急、慢性胰腺炎的诊断；胰腺外伤；胰腺先天发育变异及异常；胰腺囊肿的诊断；梗阻性黄疸的病因诊断。

(二) 检查方法和技术

1. 平扫

(1) 扫描体位：仰卧位，身体置于床面中间，两臂上举抱头。

(2) 扫描方式：横断面连续扫描。

(3) 定位扫描：确定扫描范围（以膈顶为扫描基线）、层厚、层距。

(4) 扫描范围：从胸 12 下缘或腰 1 上缘向下包括全部胰腺。

(5) 扫描机架倾斜角度：0°。

(6) 扫描野：体部范围。

(7) 扫描层厚：3～5 mm。

(8) 扫描层距：3～5 mm。

(9) 重建算法：软组织或标准算法。

(10) 扫描参数：根据 CT 机型而定。

2. 增强扫描

(1) 对比剂用量：80～100 ml 离子或非离子型含碘对比剂。

(2) 注射方式：高压注射器静脉内团注，注射速率一般为 2～3 ml/s。

(3) 扫描开始时间：通常采用"双期"，动脉期延时扫描时间为 35～40 s，静脉期为 65～70 s。

(4) 延迟扫描：必要时在注射对比剂 5～30 min 后做延迟扫描。

(5) 其他扫描程序和扫描参数与平扫相同。

3. 摄片要求

(1) 依次顺序拍摄定位片、平扫以及增强图像。

(2) 图像显示采用软组织窗,窗位 L 30～50 HU,窗宽 W 200～400 HU。

(3) 测量病灶层面 CT 值及病灶大小,必要时测量病灶层面增强前后的 CT 值变化。

五、胆囊

(一) 被检者准备

如重点观察胆囊及胆管系统,或阻塞性黄疸的病例,一般口服阴性对比剂或水;或者平扫时不用口服阴性对比剂或水,而是口服阳性对比剂充盈胃及十二指肠后再做增强扫描,可显示总胆管下端阳性结石,同时对于怀疑有胰头或十二指肠壶腹部占位的病例效果优于采用阴性对比剂或水。

(二) 检查技术

胆管扫描采用 3 mm 层厚,3 mm 层距。

胆影葡胺静注后胆管造影,主要观察胆管情况,一般不做延迟扫描;而胆囊的口服碘番酸造影主要观察胆囊内占位情况。

静脉胆管造影的具体方法为:直接采用 50% 胆影葡胺 20 ml 或用 5% 葡萄糖注射液等量稀释后静脉缓慢推注,约 15 min 注射完毕,注射完后 30 min 进行扫描。

(三) 后处理

应采用类似骨窗的窗宽、窗位,如 W 1 300～1 500 HU,L 350～500 HU,以免遗漏细小病灶。

六、直肠

(一) 适应证

直肠癌(术前分期与术后随访复查);直肠及肛周脓肿(了解脓肿分布、数目、大小、范围);直肠壁内、外肿块。其他:子宫内膜异位症;直肠良性肿瘤(腺瘤、绒毛状腺瘤);直肠盆腔(阴道、子宫)瘘;盆腔内(尤其是子宫直肠陷窝)肿块;了解病变是否累及直肠等。

(二) 扫描前准备

1. 器械

全身 CT 机;遥控(可调节注射速率及压力)压力注射器及其附件;肛管。

2. 药物

离子型对比剂,如 60% 泛影葡胺(282 mgI/ml)100 ml 或 300 mgI/ml 非离子型对比剂 100 ml;山莨菪碱 20 mg;温开水 1 000～1 500 ml。

(三) 被检者准备

检查前 1 周内做过胃肠道钡剂造影者,应待钡剂排空后进行检查;检查前 3 天内少食有渣食物;检查前 1 天晚及检查前 4 h 各做清洁灌肠 1 次;检查前 1 h 之内分两次口服 1%～2% 碘溶液 1 000 ml 充盈小肠;检查前禁食 6 h;上机前被检者不排尿,保持膀胱充盈状态;检查前 5～10 min 肌注山莨菪碱 20 mg(有禁忌者不用);检查前用温水作保留灌肠;做好盆腔以上躯体的辐射防护。

（四）检查方法和技术

1. 平扫

（1）定位扫描成像：确定扫描范围、层次。

（2）扫描方式：常规采用仰卧位，做横断面扫描，必要时可做直接冠状面扫描。

（3）扫描层面角度：与扫描床面成 90°，与扫描机架成 0°。直接冠状面扫描时，机架角度随机而设（使扫描层面与躯体冠状面平行）。

（4）扫描范围：自骨盆入口处至坐骨结节平面，如发现有后腹膜淋巴结转移，可向上加扫至肾门水平或以上。

（5）扫描野：350～450 mm。

（6）扫描层厚：5～10 mm。

（7）扫描间距：5～10 mm。

（8）矩阵：512×512。

（9）曝光条件：扫描参数依所用不同 CT 机而定，常规选用 120～140 kV，120～150 mA，2.0 s。

2. 增强扫描

（1）增强扫描时，床位、层厚、间隔通常与平扫一致。

（2）静脉加压快速滴注或压力注射器团注碘对比剂 100 ml（2～4 ml/s），待注入 30～50 ml 后，开始连续扫描。

3. 摄片要求

（1）以腹部软组织窗和骨窗顺序观察扫描图像。

（2）依次顺序摄取平扫及增强片，做横断面扫描者，可加摄冠状面重组片。

（3）测量病灶大小以及病灶与周围正常组织增强前后的 CT 值。

七、肠道仿真内窥镜

肠道仿真内窥镜具有以下特点：① 安全、被检者痛苦小；② 能从不同角度和从狭窄或阻塞远端观察病灶；③ 能改变透明度，透过管腔观察管外情况，在临床诊断方面具有一定的潜能。

（一）被检者准备

被检者检查前一天晚餐开始禁食，服泻药（如硫酸镁、甘露醇、番泻叶等），清洁肠道。也可在检查当日清洁灌肠，但需等 1.5 h 后才能进行肠道仿真内窥镜检查。扫描前 5～10 min 肌肉注射 654-2 注射液 20 mg，无需使用对比剂。被检者侧卧，经肛门注入适量（1 000～1 500 ml）空气或二氧化碳气体，待感觉腹部饱胀时，再仰卧。

（二）扫描技术

被检者双手上举，扫腹部正位定位图，从定位图上观察到肠腔充气足够时，行螺旋扫描。扫描条件：管电压 130 kV，管电流 200～240 mA，层厚 2～3 mm，重建间隔 0.5～1.7 mm，螺距 1～1.5 mm，一次屏气扫完全腹。如果扫描时间超过 25 s，则需分设 2 个相连或 5 mm 重叠的螺旋扫描程序，2 个程序间隔 5～10 s，让被检者呼吸。如果同时做仰卧位和俯卧位扫描，可避免因肠道内残留水分而遮盖病灶，也可有助于鉴别活动的残留粪便和息肉。应特别注意，萎陷的肠道无法进行肠道仿真内窥镜检查，因此肠道内充气量要充分。

（三）重组技术

用平滑功能将螺旋扫描所获图像平滑 1～2 次后传输至工作站,在工作站内存中,将横断层面图像数据首尾叠加转变为容积数据,重组成立体图像。用软件功能调整 CT 阈值及透明度,根据观察对象取舍图像。用人工伪彩功能调节图像色彩,使其类似内镜所见的组织色彩。用远景投影功能,调整视角为 70°,视屏距为 1,重组肠道表面三维投影图像,再调整物屏距及视向,使三维重组图像沿着肠道行程方向前进。重组内镜图像时,为保持观察方向始终与肠腔一致,需小幅调整视向。根据计划观察的肠道长短,可重组为 20～90 帧主三维图像,再利用计算机内部功能,在相邻主图像间自动插入 3～4 帧过渡图像,并存入硬盘中。根据范围不同,共产生 80～300 帧图像。最后用电影功能以 15～30 帧/s 连续依次回放图像,获得仿真内窥镜效果。

八、肾脏

（一）适应证

肾脏良、恶性肿瘤的诊断和鉴别诊断;肿瘤大小、范围,有无淋巴结转移等;肾先天性畸形;肾脏外伤及出血情况;肾脓肿和肾周脓肿;肾梗死;囊性病变(包括囊肿和包虫囊肿等);肾结石的大小和位置;肾盂积水;慢性感染(肾结核、黄色肉芽肿性肾盂肾炎、慢性肾炎等);肾血管病变(肾动脉瘤、肾动静脉瘘、肾血管狭窄和闭塞等)。

（二）检查前准备

(1) 认真核对 CT 检查申请单,了解病情,明确检查目的和要求。

(2) 训练被检者呼吸及屏气。

(3) 对增强扫描者,按含碘对比剂使用要求准备。

(4) 检查前 4 h 禁食。

(5) 检查前 30 min 口服 1%～2% 的含碘对比剂水溶液 500～800 ml,临上机前再服 300 ml。

(6) 疑有肾阳性结石者,直接平扫。外伤急症患者可不用口服对比剂。

(7) 去除被检者携带的金属物品,解除腰带、腰围、腹带及外敷药物等。

(8) 做好耐心细致的解释工作,使被检者消除疑虑和恐惧,明白检查的程序和目的。训练被检者的呼吸,保持每次呼吸幅度一致,尽可能提高检查的成功率。

（三）检查方法和技术

1. 平扫

(1) 扫描体位:仰卧位,侧面定位线对准人体正中冠状面。有时也可根据观察部位的需要采用侧卧位或俯卧位。

(2) 扫描方式:横断面连续扫描。

(3) 定位扫描:确定扫描范围、层厚、层距。

(4) 扫描范围:肾上极至肾下极包括全部肾脏。

(5) 扫描机架倾斜角度:0°。

(6) 扫描野:体部范围。

(7) 扫描层厚:5～10 mm。

(8) 扫描层距:5～10 mm。

(9) 重建算法:软组织或标准算法。

（10）扫描参数：根据 CT 机型而定。

2. 增强扫描

（1）对比剂用量：50～80 ml 离子或非离子型含碘对比剂。

（2）注射方式：压力注射器静脉内团注，注射速率为 1.5～3 ml/s。

（3）扫描开始时间：通常应扫皮质期、髓质期和分泌期，皮质期延时扫描时间为 25～30 s，髓质期为 1～2 min，分泌期为 2～5 min。

（4）其他扫描程序和扫描参数与平扫相同。

3. 摄片要求

（1）在摄取定位像时，应摄取有无定位线的图像各一帧，便于分析时参考。按解剖顺序将平扫、增强、延迟的图像依时间先后摄取。

（2）图像显示采用软组织窗，窗位 L 30～50 HU，窗宽 W 200～400 HU。对延迟扫描目的在于观察肾盂、肾盏内病变的部分应采用类似骨窗的窗宽、窗位，如 W 1 300～1 500 HU，L 350～500 HU。

（3）对有些小病灶除需放大摄影外，必要时行冠状面及矢状面重组和摄片。

（4）测量病灶层面 CT 值及病灶大小，必要时测量病灶层面增强前后的 CT 值变化。

九、肾上腺

（一）适应证

功能性肾上腺疾病（肾上腺增生、肾上腺嗜铬细胞瘤等）；非功能性肾上腺肿瘤；肾上腺转移瘤（肾上腺癌、神经母细胞瘤等）；急性肾上腺皮质功能衰竭，明确有无出血；不明原因的高血压、低血钾或其他内分泌症状临床不能确诊时；肾上腺功能低下；肾上腺结核。

（二）检查方法和技术

1. 平扫

（1）扫描体位：仰卧位，身体置于床面中间，两臂上举抱头。

（2）扫描方式：横断面连续扫描。

（3）定位扫描：确定扫描范围、层厚、层距。

（4）扫描范围：第 12 胸椎上缘至第 1 腰椎下缘。

（5）扫描机架倾斜角度：0°。

（6）扫描野：体部范围。

（7）扫描层厚：1～3 mm。

（8）扫描层距：1～3 mm。

（9）重建算法：软组织或标准算法。

（10）扫描参数：根据 CT 机型而定。

2. 增强扫描

（1）对比剂用量：50～80 ml 离子或非离子型含碘对比剂。

（2）注射方式：压力注射器静脉内团注，注射速率为 2～3 ml/s。

（3）扫描开始时间：注射 60～80 ml 后开始连续扫描。

（4）其他扫描程序和扫描参数与平扫相同。

3．摄片要求

(1) 在摄取定位像时,应摄取有无定位线的图像各一帧,便于分析时参考。按解剖顺序将平扫、增强、延迟的图像依时间先后摄取。

(2) 图像显示采用软组织窗,窗位 L 25～45 HU,窗宽 W 200～400 HU。

(3) 对肾上腺的图像应放大摄影,必要时行冠状面及矢状面重建和摄片。

(4) 测量病灶层面 CT 值及病灶大小,必要时测量病灶层面增强前后的 CT 值变化。

十、输尿管

(一) 适应证

先天性畸形;输尿管重复畸形、腔静脉后输尿管、输尿管先天性狭窄和输尿管囊肿等;输尿管肿瘤;尤其对肾功能丧失或无法插管者更具优越性;观察腹膜后纤维化对输尿管的影响;其他:输尿管积水;输尿管结石;输尿管结核等。

(二) 检查方法和技术

1．平扫

(1) 定位扫描成像:自肾门水平至耻骨联合下缘。

(2) 扫描方式:横断面。

(3) 扫描机架倾斜角度:0°。

(4) 扫描范围:自耻骨联合下缘向上至肾门水平,必要时可参考尿路造影片。

(5) 扫描野:300～420 mm。

(6) 扫描层厚:5～10 mm。

(7) 扫描间距:5～15 mm。

(8) 矩阵:256×256 或 512×512。

(9) 曝光条件:尽量用短曝光时间(2～3 s)。

2．增强扫描

(1) 对比剂注射方式:静脉加压快速滴注或团注(2～4 ml/s)。

(2) 用 60%对比剂 30～80 ml 即可显影,扫描程序与平扫相同。

十一、膀胱

(一) 适应证

膀胱和输尿管下段肿瘤及肿瘤大小、范围,有无淋巴结转移等;膀胱肿瘤与前列腺肿瘤或增生的鉴别诊断;发育异常(包括畸形、输尿管异位开口、囊肿等);膀胱结石的大小和位置。

(二) 检查前准备

检查前 6～10 h 分次口服 1%～2%的含碘对比剂水溶液共 1 000～1 500 ml,使远、近段小肠和结肠充盈;扫描前大量饮水,保持膀胱充盈。必要时检查前 10 min 肌注山莨菪碱 10 mg(禁忌者不用);

疑有直肠或乙状结肠受侵者,可直接经直肠注入 1%～2%的含碘对比剂水溶液或空气 300 ml。

膀胱双重造影时,在检查前需用福利管经尿道插入膀胱,放尽尿液,注入 100～300 ml 空气和 100 ml 浓度为 1%～2%的含碘对比剂溶液。

（三）检查方法和技术

1. 平扫

（1）扫描体位：仰卧位或根据病情采用俯卧位、侧卧位。

（2）扫描方式：横断面连续扫描。

（3）定位扫描：确定扫描范围、层厚、层距。

（4）扫描范围：耻骨联合下缘至髂前上棘水平。

（5）扫描机架倾斜角度：0°。

（6）扫描野：体部范围。

（7）扫描层厚：3～5 mm。

（8）扫描层距：3～5 mm。

（9）重建算法：软组织或标准算法。

（10）扫描参数：根据 CT 机型设定。

2. 增强扫描

（1）对比剂用量：80～100 ml 离子或非离子型含碘对比剂。

（2）注射方式：高压注射器静脉内团注，注射速率为 2～3 ml/s。

（3）扫描开始时间：注射 60～80 ml 后开始连续扫描。必要时延迟 3 min 后做全膀胱扫描。

（4）其他扫描程序和扫描参数与平扫相同。

3. 摄片要求

（1）在摄取定位像时，应摄取有无定位线的图像各一帧，便于分析时参考。按解剖顺序将平扫、增强、延迟的图像依时间先后摄取。

（2）图像显示采用软组织窗，窗位 L 30～50 HU，窗宽 W 200～400 HU。

（3）测量病灶层面 CT 值及病灶大小，必要时测量病灶层面增强前后的 CT 值变化。

（4）对有些细小病灶除需放大摄影外，还可行矢状位、冠状位重建。

十二、前列腺

（一）适应证

协助临床分期与明确有无转移或经穿刺活检证实的前列腺癌患者；手术后随访，观察有无并发症；测量前列腺大小、体积，作为非手术治疗前列腺的随访、观察；确定前列腺有无脓肿形成及显示脓肿液化情况；观察前列腺增生的间接改变。

（二）检查方法和技术

1. 平扫

（1）扫描体位：仰卧位，身体置于床面中间，两臂上举抱头或放于上腹部。

（2）扫描方式：横断面连续扫描。

（3）定位扫描：确定扫描范围、层厚、层距。

（4）扫描范围：耻骨联合下缘向上至耻骨上缘 2～3 cm。

（5）扫描机架倾斜角度：0°。

（6）扫描野：体部范围。

（7）扫描层厚：2～3 mm。

（8）扫描层距：2～3 mm。

（9）重建算法：软组织或标准算法。

（10）扫描参数：根据 CT 机型设定。

2. 增强扫描

（1）对比剂用量：80～100 ml 离子或非离子型含碘对比剂。

（2）注射方式：高压注射器静脉内团注，注射速率为 2～3 ml/s。

（3）扫描开始时间：注射对比剂 50～70 ml 后开始连续扫描。

（4）其他扫描程序和扫描参数与平扫相同。

十三、女性盆腔

（一）适应证

良、恶性肿瘤的诊断和鉴别诊断，及肿瘤大小、范围，有无淋巴结转移等；其他隐匿性病变如脓肿、血肿和肿大淋巴结的诊断；生殖道先天性畸形；放疗、化疗及术后随访观察；活检或放疗计划的定位；子宫内避孕装置的观察和定位。在外伤情况下，可观察有无骨折、泌尿生殖器官的损伤和出血等。

（二）检查方法和技术

1. 平扫

（1）扫描体位：仰卧位，侧面定位线平人体正中冠状面。

（2）扫描方式：横断面连续扫描。

（3）定位扫描：确定扫描范围、层厚、层距。

（4）扫描范围：耻骨联合下缘向上至髂前上棘水平。

（5）扫描机架倾斜角度：0°。

（6）扫描野：体部范围。

（7）扫描层厚：5～10 mm，若为扫描整个盆腔观察肿块大小时可采用 8 mm 层厚。

（8）扫描层距：5～10 mm，若为扫描整个盆腔观察肿块大小时可采用 8 mm 层距。

（9）重建算法：软组织或标准算法。

（10）扫描参数：根据 CT 机型设定。

2. 增强扫描

（1）对比剂用量：80～100 ml 离子或非离子型含碘对比剂。

（2）注射方式：高压注射器静脉内团注，注射速率为 2～3 ml/s。

（3）扫描开始时间：延时扫描时间为 30～35 s。

（4）其他扫描程序和扫描参数与平扫相同。

十四、肾动脉 CT 血管造影

（一）适应证

了解肾动脉 CT 血管造影有助于了解肾动脉有无血管狭窄及其他肾血管病变。

（二）注意事项

肾动脉 CT 血管造影检查前不宜口服对比剂。

(三) 检查方法和技术

扫描范围为胸第 11 椎至腰第 5 椎体。对比剂总量为 80～100 ml,注射速率为 3～4 ml/s,延时扫描时间通常为 15～20 s,层厚为 1～2 mm,层距为 1～2 mm。对扫描后获得的薄层轴位图像进行 MIP,SSD,VR 重组。

十五、膀胱 CT 仿真内窥镜检查

(一) 适应证

超声提示膀胱占位性病变患者;无痛性全血尿;可疑膀胱病变者。

(二) 器械准备

螺旋 CT 扫描机和三维后处理工作站。

(三) 药物准备

60％泛影葡胺或 300 mgI/ml 非离子型对比剂 100 ml。

(四) 被检者准备

膀胱充盈满意后,前臂静脉团注 60％泛影葡胺或 300 mgI/ml 非离子型对比剂 100 ml。

(五) 检查方法和技术

(1) 扫描方法:膀胱容积扫描。

(2) 扫描体位:仰卧位,屏气 15～30 s。

(3) 扫描范围:上界膀胱顶部,下界耻骨联合。

(4) 层厚 2～3 mm,图像重建间隔 1.0～1.5 mm。

(5) 螺距:1.0～1.5。

(6) 扫描野:200～300 mm。

(7) 扫描条件:120 kV,200～230 mA。

(8) 图像工作站后处理:用三维软件处理,阈值选择 150～1 000 HU。

十六、腰椎

(一) 适应证

脊柱外伤;各种原因的椎管狭窄;椎间盘退行性病变和椎间盘突出;原发性、继发性脊椎骨肿瘤和椎旁肿瘤;椎管内占位病变;CT 引导介入放射学检查;脊柱感染性疾病、脊柱结核、化脓性脊柱炎;先天性畸形和发育异常;脊柱退行性病变。

(二) 检查方法和技术

1. 平扫

(1) 扫描体位:仰卧位,下肢膝关节处用腿垫抬高,尽可能保持腰椎椎体生理弧度与检查床平行。

(2) 扫描方式:横断面连续扫描。

(3) 定位扫描:侧位定位扫描,确定扫描范围、层厚、层距。

(4) 扫描范围:根据临床要求扫描椎间盘或椎体。

(5) 扫描机架倾斜角度:根据定位片显示,适当倾斜扫描机架角度。

(6) 扫描野:椎体范围。

(7) 扫描层厚:3～5 mm(椎间盘),5～10 mm(椎体)。

(8) 扫描层距：3～5 mm(椎间盘)，5～10 mm(椎体)。

(9) 重建算法：软组织或标准算法。

(10) 扫描参数：根据 CT 机型而定。

2. 增强扫描

(1) 对比剂用量：80～100 ml 离子或非离子型含碘对比剂。

(2) 注射方式：高压注射器静脉内团注，注射速率为 2～3 ml/s。

(3) 扫描开始时间：注射对比剂 60～80 ml 后开始连续扫描(8～10 s 扫描周期)。

(4) 必要时在注射含碘对比剂 5～30 min 后做延迟扫描。

(5) 其他扫描程序和扫描参数与平扫相同。

3. 摄片要求

(1) 依次顺序拍摄定位片、平扫以及增强图像。

(2) 图像显示采用软组织窗：窗位 L 30～50 HU，窗宽 W 200～400 HU；骨窗窗位 L 300～600 HU，骨窗窗宽 W 1 200～2 000 HU。

(3) 测量病灶层面 CT 值及病灶大小，必要时测量病灶层面增强前后的 CT 值变化。

(4) 必要时做放大摄影。

第三节 腹部 MR 检查技术

一、肝脏

(一) 适应证

肝良、恶性肿瘤；肝囊肿和囊肿性病变；肝脓肿、肝结核和其他肝炎性肉芽肿等；肝局灶性结节状增生；各种原因所致的肝硬化；Budd-CHiari 综合征。

(二) 检查前准备

检查前空腹 6～8 h。需做屏气检查者，检查前要训练呼、吸气方法。

(三) 平扫

1. 检查体位

仰卧位，头先进，人体长轴与床面长轴一致。

2. 成像中心

相控阵线圈横轴中心对准脐与剑突连线中点，以线圈中心为采集中心。在肋缘下方放置呼吸门控，表面线圈上缘与腋窝平齐，嘱被检者平静有规律呼吸。

3. 扫描方法

(1) 定位成像：采用快速推荐成像序列，同时做冠、矢、轴三方向定位图，在定位片上确定扫描基线、扫描方法和扫描范围。横轴中心对准脐与剑突连线中点。

(2) 成像范围：从膈顶到肝下缘。

(3) 推荐成像序列：SE 序列或快速序列，横断面 T_1WI 和 T_2WI 成像；冠状面 T_1WI 成像。具体参数见表 27-1。

表 27-1　肝脏 MR 扫描序列参数

脉冲序列	加权像	TR/ms	TE/ms	FL
FSE	T_2WI	3 000~4 000	100~120	
SE	T_1WI	440~550	10~15	
FSPGR	T_1WI	170	2.3	70°

(4) 横断位：层厚为 5~10 mm；层间距为 1~3 mm；采集矩阵为 256×256 或 312×256；扫描野为 350mm×260 mm；信号平均次数为 2~4 次；回波链为 16~38；相位编码方向为前后向。

(5) 冠状位：层厚为 5~6 mm；层间距为 1 mm；采集矩阵为 256×256 或 312×256；扫描野为 400 mm×400 mm；信号平均次数为 2~4 次；回波链为 16~32；相位编码方向为左右向加"无卷褶伪影"技术。

4. 抑脂技术

常用两种方法抑制脂肪信号：一是反转恢复技术，TR 延迟时间为 165 ms，TSE 成像；二是相位移技术，采用 $T_1WI/WATS$ 水激励的方法，层厚度为 8 mm，层间隔为 1 mm，层数为 20 层，需做匀场，FFE 成像，采集 1 次。

(四) 增强扫描

对比剂为顺磁性对比剂（如 Gd-DTPA 等），剂量为 0.1~0.2 mmol/kg。常规使用 SE，TSE 序列，需做横断位 T_1WI。

1. 快速手推注射方法

静脉注射对比剂 12~15 ml，注射完毕 10~15 s 后，快速注入 10 ml 生理盐水，开始扫描。成像程序一般与增强前 T_1WI 程序相同。部分病例可根据需要在增强后加延迟扫描（延迟 5~30 min）。

2. 磁共振注射器注射方法

A 筒中抽入注射的对比剂（0.2 mmol/kg）约 15 ml，B 筒中加入生理盐水 20 ml。选择注射程序以 3~4 ml/s 速率注射对比剂。对比剂注射完毕后，再以同样速率注射 15~20 ml 生理盐水。注意注射对比剂的时间与扫描时间相配，注射结束后开始扫描。

二、胰腺

(一) 适应证

胰腺肿瘤的诊断和鉴别诊断；胰岛细胞瘤的诊断；急性胰腺炎的诊断；胰腺先天性异常。

(二) 检查技术

常规轴位 T_1WI 和 T_2WI 采用 TSE 序列。成像层厚 5~10 mm，扫描无间隔。有条件的建议做 T_1 压脂。采用 $T_1WI/WATS$ 水激励的方法。具体扫描参数见表 27-2。

表 27-2　胰腺 MR 扫描序列参数

脉冲序列	加权像	TR/ms	TE/ms	FL
FSE	T_2WI	3 000～4 000	100	
SE	T_1WI	440～550	10～15	
FSPGR	T_1WI	170	2.3	70°

（1）横断位：T_2WI-FSE 序列加脂肪抑制技术，T_2WI-SE 序列或 FSPGR 序列加或不加脂肪抑制技术，屏气扫描。层厚为 5～6 mm；层间距为 0.5～1.0 mm；采集矩阵为 256×256 或 312×256；扫描野为 350 mm×260 mm；信号平均次数为 2～4 次；回波链为 18～32；相位编码方向为前后向。

（2）冠状位：T_2WI-FSE 序列加脂肪抑制技术。层厚为 5 mm；层间距为 1 mm；采集矩阵为 256×256；扫描野为 400 mm×400 mm；信号平均次数为 2～4 次；回波链为 8～32；相位编码方向为左右向加"无卷褶伪影"技术。

三、肾脏

（一）适应证

肾脏良、恶性肿瘤（如肾癌、肾母细胞瘤、肾转移瘤、肾错构瘤等）；肾囊肿、囊肿性病变及其相关临床分期；各种肾脏先天性畸形；肾脓肿、肾结核和其他肾脏炎性肉芽肿等；肾盂积水；肾功能的评价；肾血管病变；肿瘤治疗效果的评价；不适宜 CT 检查者（如孕妇、儿童）以及碘剂过敏不能增强检查者。

（二）操作方法及程序

1. 平扫

（1）检查体位：被检者仰卧位，头先进，人体长轴与床面长轴一致。

（2）成像中心：腹部相控阵表面线圈横轴中心对准脐中心，以线圈中心为采集中心。表面线圈上缘与剑突平齐，嘱被检者平静有规律呼吸，安置呼吸门控。

（3）扫描方法：

① 定位成像：采用快速推荐成像序列同时做冠、矢、轴三方向定位图，在定位片上确定扫描基线、扫描方法和扫描范围。

② 成像范围：从肾上极到肾下极。

③ 横断位：T_2WI-FSE 序列加脂肪抑制技术，T_1WI-SE 序列或 FSPGR 加或不加脂肪抑制技术，屏气扫描；成像层厚为 5～6 mm；成像间距为相应层厚的 10%～50%，或 1 mm；矩阵为 256×256 或 312×256 等；扫描野为 350 mm×260 mm；信号平均次数为 2～4次；回波链为 8～32；相位编码方向为前后向。

④ 冠状位：T_2WI-FSE 序列加脂肪抑制技术。成像层厚为 5 mm；成像间距为 0.5～1.0 mm；采集矩阵为 256×256；扫描野为 400 mm×400 mm；信号平均次数为 2～4 次；回波链为 8～32；相位编码方向为左右向加"无卷褶伪影"技术。

⑤ 脉冲序列的扫描参数见表 27-3。

表 27-3　肾脏 MR 扫描序列参数

脉冲序列	加权像	TR/ms	TE/ms	FL
FSE	T_2WI	3 000～4 000	100	
SE	T_1WI	440～550	10～15	
FSPGR	T_1WI	170	2.3	70°

（4）注意事项：肾脏占位性病变必须做动态增强扫描，动态增强扫描需加脂肪抑制技术，并作冠状位扫描，冠状位扫描则包括肾、输尿管和膀胱。

2. 增强扫描

（1）快速手推注射方法：注射对比剂后即开始增强扫描，成像程序一般与增强前 T_1WI 程序相同，常规做横断面、矢状面及冠状面 T_1WI。

（2）磁共振注射器注射方法：开始注射对比剂后，延时一定时间开始增强扫描，成像程序同手推注射。

（3）必要时可进行动态扫描。

四、肾上腺

（一）检查体位

仰卧位，头先进，人体长轴与床面长轴一致。

（二）成像中心

腹部相控阵表面线圈横轴中心对准剑突中心，以线圈中心为采集中心。表面线圈上缘与乳头平齐，嘱被检者平静有规律呼吸，安置呼吸门控。

（三）扫描方法

1. 定位成像

采用快速推荐成像序列，同时做冠、矢、轴三方向定位图，在定位片上确定扫描基线、扫描方法和扫描范围。

2. 成像范围

成像范围包括整个肾上腺。

3. 横断位

T_2WI-FSE 序列。T_1WI-SE 序列。成像层厚为 4 mm；成像间距为 0～0.5 mm；矩阵为 256×256 或 312×256 等；扫描野为 320 mm×240 mm；信号平均次数为 2～4 次；回波链为 8～32；相位编码方向为前后向。

4. 冠状位

T_2WI-FSE 序列。成像层厚为 4 mm；成像间距为 0～0.5 mm；采集矩阵为 312×256；成像野为 400 mm×400 mm；信号平均次数为 2～4 次；回波链为 8～32；相位编码方向为左右向加"无卷褶伪影"技术。

5. 脉冲序列的扫描参数(见表 27-4)

表 27-4 肾上腺脉冲序列的扫描参数

脉冲序列	加权像	TR/ms	TE/ms
FSE	T_2WI	3 000~4 000	100~120
SE	T_1WI	440~550	10~15

（四）注意事项

无论是 T_2WI 还是 T_1WI 均不能使用脂肪抑制技术。扫描层厚要根据病变大小决定,病变很大时,选择较厚层,包括整个病变及周围组织,并且 T_2WI 序列还需加脂肪抑制技术。冠状位 T_2WI 必不可少,必要时还要加矢状位扫描。

五、前列腺

（一）适应证

前列腺肿瘤和肿瘤样病变(了解肿瘤性质、部位和侵犯范围);前列腺结节增生与前列腺其他占位性病变鉴别。

（二）操作方法及程序

1. 平扫

（1）检查体位

仰卧位,头先进,人体长轴与床面长轴一致。

（2）成像中心

采用前列腺专用相控阵表面线圈或心脏相控阵线圈,以线圈中心为采集中心。

（3）扫描方法

① 定位成像:采用快速推荐成像序列,同时做冠、矢、轴三方向定位图,在定位片上确定扫描基线、扫描方法和扫描范围。

② 成像范围:膀胱与尿生殖膈之间,前方为耻骨联合,后方为直肠壶腹,包括整个前列腺。

③ 横断位:T_2WI-FSE 序列。T_1WI-SE 序列或 FSE 序列。成像层厚为 4 mm;成像间距为 0.5~1.0 mm;采集矩阵为 256×256 或 312×256 等;扫描野为 300 mm×225 mm;信号平均次数为 2~4 次;回波链为 8~32;相位编码方向为前后向。

④ 冠状位:T_2WI-FSE 序列。成像层厚为 4 mm;成像间距为 0.5~1.0 mm;采集矩阵为 256×256 或 312×256;扫描野为 350 mm×350 mm;信号平均次数为 2~4 次;回波链为 16~32;相位编码方向为左右向。

⑤ 矢状位:T_2WI-FSE 序列。成像层厚为 4 mm;成像间距为 0.5~1.0 mm;采集矩阵为 256×256 或 312×256;扫描野为:300 mm×225 mm;信号平均次数为 2~4 次;回波链为 16~32;相位编码方向为前后向。

⑥ 脉冲序列的扫描参数见表 27-5。

表 27-5 前列腺脉冲序列的扫描参数

脉冲序列	加权像	TR/ms	TE/ms
FSE	T_2WI	3 000~4 000	100
SE	T_1WI	440~550	10~20

（4）注意事项

无论是前列腺还是盆腔病变，做 T_2WI 扫描时都需加脂肪抑制技术。盆腔病变需要增强扫描，所用脉冲序列需加脂肪抑制技术。

2. 增强扫描

（1）快速手推注射方法

注射对比剂后即开始增强扫描，成像程序一般与增强前 T_1WI 程序相同，常规做横断面、矢状面及冠状面 T_1WI。

（2）磁共振注射器注射方法

注射对比剂后即开始增强扫描，成像程序同手推注射。

六、女性盆腔

（一）适应证

女性内生殖器官的良、恶性肿瘤和囊肿性病变（了解肿瘤性质、部位、侵犯范围及临床分期）；子宫内膜异位症与女性盆腔内其他占位性病变鉴别；生殖道畸形（了解子宫输卵管大小、形态及位置、明确畸形的类型）；女性生殖系统损伤。

（二）被检者准备

有金属避孕环者，须先取出；膀胱中度充盈。

（三）操作方法及程序

1. 平扫

（1）检查体位

被检者仰卧在检查床上，取头先进，人体长轴与床面长轴一致，双手置于身体两旁。

（2）成像中心

以腹部相控阵表面线圈中心为采集中心。

（3）扫描方法

① 定位成像：采用快速推荐成像序列，同时做冠、矢、轴三方向定位图，在定位片上确定扫描基线、扫描方法和扫描范围。

② 成像范围：包括女性盆腔范围。

③ 横断位：T_2WI-FSE 序列，T_1WI-SE 序列或 FSE 序列。成像层厚为 5～6 mm；成像间距为 1.0 mm；采集矩阵为 256×256 或 312×256 等；扫描野为 300 mm×225 mm；信号平均次数为 2～4 次；回波链为 8～32；相位编码方向为前后向。

④ 冠状位：T_2WI-FSE 序列。成像层厚为 5 mm；成像间距为 1.0 mm；采集矩阵为 256×256 或 312×256；扫描野为 350 mm×350 mm；信号平均次数为 2～4 次；回波链为 16～32；相位编码方向为左右向。

⑤ 矢状位：T_2WI-FSE 序列。成像层厚为 5 mm；成像间距为 1.0 mm；采集矩阵为 256×256 或 312×256；扫描野为 300 mm×225 mm；信号平均次数为 2～4 次；回波链为 16～32；相位编码方向为前后向。

⑥ 脉冲序列的扫描参数见表 27-6。

表 27-6　女性盆腔脉冲序列的扫描参数

脉冲序列	加权像	TR/ms	TE/ms
FSE	T_2WI	3 000~4 000	100
SE	T_1WI	440~550	10~20

（4）注意事项

扫描时需加脂肪抑制技术。盆腔占位性病变在扫描时需要做横断位、矢状位及冠状位扫描，同时需做增强扫描。可不用呼吸门控，从而可减少扫描时间。

2. 增强扫描

增强扫描时要用顺磁性对比剂（如 Gd-DTPA 等），剂量为 0.1~0.2 mmol/kg。

（1）快速手推注射方法

静脉注射对比剂 12~15 ml，注射 10~15 s 后，快速注入 10 ml 生理盐水，即开始扫描。成像程序一般与增强前 T_1WI 程序相同，常规做横断面、矢状面及冠状面 T_1WI。

（2）磁共振注射器注射方法

A 筒中抽入注射的对比剂（0.1 mmol/kg）约 15 ml，B 筒中加入生理盐水 20 ml。选择注射程序以 1.5~2.5 ml/s 速率注射对比剂。对比剂注射完毕后，再以同样速率注射 15~20 ml 生理盐水。注意注射对比剂的时间与扫描时间相匹配，注射结束后开始扫描。成像程序同手推。

七、肾动脉 MRA

被检者取仰卧位。采用体线圈以获得较大的扫描范围，应用相控阵线圈可明显提高图像的质量。在行 3D CE MRA 之前需进行肾脏的常规 MRI。肾动脉的 3D CE MRI 常规采用冠状位扫描，顶部包括腹腔动脉主干，向下应包括髂总动脉；向前包括全部腹主动脉，向后到两侧肾脏的中部。另外还应结合常规 MRI 所见及临床要求进行调整。应当尽量选择屏气扫描序列。扫描应当在深呼气状态下进行。注射对比剂之前应先行一次预扫描，以获得蒙片图像。

3D CE MRA 的 TR 应尽量短。标准的 3D CE MRA 相位编码线最好在 160 以上，扫描层厚不能超过 2.5~3 mm。应常规采用对比剂团注试验扫描。对比剂注射剂量常规采用 0.2 mmol/kg，一般在 0.1~0.3 mmol/kg 的范围内。多期肾动脉 3D CE MRA 需具备高梯度场强（25 mT/m），梯度爬升速度要求很快（300 μs）。采用 3D fast FLASH，可使 TR 时间缩短到 3.2 s，再采用非对称 K-空间采集技术与"0"填充技术相结合，相位编码线为 90，3D 块层数 22，使一次采集时间缩短到 6.4 s。被检者一次屏气状态下可进行 5 次重复成像。期间间隔 150 ms，扫描延迟时间 8 s，可消除标准的单期 3D CE MRA 在中心 K-空间采集时由于 Gd-DTPA 浓度的急剧变化产生的环状伪影。

应用带有门控的屏气电影相位对比序列可进行肾动脉血流量的测定，此检查可在 3D CE MRA 后进行。常规在垂直于肾动脉的方位上进行数据采集，扫描范围从肾动脉的近端直到其第一级分支处。

第四节 腹部 DSA 检查技术

一、肝脏

(一)适应证

肝脏肿瘤诊断及鉴别诊断;肝内占位性病变的介入治疗前后;门静脉高压或阻塞病变时行间接性门静脉造影;肝血管发育不良和肝动脉闭塞症;经颈静脉肝内门体静脉支架分流术前后;肝脏外伤性出血性病变介入治疗前后。

(二)禁忌证

碘过敏、甲状腺功能亢进、严重出血倾向、感染倾向;心、肝、肾功能不全及全身衰竭;穿刺部位软组织感染;不能平卧的被检者;女性月经期。

(三)被检者准备

做碘及局部麻醉药的过敏试验;心、肝、肾功能检查;血常规、血小板及出凝血时间等检查;穿刺部位的备皮;必要的影像学检查,如超声、CT 等;术前 4 h 禁食;术前半小时肌注镇静剂;训练被检者学会造影所要求的吸气及屏气动作;向被检者及其家属说明造影目的及可能出现的并发症和意外,签订造影协议书。

(四)器械准备

股动脉穿刺包一只,Seldinger 穿刺针,扩张器,二路开关,相应的导管,导引导丝,10 ml 和 5 ml 注射器各 3 个,高压注射器,DSA 仪器设备。

(五)药物准备

对比剂选用:离子型对比剂溶液(<60%的泛影葡胺);非离子型对比剂较常用,浓度一般为 300~370 mgI/ml,如优维显,欧乃派克等。

局麻药选用:1%利多卡因、10%普鲁卡因。

其他:化疗药物,栓塞剂或溶栓剂等及肝素、生理盐水等辅助药物,以及各种抢救药物等。

(六)造影技术

1. 手术操作

(1)采用 Seldinger 技术,行股动脉或肱动脉穿刺插管。

(2)先行选择性腹腔动脉造影,再行超选择性肝动脉造影。

2. 造影参数

腹腔动脉造影对比剂用量为 25~30 ml/次,注射速率为 6~7 ml/s,压力上限(简称压限)为 150~300 PSI;肝动脉造影对比剂用量为 15~18 ml/次,注射速率为 5~6 ml/s。造影程序为 3~6 帧/s,注射延迟 0.5 s。屏气状态曝光至肝内毛细血管期。肝动脉造影观察门静脉者,曝光持续 15~20 s,直至门静脉显示。

3. 造影体位

常规取正位,必要时加摄斜位。

二、胃肠道

(一)适应证

消化道出血的诊断及介入治疗;消化道肿瘤的诊断及介入治疗;消化道血管性病变的诊断;门脉高压及阻塞性病变的诊断。

(二)被检者准备

注射抑制肠道蠕动药物;建立静脉通道,便于术中给药及抢救;其他同肝脏 DSA。

(三)造影技术

1. 手术操作

采用 Seldinger 技术,行股动脉或肱动脉穿刺插管。先行选择性腹腔动脉造影,再行超选择性肝动脉造影。

2. 造影参数

腹主动脉造影对比剂用量为 35~40 ml/次,注射速率为 15~18 ml/s,压限为 450~600 PSI;腹腔动脉造影对比剂用量为 25~30 ml/次,注射速率为 6~7 ml/s,压限为 150~300 PSI;肠系膜上动脉造影对比剂用量为 10~12 ml/次,注射速率为 5~6 ml/s,压限为 150~200 PSI;肠系膜下动脉造影对比剂用量为 8~10 ml/次,注射速率为 4~5 ml/s;胃十二指肠动脉造影对比剂用量为 6~8 ml/次,注射速率为 3~4 ml/s,压限为 150~200 PSI;分支动脉造影对比剂用量为 4~6 ml/次,注射速率为 1~3 ml/s,压限为 150~200 PSI。

3. 造影体位

常规取正位,必要时加摄斜位。

三、胰、胆、脾

(一)适应证

脾脏外伤出血及介入治疗前后;脾功能亢进、巨脾症及介入治疗前后;脾脏肿瘤及介入治疗前后;脾动脉血管瘤及介入治疗前后;胰腺血管性病变;胆管和胆囊肿瘤性病变。

(二)操作方法及程序

(1)采用 Seldinger 技术,经皮穿刺股动脉插管。

(2)胰腺动脉造影按腹腔动脉、肠系膜上动脉、脾动脉、胃十二指肠动脉、胰背动脉和胰十二指肠下动脉顺序依次进行选择性造影。

(3)胆管动脉造影按肝动脉、胆囊动脉顺序进行选择性造影。

(4)脾脏血管造影选用腹腔动脉造影,然后做超选择性脾动脉造影。

(5)注射参数:腹腔动脉造影对比剂用量为 25~30 ml/次,注射速率为 6~7 ml/s,压限为 150~360 PSI;脾动脉造影对比剂用量为 18~20 ml/次,注射速率为5~6 ml/s,压限为 150~300 PSI;胃十二指肠动脉造影对比剂用量为 6~8 ml/次,注射速率为 3~4 ml/s,压限为 150~200 PSI;胰十二指肠下动脉、胰背动脉及胆囊动脉造影对比剂用量为 3~4 ml/次,注射速率为 2~3 ml/s,压限为 150~200 PSI。

(6)造影体位:一般取正位,必要时加摄不同角度的斜位。

四、门静脉造影

(一) 适应证

肝硬化及肝内外门静脉系统阻塞性病变;肝脏恶性肿瘤,了解门静脉通畅情况;不明原因的上消化道出血,了解门静脉情况;门、体静脉分流术后造影,了解门静脉情况;门静脉先天性疾患。

(二) 操作方法及程序

1. 脾门静脉造影

在超声引导下,在左侧腋中线第 8～10 肋间穿刺,向脾门方向进针入脾脏,见到回血后注射对比剂曝光采像,通过对比剂回流显示门静脉。

2. 肝门静脉造影

在超声引导下,在右侧腋中线第 8～10 肋间穿刺门静脉,见到回血后注射对比剂曝光采像,直接显示门静脉系统。

3. 间接门静脉造影

采用 Seldinger 技术,经皮股动脉穿刺插管,行腹腔动脉或脾动脉造影,通过脾脏对比剂回流显示门静脉。

五、肝静脉造影

(一) 适应证

布加综合征;门静脉高压症;经颈静脉肝内门—体静脉支架分流术前。

(二) 操作方法及程序

(1) 肝静脉楔入导管造影,即楔入法。经股静脉或颈静脉穿刺,导管选择性地插入肝静脉。

(2) 肝静脉游离导管造影,即游离导管法。经股静脉或颈静脉穿刺,将导管放到较大的肝静脉中,或选择性插入一根多孔导管于肝静脉中。

(3) 阻断肝静脉造影,即阻断法。经股静脉或颈静脉穿刺,将一根带有胶囊的导管选择性插入肝静脉,囊中注入 1～2 ml 液体或气体阻断血流。

(4) 经皮穿刺肝实质造影,即肝穿刺法。在右腋下第 8～10 肋间穿刺肝脏将导管插入肝静脉。

(5) 对比剂用量为 8～10 ml/次,注射速率为 3 ml/s。

(6) 造影体位一般为正位,必要时加摄斜位。

(7) 造影程序为 2～3 帧/s,注射延迟 0.5 s。屏气状态曝光至肝静脉及其侧支循环显示。

六、肾动脉造影

(一) 适应证

肾血管性病变;肾脏肿瘤性病变诊断及介入治疗前后;肾脏周围肿瘤性病变;肾脏外伤出血及介入治疗前后;肾盂积水,了解肾实质和功能受损;部分肾脏切除者,术前明确病变范围;不明原因的血尿;肾脏移植术后;肾内小血管瘤、动静脉瘘及微小动脉瘤等。

（二）禁忌证

对比剂和麻醉剂过敏；严重心、肝、肾功能不完及其他严重的全身性疾病；极度衰弱和严重凝血功能障碍者；穿刺局部感染及高热者。

（三）器械准备

DSA X 线机及其附属设备；造影手术器械消毒包；穿刺插管器材，如穿刺针、导管鞘、导管和导丝等；压力注射器及其针筒、连接管。

（四）药品准备

（1）对比剂：有机碘水制剂（40％～76％离子型或相应浓度的非离子型）。

（2）麻醉剂、抗凝剂及各种抢救药物。

（五）操作方法及程序

（1）采用 Seldinger 技术，行股动脉或肱动脉穿刺插管。

（2）先行腹主动脉造影，再行选择性肾动脉造影，必要时行超选择性肾段动脉造影。选择性造影时插管不宜过深，以免造成肾缺如假象。

（3）肾动脉造影对比剂用量为 10～15 ml/次，注射速率为 5～7 ml/s；肾段动脉造影对比剂用量为 4～6 ml/次，注射速率为 2～3 ml/s。

（4）体位常规取正位，必要时加摄斜位，影像增强器向同侧倾斜 7°～15°。

（5）造影程序为 3～6 帧/s，注射延迟 0.5 s。屏气状态曝光至微血管期和静脉早期。

七、肾静脉造影

（一）适应证

肾癌疑肾静脉癌栓；肾移植术后早期排异反应；单侧肾动脉完全闭塞而静脉尿路造影不显影者；先天性肾缺损（如肾发育不良）。

（二）操作方法及程序

（1）采用 Seldinger 技术，经皮穿刺股静脉插管。

（2）导管插入肾静脉行选择性造影。

（3）对比剂用量为 10～15 ml/次，注射速率为 2～3 ml/s。

（4）摄影体位一般取正位，必要时加摄斜位。

（5）造影程序为 2～3 帧/s，注射延迟 0.5 s。屏气状态曝光，持续至肾静脉及其分支显示。

八、肾上腺动脉造影

（一）适应证

功能性肾上腺疾病的鉴别诊断；肾上腺肿块手术栓塞时造影；腹膜后肿瘤不能明确起源部位；肾上极或邻近肿瘤、囊肿与肾上腺肿瘤、囊肿的鉴别诊断。

（二）操作方法及程序

（1）采用 Seldinger 技术，行股动脉或肱动脉穿刺插管。

（2）按腹主动脉，肾动脉，膈下动脉，肾上腺上、中、下动脉依次造影。

（3）腹主动脉造影对比剂用量为 35～40 ml/次，注射速率为 15～20 ml/s；肾动脉造影对比剂用量为 10～15 ml/次，注射速率为 5～7 ml/s。肾上腺上、中、下动脉造影对比剂用量为 4～6 ml/s,注射速率为 1～2 ml/s。

(4) 摄影体位取正位。

(5) 造影程序为 2～4 帧/s,注射延迟 0.5 s。屏气状态曝光至靶器官微血管期和静脉早期。

(三) 注意事项

肾上腺由三支动脉供血,选择病变部位的供血动脉造影。

如一侧肾上腺动脉造影出现对比剂外溢,禁止做对侧肾上腺动脉造影。

肾上腺动脉不允许反复注射对比剂,且操作应轻柔。

九、肾上腺静脉造影

(一) 适应证

动脉造影不能排除微小的泛血管性的肾上腺病变者;测定肾上腺静脉血中激素含量。

(二) 操作方法及程序

(1) 采用 Seldinger 技术,经皮穿刺股静脉插管。

(2) 导管插入肾上腺静脉行选择性造影。

(3) 对比剂用量为 6～8 ml/次,注射速率为 2～3 ml/s。

(4) 摄影体位取正位,必要时加摄斜位。

(5) 造影程序为 2～3 帧/s,注射延迟 0.5 s。屏气状态曝光,持续至肾上腺静脉及其分支显示。

(三) 并发症

(1) 穿刺和插管并发症:局部血肿、动静脉瘘、静脉穿孔或破裂、血栓形成、静脉炎等。

(2) 对比剂并发症:喉头水肿、肺水肿、惊厥、休克等。

(3) 肾上腺功能减退、肾上腺危象。

十、膀胱动脉造影

(一) 适应证

膀胱肿瘤诊断及介入治疗前后;膀胱动脉瘤、血管畸形;未明原因的终末血尿。

(二) 禁忌证

对比剂和麻醉剂过敏;严重心、肝、肾功能不全及其他严重的全身性疾病;极度衰弱和严重凝血功能障碍者;穿刺局部感染及高热者;月经期或阴道出血;盆腔急性炎症及慢性炎症的急性发作。

(三) 操作方法及程序

(1) 采用 Seldinger 技术,经皮股动脉穿刺插管。

(2) 先行髂内动脉造影,再行膀胱上、下动脉造影。

(3) 膀胱上、下动脉造影的对比剂用量为 8～10 ml/次,注射速率为 3～6 ml/s。

(4) 摄影体位取正位,必要时加摄斜位。

(5) 造影程序为 2～3 帧/s,注射延迟 0.5 s。曝光持续至微血管期。

(四) 注意事项

如行膀胱上、下动脉造影,应先行髂内动脉造影。

十一、子宫动脉造影

（一）适应证

产科大出血及介入治疗前后；子宫及附件肿瘤的诊断与鉴别；原因不明的子宫出血；子宫肿瘤介入治疗前后。

（二）禁忌证

对比剂和麻醉剂过敏；严重心、肝、肾功能不全及其他严重的全身性疾病；极度衰弱和严重凝血功能障碍者；穿刺局部感染及高热者；月经期或阴道出血；盆腔急性炎症及慢性炎症的急性发作。

（三）操作方法及程序

（1）采用 Seldinger 技术，经皮股动脉穿刺插管。

（2）先行髂内动脉造影，再行超选择性子宫动脉造影。

（3）子宫动脉造影的对比剂用量为 8~10 ml/次，注射速率为 3~6 ml/s。

（4）摄影体位常规取正位，必要时加摄斜位。

（5）造影程序为 2~3 帧/s，注射延迟 0.5 s。曝光持续至微血管期。

（四）注意事项

如行子宫动脉超选择性插管造影，应先行髂内动脉造影，了解子宫动脉开口。

十二、精索静脉造影

（一）适应证

明确有无精索静脉曲张及其曲张程度、范围和原因（静脉瓣膜功能不全或外来压迫）；精索静脉曲张术后疗效的观察；不育症。

（二）器械及药物准备

1. 器械

导管法：同腹主动脉造影检查。

切开直接注射法：手术刀、有齿镊、无齿镊、圆缝针、三角缝针、持针器、注射器（5 ml 和 20 ml 各 1 副）、小蚊式钳、弯盘、换药碗、消毒巾以及纱布若干。

2. 药物

同腹主动脉造影。

（三）检查方法和技术

1. 导管法

采用 Seldinger 法经皮穿刺右股静脉送入导管，经下腔静脉达左肾静脉，将导管头置于左精索静脉开口水平，用手推法在 2~6 s 内注入对比剂 10~30 ml。

2. 切开直接注射法

局麻后显露精索静脉，分离其中较粗的一支，穿刺后快速注入 30% 泛影葡胺 10 ml。

（四）摄片要求

在透视控制下从注射对比剂开始以 1 帧/s 的速度连续摄取点片共 10~15 帧。

高频考点

一、单项选择题

1. 肝脏 CT 增强扫描动脉期的延迟时间为
　　　　　　　　　　　　　　（　　　）
　　A. 5～8 s
　　B. 8～10 s
　　C. 10～12 s
　　D. 18～25 s
　　E. 40～55 s

2. 腹部 X 线摄影能显示肾廓的原因,与下列有关的是　　　　　　　　（　　　）
　　A. 尿
　　B. 空气
　　C. 血液
　　D. 肌肉
　　E. 脂肪

3. 不属于静脉肾盂造影并发症的是（　　　）
　　A. 喉头水肿
　　B. 喉头及支气管痉挛
　　C. 肺水肿
　　D. 血尿
　　E. 休克

4. 通常上腹部 CT 扫描的范围是　（　　　）
　　A. 脾脏的上、下界
　　B. 肝脏的上、下界
　　C. 胰腺的上、下界
　　D. 肝脏上界至肾脏下界
　　E. 肝脏上界至胰腺下界

5. 盆腔 CT 检查需分 5 次口服稀释的对比剂,每次的用量为　　　　　（　　　）
　　A. 50 ml
　　B. 100 ml
　　C. 300 ml

　　D. 500 ml
　　E. 750 ml

6. 肝血管瘤特征性 CT 扫描要求做到"两快一长",一长指的是　　（　　　）
　　A. 扫描范围长
　　B. 曝光时间长
　　C. 被检者屏气时间长
　　D. 注药时间长
　　E. 延迟扫描时间长

7. 常规胰腺 CT 扫描时,其层厚、层距分别为　　　　　　　　　　（　　　）
　　A. 5 mm、5 mm
　　B. 5 mm、10 mm
　　C. 10 mm、10 mm
　　D. 10 mm、5 mm
　　E. 15 mm、20 mm

8. 下列哪种扫描方法对明确胆囊占位并没有帮助　　　　　　　　（　　　）
　　A. 薄层扫描
　　B. 重叠扫描
　　C. 胆系造影扫描
　　D. 高分辨率扫描
　　E. 多期扫描

9. 肝脏增强扫描的图像显示的窗位相应要比平扫增加　　　　　　（　　　）
　　A. 10～15 HU
　　B. 20～30 HU
　　C. 40～50 HU
　　D. 60～70 HU
　　E. 80～90 HU

10. 肾 CT 扫描,必须增强的是　　（　　　）
　　A. 肾出血

B. 肾结石

C. 肾钙化

D. 肾占位性病变

E. 肾周围血肿

11. 关于肾上腺 CT 图像显示窗技术的叙述,错误的是　　　　　(　　)

　　A. 窗宽在 250～350 HU

　　B. 窗位因人而异

　　C. 脂肪多的被检者窗位在 0～20 HU

　　D. 消瘦被检者窗位 30～45 HU

　　E. 肥胖被检者窗位在 100～150 HU

12. 肝脏的左内叶和右前叶之间为　(　　)

　　A. 肝左静脉

　　B. 肝中静脉

　　C. 肝前静脉

　　D. 下腔静脉

　　E. 肝右静脉

13. 不属于盆腔 CT 检查适应证的是(　　)

　　A. 附件炎

　　B. 前列腺癌

　　C. 骨盆外伤

　　D. 盆腔脓肿

　　E. 膀胱结石

14. 上腹部 CT 扫描第一次口服对比剂的时间是检查前　　　　　　(　　)

　　A. 5 min

　　B. 8 min

　　C. 10 min

　　D. 30 min

　　E. 60 min

15. CT 扫描前,要求口服低浓度对比剂量最多的检查部位是　　　　　(　　)

　　A. 肝脏

　　B. 胰腺

　　C. 肾脏

D. 盆腔

E. 腹膜腔

16. 胰腺 CT 扫描重点观察胰头时,可选择的特殊体位是　　　　　　(　　)

　　A. 俯卧位

　　B. 右侧位

　　C. 左侧位

　　D. 头高足低位

　　E. 头低足高位

17. 正常椎间盘的 CT 值为　　　(　　)

　　A. 10～30 HU

　　B. 50～100 HU

　　C. 150～200 HU

　　D. 250～300 HU

　　E. 350～400 HU

18. 肾上腺占位病变检查,首选　(　　)

　　A. IVP

　　B. KUB

　　C. 血管造影

　　D. 体层摄影

　　E. CT

19. 关于脊柱 CT 扫描适应证的叙述,错误的是　　　　　　　　(　　)

　　A. 椎骨外伤

　　B. 椎管肿瘤

　　C. 椎骨骨病

　　D. 椎间盘病变

　　E. 椎管急性炎症

20. 肝脏 CT 轴位扫描图像中,肝左叶左侧相邻的低密度脏器影是　　(　　)

　　A. 胰腺

　　B. 胃泡

　　C. 小肠

　　D. 胆囊窝

　　E. 十二指肠

21. 第1腰椎的体表定位标志是 ( )
    A. 胸骨体中点
    B. 胸骨剑突末端
    C. 剑突与肚脐边线中点
    D. 肚脐中点
    E. 脐上 5 cm

22. 成人上腹部 CT 检查前 30 min 口服阳性对比剂的量是 ( )
    A. 50～80 ml
    B. 100～150 ml
    C. 200～250 ml
    D. 300～500 ml
    E. 600～800 ml

23. 肾上腺常规 CT 扫描采用的层厚、层距分别为 ( )
    A. 5 mm、5 mm
    B. 5 mm、10 mm
    C. 10 mm、10 mm
    D. 10 mm、5 mm
    E. 15 mm、20 mm

24. 不属于肝胆 CT 扫描适应证的是 ( )
    A. 肝癌
    B. 多囊肝
    C. 肝脓肿
    D. 病毒性肝炎
    E. 门静脉系统瘤栓

25. 脊柱正常 CT 解剖,横突孔出现在 ( )
    A. 颈椎
    B. 胸椎
    C. 腰椎
    D. 骶椎
    E. 尾椎

26. 上腹部 CT 扫描通常不包括 ( )
    A. 肝脏
    B. 肾脏
    C. 脾脏
    D. 胰腺
    E. 胆囊

27. 腹部脏器解剖位置变异较大的是 ( )
    A. 肝
    B. 胆
    C. 肾
    D. 胰
    E. 脾

28. 只需要摄取卧位腹部正位的疾病是 ( )
    A. 游走肾
    B. 肠梗阻
    C. 泌尿系结石
    D. 急性胃肠道穿孔
    E. 先天性肛门闭锁

29. 大剂量静脉肾盂造影的禁忌证不包括 ( )
    A. 严重的心血管疾患
    B. 甲状腺机能亢进者
    C. 腹部有巨大肿块者
    D. 骨髓瘤合并肾衰竭
    E. 碘过敏试验阳性者

30. 有关静脉肾盂造影的叙述,错误的是 ( )
    A. 腹部不能压迫者可取头低足高位
    B. 过于肥胖者对比剂要加倍
    C. 肾下垂患者应加摄立位片
    D. 造影照片要显示出肾上腺
    E. 疑异位肾者应使用大规格胶片

31. 静脉肾盂造影中疑有肾下垂时应加摄（　　）

    A. 腹部仰卧前后位片

    B. 腹部仰卧斜位片

    C. 腹部侧卧侧位片

    D. 腹部站立前后位片

    E. 腹部俯卧后前位片

32. 上腹部 CT 检查不能明确肝内感染性病灶的（　　）

    A. 部位

    B. 范围

    C. 大小

    D. 与临近结构的关系

    E. 感染菌种

33. 对可疑胆道系统结石的患者行上腹部 CT 扫描可采取（　　）

    A. 增强扫描

    B. 动态扫描

    C. 扫描前口服阴性对比剂

    D. 扫描前口服泛影葡胺

    E. 增强后作延迟扫描

34. 常规肝脏 CT 扫描时其层厚、层距分别为（　　）

    A. 5 mm、5 mm

    B. 5 mm、10 mm

    C. 10 mm、10 mm

    D. 10 mm、5 mm

    E. 15 mm、20 mm

35. 重点观察胆囊时，其 CT 扫描层厚、层距应为（　　）

    A. 5 mm、5 mm

    B. 5 mm、10 mm

    C. 10 mm、10 mm

    D. 10 mm、5 mm

    E. 15 mm、20 mm

36. 肝脏 CT 增强扫描其对比剂用量为（　　）

    A. 30～50 ml

    B. 60～70 ml

    C. 80～100 ml

    D. 120～150 ml

    E. 180～200 ml

37. CT 检查，对缺少脂肪衬托的胰腺可调整窗宽至（　　）

    A. 150～200 HU

    B. 250～300 HU

    C. 350～400 HU

    D. 550～500 HU

    E. 550～600 HU

38. 增强后延迟扫描有利于观察肾盂和肾盂内占位，其延迟时间为（　　）

    A. 60 s

    B. 90 s

    C. 120 s

    D. 240 s

    E. 300 s

39. 腹膜后腔扫描前需口服含碘对比剂，其总量为（　　）

    A. 500 ml

    B. 600 ml

    C. 700 ml

    D. 800 ml

    E. 1000 ml

40. 腰椎间盘横断 CT 扫描前的定位像常规采用（　　）

    A. 正位

    B. 侧位

    C. 左前斜位

    D. 右前斜位

    E. 右后斜位

41. 肝、脾动脉 CTA 扫描平面应包括（　　）
　　A. 右膈面至肝脏下缘
　　B. 右膈面至肝门
　　C. 右膈至肾脏下缘
　　D. 肝门至肝脏下缘
　　E. 膈面上 5 cm 至肝脏下缘

42. 肝、脾动脉 CTA 扫描开始时间为肘静脉注射对比剂后（　　）
　　A. 5 s
　　B. 10 s
　　C. 18～25 s
　　D. 28～35 s
　　E. 40 s

43. 门静脉 CTA 扫描开始时间为肘静脉注射对比剂后（　　）
　　A. 5 s
　　B. 10 s
　　C. 18～25 s
　　D. 28～35 s
　　E. 40～50 s

44. 为了鉴别肝癌和肝血管瘤，可采用增强后动态扫描，此时注射对比剂后的扫描时间为（　　）
　　A. 15 s,30 s,60 s,120 s
　　B. 15 s,60 s,120 s,180 s
　　C. 30 s,60 s,120 s,180 s
　　D. 60 s,120 s,180 s,240 s
　　E. 90 s,120 s,150 s,180 s

45. 不属于肾脏 CT 检查适应证的是（　　）
　　A. 肾囊肿
　　B. 肾脓肿
　　C. 肾周脓疡
　　D. 肾盂癌
　　E. 肾病综合征

46. 肾脏 CT 图像常规窗宽、窗位为（　　）
　　A. W 30～50 HU,L 10～15 HU
　　B. W 30～50 HU,L 35～50 HU
　　C. W 30～50 HU,L 80～100 HU
　　D. W 100～150 HU,L 10～15 HU
　　E. W 250～350 HU,L 35～50 HU

47. 盆腔 CT 图像常规窗宽、窗位为（　　）
　　A. W 30～50 HU,L 10～15 HU
　　B. W 30～50 HU,L 35～50 HU
　　C. W 30～50 HU,L 80～100 HU
　　D. W 100～150 HU,L 10～15 HU
　　E. W 250～350 HU,L 35～50 HU

48. 腹腔动脉、肠系膜上动脉 CTA 扫描范围应为（　　）
　　A. 第 12 胸椎至骶髂关节上缘
　　B. 第 12 胸椎至骶髂关节下缘
　　C. 第 12 胸椎至耻骨联合下缘
　　D. 第 10 胸椎至骶髂关节下缘
　　E. 第 10 胸椎至骶髂关节上缘

二、多项选择题

1. 摄取膀胱区前后位时，宜采用（　　）
　　A. 被检者仰卧摄影台上
　　B. 矢状面与台面平行
　　C. 胶片长轴与人体长轴垂直
　　D. 耻骨联合上 4 cm 处置胶片中心
　　E. 中心线应倾斜 10°～15°

2. 曝光时嘱被检者深呼气后屏气的摄影部位有（　　）
　　A. 腹部
　　B. 膈上肋骨
　　C. 膈下肋骨
　　D. 胸部
　　E. 心脏

3. 腰椎正位标准片,照片内应包括 (　　)
   A. 第 1 至 5 腰椎
   B. 腰骶关节
   C. 两侧骶髂关节
   D. 两侧膈肌
   E. 两侧腰大肌

4. 腰椎斜位摄影,主要是观察腰椎的哪些
   部位 (　　)
   A. 椎弓峡部
   B. 上、下关节突
   C. 横突
   D. 椎弓根
   E. 椎间孔

5. 观察骶髂关节可采用 (　　)
   A. 前后位
   B. 后前位
   C. 斜位
   D. 侧位
   E. 轴位

6. 骨盆的组成包括 (　　)
   A. 两侧髂骨
   B. 两侧耻骨
   C. 两侧坐骨
   D. 骶骨
   E. 尾骨

7. 关于腹部的摄影注意事项,下列叙述哪
   些正确 (　　)
   A. 腹部所有体位均应在摄片前做好清
      洁肠道的准备
   B. 若观察液平面或游离气体,应采用立
      位或卧位水平投照
   C. 尽可能使用滤线设备
   D. 焦片距为 90～100 cm
   E. 注意深呼气后屏气曝光

8. 优良的腹部平片,下列描述正确的是
   (　　)

A. 棘突位于照片正中显示
B. 能观察到肾脏的形状、大小、轮廓
C. 能清晰显示输尿管的走行
D. 能观察到腰大肌阴影
E. 肠内容物及积气清洁彻底

9. 泌尿系结石可选择下列哪几种检查方法
   (　　)
   A. 腹部正位
   B. 腹部侧位
   C. 静脉肾盂造影
   D. 逆行肾盂造影
   E. 经皮穿刺肾盂造影

10. 多发性骨髓瘤,应摄取哪几个部位的影
    像 (　　)
    A. 腰椎
    B. 肋骨
    C. 颅骨
    D. 骨盆
    E. 蹠骨

11. 下列组合中哪些是错误的 (　　)
    A. 骶髂关节正位——中心线向足侧倾
       斜 15°～20°
    B. 骶髂关节斜位——人体矢状面倾
       斜 45°
    C. 骶髂关节右后斜位——显示左侧骶
       髂关节
    D. 腰椎左后斜位——显示左侧椎间
       关节
    E. 颈椎右后斜位——显示右侧椎间孔

12. 下列哪些是静脉肾盂造影注射对比剂
    后的常规拍片时间 (　　)
    A. 7 min
    B. 4 min
    C. 15 min
    D. 20 min
    E. 30 min

13. 有关逆行肾盂造影的叙述哪些是对的
　　　　　　　　　　　　　（　　）
　　A. 造影前做碘过敏试验
　　B. 用膀胱镜将导管经尿道膀胱送入输
　　　尿管

C. 对比剂用 76% 复方泛影葡胺
D. 每侧输尿管注入对比剂 5～10 ml
E. 被检者腰部有酸胀感时,注射对比
　　剂停止,立即拍摄尿路造影片

第二十八章　四　肢

学习指南

1. 掌握四肢常见病摄影体位
2. 掌握四肢 CT 检查检查技术
3. 掌握四肢 MR 检查检查技术
4. 掌握四肢 DSA 检查技术

第一节　四肢 X 线检查技术

一、手掌后前位

体位设计：中心线对准第 3 掌骨头垂直射入。

二、掌下斜位

体位设计：中心线对准第 5 掌骨头垂直射入。

三、拇指正位(掌上位)

体位设计：中心线对准拇指的指掌关节垂直射入。

四、拇指侧位

体位设计：中心线对准拇指的指掌关节垂直射入。

五、腕关节后前位

体位设计：中心线对准尺骨和桡骨茎突连线的中点垂直射入。

六、腕关节侧位

体位设计：中心线对准桡骨茎突垂直射入。

七、腕关节外展位

体位设计：中心线对准尺骨和桡骨茎突连线中点垂直射入。

八、前臂正位

体位设计：中心线对准前臂中点垂直射入。

九、前臂侧位

体位设计：中心线对准前臂中点，垂直射入。

十、肘关节正位

体位设计：中心线对准肘关节(肘横纹中点)垂直射入。

十一、肘关节侧位

体位设计：中心线对准肘关节间隙垂直射入。

十二、肱骨前后位

体位设计：中心线对准肱骨中点垂直射入。

十三、肱骨侧位

体位设计：中心线对准肱骨中点垂直射入。

十四、肩关节前后正位

体位设计：中心线对准喙突垂直射入。

十五、肩关节穿胸侧位

体位设计：中心线水平方向通过对侧腋下，经被检侧上臂的上 1/3 处垂直射入。

十六、锁骨后前正位

体位设计：中心线通过锁骨中点，向足侧倾斜 10°。

十七、足前后正位

体位设计：中心线通过第 3 跖骨基底部，垂直(或向足跟侧倾斜 15°)射入。

十八、足内斜位

体位设计：中心线通过第 3 跖骨基底部垂直射入。

十九、足侧位

体位设计：中心线通过足部中点垂直射入。

二十、跟骨侧位

体位设计：中心线对准跟距关节垂直射入。

二十一、跟骨轴位

体位设计：中心线向头侧倾斜 35°～45°，通过第 3 跖骨基底部射入。

二十二、踝关节前后位

体位设计：中心线通过内、外踝连线中点上方 1 cm 处垂直射入。

二十三、踝关节外侧位

体位设计：中心线对准内踝上方 1 cm 处垂直射入。

二十四、胫腓骨前后位

体位设计：中心线对准小腿中点垂直射入。

二十五、胫腓骨侧位

体位设计：中心线对准小腿中点，垂直射入。

二十六、膝关节前后正位

体位设计：中心线对准髌骨下缘垂直射入。

二十七、膝关节外侧位

体位设计：中心线对准胫骨上端，垂直射入。

二十八、髌骨轴位

体位设计：中心线向头侧倾斜 15°～20°，对准髌骨下缘射入。（髌骨轴位摄影方法较多，如俯卧位、坐位、侧卧位，应视被检者情况及设备条件进行选择。）

二十九、股骨前后正位

体位设计：中心线对准股骨中点垂直射入。

三十、股骨侧位

体位设计：中心线对准股骨中点垂直射入。

三十一、髋关节正位

体位设计：中心线对准股骨头（髂前上棘与耻骨联合上缘连线的中垂线下方 2.5 cm 处）垂直射入。

三十二、四肢水平侧位

体位设计：中心线水平方向，向头侧倾斜，从被检侧股骨内侧向外上方垂直股骨颈射入电子暗盒。

第二节　四肢 CT 检查技术

一、适应证

骨折；半月板的损伤；骨肿瘤；其他骨病，如骨髓炎、骨结核、骨缺血性坏死及关节病变等；各种软组织疾病。

二、扫描技术

（一）扫描体位

双手及腕关节的扫描采用俯卧位，头先进，双臂上举平伸，双手间隔 5 cm，手指并拢，手心向下，两中指末端连线与检查床中轴线垂直。

双肩关节、胸锁关节及锁骨、肘关节及上肢长骨的扫描采用仰卧位，头先进，双上臂自然平伸置于身体两侧，双手手心向上，身体置于床面正中。

双髋关节及股骨上段的扫描采用仰卧位，头先进，双足跟略分而足尖向内侧旋转并拢，双上臂抱头，身体躺平、躺正、躺直。

双膝关节、踝关节和下肢长骨的扫描采用仰卧位，足先进，双下肢伸直并拢，足尖向上，双足跟连线与检查床中轴线垂直，双上臂抱头。

双足扫描时应仰卧，足先进，双下肢弯曲，双足平踏于检查床面，双足纵轴相互平行且均平行于检查床纵轴，双足间隔约 5 cm，双足跟连线垂直于检查床中轴线。

（二）定位像

四肢关节的扫描均需扫描定位像，定位像应包含关节及相邻长骨。

（三）扫描范围

在定位像上设定扫描范围。各关节的扫描不仅要将关节扫描完，而且还应包含相邻长骨的一部分；各长骨的扫描也应包含相邻的关节。

（四）扫描参数

双手及腕关节的扫描常规采用 2～3 mm 层厚，2～3 mm 层距；肘关节扫描采用 2～3 mm 层厚，2～3 mm 层距；肩关节及髋关节采用 5 mm 层厚及层距；膝关节常规为 5 mm 层厚及层距，若为观察半月板则应采用 1 mm 层厚及层距；踝关节及双足为 2 mm 层厚及层距。以上关节常规为螺旋扫描方式，标准算法，若为观察骨骼的详细结构，可采用高分辨率算法，如需做三维重建，则可用螺旋扫描方式，层厚为 1～2 mm。

三、增强扫描

常规用静脉团注法，对比剂总量为 60～80 ml，注射速率为 2～2.5 ml/s，延时扫描时间为 25～30 s。

四、后处理技术

四肢骨关节的显示和摄影需同时采用骨窗和软组织窗。通常软组织窗窗宽为 200～

400 HU,窗位为 40~50 HU;骨窗窗宽为 1 000~1 500 HU,窗位为 300~400 HU。图像摄影时应双侧同时摄影,以便对比,定位像要摄取有无定位线的图像各一帧,根据实际情况,有时需放大摄影和做三维重组。

五、应用举例

(一)肩关节、胸锁关节及锁骨扫描

标准体位,头先进。体表定位以双侧肩峰连线下 2 cm 处,采样矩阵为 512×512,层厚为 5 mm,层间距为 5 mm,电压为 110~130 kV,电流为 100~120 mA,时间为 3 s,采用标准算法。

(二)肘关节、上肢长骨扫描

标准体位,头先进。肘关节体表定位以内外上髁中点远侧 2 cm 处,上肢长骨根据病变部位定位。采样矩阵为 512×512。层厚:长骨为 10 mm,关节为 3 mm。层间距:长骨为 10 mm,关节为 3 mm。电压为 80~110 kV,电流为 50 mA,时间为 3 s。关节采用标准算法,长骨采用锐利算法。

(三)腕关节及手扫描

俯卧位,头先进。腕关节体表定位以尺桡骨茎突连线中点处,手掌以第 3 掌指关节处。采样矩阵为 512×512。层厚:长骨为 10 mm,关节为 2 mm。层间距:长骨为 10 mm,关节为 2 mm。电压为 80~90 kV,电流为 50 mA,时间为 3 s。采用标准算法。

(四)膝关节、踝关节及下肢长骨扫描

标准体位,足先进。膝关节体表定位以胫骨内外髁连线中点、踝关节以内外踝连线中点,下肢长骨根据病变部位定位。采样矩阵为 512×512。层厚:长骨为 10 mm,关节为 5 mm。层间距:长骨为 10 mm,关节为 5 mm。电压为90~100 kV,电流为 70 mA,时间为 3 s。关节采用标准算法,长骨采用锐利算法。

第三节 四肢 MR 检查技术

一、四肢骨骼、肌肉

(一)适应证

骨骼、肌肉软组织良、恶性肿瘤;组织损伤;骨髓疾患;骨与关节的化脓性或非化脓性感染。

(二)操作方法及程序

1. 平扫

(1)检查体位:仰卧位,单侧肢体检查时,尽量把被检侧放在床中心。可用体线圈行两侧肢体同时扫描,或用特殊骨关节表面线圈。

(2)成像中心:应根据不同的检查部位而定。

(3)扫描方法:

① 定位成像:做冠、矢、轴三方向定位图,在定位片上确定扫描基线、扫描方法和

扫描范围。

② 成像范围：视病变范围而定。

③ 成像序列：SE 序列或适宜的快速序列，常规做横断面 T_1WI、T_2WI 和脂肪抑制 T_2WI、矢状面 T_1WI。必要时加 STIR、FFE，做 T_1WI 和 T_2WI。

④ 扫描野：20～25 cm。

⑤ 成像间距：相应层厚的 10%～50%。

⑥ 成像层厚：5～10 mm。

⑦ 矩阵：128×256 或 256×512 等。

2. 增强扫描

用对比剂注射结束后即开始增强扫描，成像程序一般与平扫 T_1WI 程序相同，常规做横断面、矢状面及冠状面 T_1WI。

二、四肢关节

（一）适应证

关节软骨、关节周围韧带及肌腱的损伤，如膝关节半月板损伤、肌腱撕裂、十字韧带断裂、肩袖撕裂等；关节内及关节周围囊肿；关节滑膜病变；骨缺血性坏死；退行性关节病；骨及关节的良、恶性肿瘤；关节炎等。

（二）操作方法及程序

1. 平扫

（1）检查体位：仰卧位，单侧肢体检查时，尽量把被检侧放在床中心。切面的方位应根据不同的关节而定。

（2）成像中心：应根据不同的关节部位而定。

（3）扫描方法：

① 定位成像：采用快速成像序列，同时做冠、矢、轴三方向定位图，在定位片上确定扫描基线、扫描方法和扫描范围。

② 成像范围：视病变范围而定。

③ 成像序列：SE 或快速 SE 序列，常规做横断面 T_1WI 和 T_2WI，矢状面或冠状面 T_1WI 和 T_2WI。

④ 扫描野：20～25 cm。

⑤ 成像间距：相应层厚的 10%～50%。

⑥ 成像层厚：3～10 mm。

⑦ 矩阵：128×256 或 256×512 等。

2. 增强扫描

对比剂注射结束后即开始增强扫描，成像程序一般与增强前 T_1WI 程序相同，常规做横断面、矢状面及冠状面 T_1WI。

（三）应用举例

1. 肩关节

仰卧位，采集中心对准肩关节中心，使用肩关节专用柔软表面线圈。

（1）斜冠状面：以横断面图像为定位像，平行于冈上肌腱长轴扫描获得斜冠位图像，向前要包括肩胛下肌腱,向后要包括冈下肌腱。T_2WI-FSE 序列,层厚为 4 mm,层间距为 0.5~1.0 mm,采集矩阵为 256×256,扫描野为 240 mm×240 mm,信号平均次数为 2~4 次,回波链为 16~32,相位编码方向为左右向加"无卷褶伪影"技术。

(2) 横断位:取冠状位肩关节层面作定位像,使定位线与关节盂垂直,扫描范围从肩峰至肱骨颈下。T_2WI-FSE 序列,T_1WI-SE 序列,层厚为 4 mm,层间距为 0.5~1.0 mm,采集矩阵为 256×256,扫描野为 180 mm×180 mm,信号平均次数为 2~4 次,回波链为 16~32,相位编码方向为前后向。

(3) 斜矢位 T_1WI:取冠状位作定位图像,使定位线平行于冈上肌,从肩胛盂窝扫描至肱骨头最外侧,T_2WI-FSE 序列,层厚为 4~5 mm,层间距为 0.5~1.0 mm,采集矩阵为 256×256,扫描野为 200 mm×200 mm,信号平均次数为 2~4 次,回波链为 16~32,相位编码方向为上下向。

斜冠位和斜矢位可以较好地显示肩袖的 4 个组分、喙肩弓的结构、肩锁关节、部分盂唇以及肱二头肌长腱,适合于评价撞击综合征和肩袖损伤。

2. 肘关节

仰卧位,通常使用直径 12~14 cm 的环状型表面线圈。采用横断面 SE 序列 T_1WI 和 T_2WI 扫描。GE 序列、STIR 序列也适用于肘部。肘关节的 MR 定位像采用冠状面 SE 序列,层厚为 1 mm,视野为 32~40 mm,矩阵为 256×128,NEX=1。根据肘的提携角确定横断面图像的扫描定位,按病变的部位、大小及临床所需做 T_1WI 横断面、冠状面和矢状面扫描。参照横断面图像,冠状面扫描以平行于肱骨内上髁、外上髁连线为基准;矢状面扫描以垂直于肱骨内上髁、外上髁连线为基准。显示肘关节的韧带及肌腱组织,以双回波序列加权扫描为最佳选择。对疑有骨质方面的病变时,应加用脂肪抑制序列。

肘关节常规 MRI 扫描序列参数见表 28-1。

表 28-1　肘关节的常规 MRI 扫描序列参数

脉冲序列	加权像	层厚/层距/mm	视野/mm	矩阵	NEX
SE 200/10~20	定位像(冠状面)	10	30~40	128×256	1
SE 2 000/20,60~80	横断面(T_2加权)	5~10/1~3	12~16	256×256	1~2
SE 500/10~20	横断面、冠状面、矢状面(T_1加权)	3~10/1~3	12~24	256×256	1

3. 腕关节

一般俯卧位,采用小直径表面线圈,也可采用膝关节线圈。以横断面和冠状面为主,在某些情况下还应根据韧带的走向选用斜切面。冠状面做 T_1WI、T_2WI、脂肪抑制 T_2WI。扫描层厚一般不大于 3 mm,脉冲序列为 SE,TSE,STIR。

(1) 显示韧带:冠状面 T_2 加权或 T_2^* 加权扫描为最佳选择。最好选用 FSE 序列或三维 GE 序列,视野为 8 cm,矩阵为 256×256,层厚为 1~2 mm。为更好显示三角韧带,还需加用矢状面 T_2WI 扫描。

(2) 显示软骨:应首选 GE 序列 T_1WI 扫描,亦以冠状面为最佳,T_2^* 加权扫描也能很好显示关节软骨,特别是软骨内病变。视野为 8 cm,矩阵为 256×256,层厚为 1~3 mm。

(3) 显示骨结构:SE 序列 T_1WI 扫描能很好显示正常骨髓及骨皮质。SE 序列 T_2WI

扫描及 STIR 序列常被用于发现骨髓水肿或充血。检查层面以冠状面最常用,矢状面也是很好的选择。视野为 8 cm,矩阵为 192×256,层厚为 2～4 mm。

(4) 显示腕管及肌腱:T_2WI 扫描或 T_2^*WI 扫描能很好显示腕管,尤其是肌腱病变,横断面为最佳选择,层厚可增加至 5 mm 以提高信噪比。

4. 髋关节

仰卧位,双足第 1 趾相触一般使用腹部相控阵表面线圈(包括双侧髋关节),采集中心对准股骨大转子(耻骨联合下缘)。双侧髋关节冠状面成像:使成像层面与左右股骨头中点连线平行。单侧髋关节冠状面成像:可适当倾斜成像层面,使其与股骨颈平行。一般采用冠状面和横断面 T_1WI,T_2WI。矢状面 T_2WI 在儿童先天性髋关节脱位的诊断中较有价值。

(1) 冠状面:采用 T_2WI-FSE 序列,T_1WI-SE 序列或 FSE 序列,层厚为 4 mm,层间距为 0.5～1.0 mm,采集矩阵为 256×256,扫描野为 350 mm×350 mm,信号平均次数为 4 次,回波链为 16～32,相位编码方向为左右向加"无卷褶伪影"技术。

(2) 横断位:T_2WI-FSE 序列,T_1WI-SE 序列或 FSE 序列,层厚为 4 mm,层间距为 0.5～1.0 mm,采集矩阵为 256×256 或 312×256,扫描野为 300 mm×225 mm,信号平均次数为 2～4 次,回波链为 16～32,相位编码方向为前后向。

5. 膝关节

仰卧位,采用膝关节包绕式线圈,也可将膝关节常规置于 10°～15° 的外旋位,线圈中点和扫描中心对准髌骨下缘关节中心。

(1) 矢状位定位:患肢外旋 10°～15°,在冠状面上与胫骨平台垂直。T_1WI-SE 序列,T_2^*-GRE 序列,层厚为 4 mm,层间距为 0.5～1.0 mm,采集矩阵为 256×256 或 256×160,扫描野为 180 mm×180 mm 或 180 mm×135 mm,信号平均次数为 2～4 次,相位编码方向为前后向加"无卷褶伪影"技术。

(2) 冠状位定位:在矢状面上使成像面与胫骨平台垂直。T_1WI-SE 序列,T_2^*-GRE 序列,层厚为 4 mm,层间距为 0.5～1.0 mm,采集矩阵为 256×160,扫描野为 180 mm×180 mm 或 180 mm×135 mm,信号平均次数为 2～4 次,相位编码方向为前后向。

(3) 横断位定位:在冠状面上使成像面与两侧股骨头连线平行。横断面 T_1WI;常规做矢状位、冠状位扫描,相同层面做 T_1WI、T_2WI 和脂肪抑制成像。SE:T_1WI,TR 为 440～500 ms,TE 为 10～15 ms;GER:T_2^*,TR 为 500 ms,TE 为 20 ms,FL 为 30°。半月板检查一般采用质子密度加权和 T_2WI 双回波检查序列。SE 序列:T_1WI、T_2WI 和 PDWI;FSE 序列:T_2WI、PDWI;GE 序列:FGE、三维序列;脂肪抑制技术:FSE 序列 FS 技术 T_2WI 和反转恢复序列;髌骨的特殊检查技术:髌骨的动态扫描,髌骨软骨的显示(FGE 序列、FS 技术)。静注造影:SE 序列 T_1WI 和 FS 技术,主要用于观察膝关节组成骨和周围软组织的肿瘤;关节内注射对比剂:SE 序列 T_1WI 和 FS 技术,主要用于半月板修补术前、部分切除术或重建术后再撕裂的诊断。

6. 踝关节

使用专用的肢端表面线圈(90° 相位差或平行相位设计),视野 12～14 cm,矩阵 512×256 或 256×256。常规横断面、矢状面和冠状面 T_1WI,TR 为 500～600 ms,TE 为 15～20 ms。薄层扫描(即 3 mm)可以在扫描的层与层之间不设间距或仅设 0.5 mm 间距。横断面还可使用常规 T_2WI 或脂肪抑制技术,应用薄层扫描的三维 FSE 序列可用于检查内侧或外侧的韧带结构。STIR 序列可在诊断骨软骨损伤、骨挫伤和肌腱炎中提供更好的对比度。

三、四肢血管

1. 3D CE MRA

根据受检四肢血管部位选择合适的线圈。采用超快速三维梯度回波序列 3D-FISP,TR 为 5 ms,TE 为 2 ms,FA 为 20°,冠状位,扫描野为 280～400 mm,3/4 矩形视野,采样矩阵为 117×256,3D 块厚度为80～96 mm,有效层厚为 1.33 mm,共 32～40 层,采用脂肪抑制技术,采集时间为 18～23 s,采集成像一般取5～6 次,也可根据病情分别得到动脉期,静脉早期、中期、晚期。

建立静脉通道,对比剂 Gd-DTPA 的剂量为 0.1～0.2 mmol/kg,注入对比剂,注射速率约3 ml/s,注射完毕迅速以 20 ml 生理盐水冲洗。用团注试验剂量法确定受检血管峰值通过时间,用以确定对比剂注射时间和开始扫描时间,一般设计扫描次数为 5～6 次,第一次为不注射对比剂的平扫,然后再于注射对比剂后连续采集,即可分别得到动脉期及各静脉期。再分别将注射对比剂的血管图像与平扫图像进行减影处理,再行 MIP 重建。

2. 幅度对比法

常用于肢体动脉血管的检查,其优势在于成像范围大,一般需要配合使用心电同步采集技术。

3. 二维时间飞跃法

采用二维时间飞跃法及追踪饱和技术,肢体血管的流动对比很强,但必须分次扫描,成像时间较长,空间分辨率较差。使用不同方向的追踪饱和带,可分别使动脉和静脉单独显影。

第四节　四肢 DSA 检查技术

一、上肢动脉

(一)适应证

血管性病变诊断及介入治疗前后;动脉病变术后随访;血管外伤病变诊断及介入治疗前后;肿瘤性病变诊断及介入治疗前后;先天性发育异常;不明原因肢体肿胀和糜烂。

(二)禁忌证

对比剂和麻醉剂过敏;严重心、肝、肾功能不全及其他严重的全身性疾病;极度衰弱和严重凝血功能障碍;穿刺局部感染及高热者。

(三)造影方法及程序

(1) 用 Seldinger 技术行股动脉、锁骨下动脉或肱动脉穿刺插管。

(2) 体位取正位,必要时加摄斜位。

(3) 对比剂用量为 6～8 ml/次,注射速率为 3～4 ml/s。

(4) 造影程序为 2～4 帧/s,注射延迟 0.5 s,曝光持续至微血管期。

(5) 造影完毕拔出导管,局部压迫 15 min 后加压包扎。

（6）由摄影技师认真填写检查申请单的相关项目和技术参数并签名。

（四）并发症

（1）穿刺和插管并发症：导管动脉内折断、打结；暂时性动脉痉挛；内膜损伤；假性动脉瘤；动脉硬化斑块脱落；血管破裂；血栓；气栓；局部血肿等。

（2）对比剂并发症：休克、横断性脊髓损伤、癫痫、脑水肿、喉头水肿、支气管痉挛、急性肾功能衰竭等。

（五）注意事项

（1）严格掌握适应证与禁忌证。

（2）认真做好术前准备工作。

（3）术中密切观察被检者反应。

（4）为减轻或消除血管痉挛和肢体剧痛，对比浓度不宜过高（40％以下），并可加用血管扩张药和利卡多因。

（5）术后留观一定时间，注意观察被检者反应，观察被检者有无插管或造影引起的并发症；要求被检者卧床 24 h，静脉应用广谱抗生素。

二、上肢静脉

（一）适应证

上肢静脉阻塞性病变；上肢静脉血管性病变；不明原因上肢肿胀；上肢静脉病变术后随访；先天性静脉发育异常。

（二）造影方法及程序

（1）腋部结扎止血带，行手背浅静脉穿刺，亦可在肘正中静脉或静脉穿刺插管。

（2）观察腋-锁静脉血管时，去除腋部止血带曝光采像。

（3）造影体位取正位，必要时加摄斜位。

（4）手背浅静脉对比剂用量为 30～40 ml/次，注射速率为 1～2 ml/s。肘正中静脉或静脉插管对比剂用量为 10～15 ml/s，注射速率为 2～3 ml/s。

（5）造影程序为 2～3 帧/s。

（6）造影完毕拔出导管，局部压迫 15 min 后加压包扎。

（7）由摄影技师认真填写检查申请单的相关项目和技术参数并签名。

（三）并发症

（1）穿刺和插管并发症：局部血肿、动静脉瘘、静脉穿孔或破裂、血栓形成、静脉炎等。

（2）对比剂并发症：休克、喉头水肿、肺水肿、惊厥等。

（3）对比剂外溢引起局部炎症反应或皮肤坏死。

（四）注意事项

静脉内对比剂流动慢，采像频率要小且采像时间稍长。

三、下肢动脉

（一）适应证

血管性病变诊断及介入治疗前后；动脉病变术后随访；血管外伤病变诊断及介入治疗前后；肿瘤性病变诊断及介入治疗前后；先天性发育异常；不明原因的肢体肿胀和糜烂。

（二）操作方法

（1）采用 Seldinger 技术，经皮股动脉穿刺插管。

（2）先行一侧的髂总动脉造影，再行髂外动脉造影。

（3）髂总动脉造影的对比剂用量为 15～20 ml/次，注射速率为 12～15 ml/s；髂外动脉造影的对比剂用量为 15～18 ml/次，注射速率为 10～12 ml/s。

（4）造影采集频率为 2～4 帧/s，注射延迟时间为 0.5 s，注射压力为 250～300 磅。曝光持续至微血管期。

（5）造影体位取正位，必要时加摄斜位。

（三）并发症

（1）穿刺和插管并发症：暂时性动脉痉挛、局部血肿、假性动脉瘤和动静脉瘘、导管动脉内折断、动脉内膜夹层、动脉粥样硬化斑块脱落、血管破裂、脑血管血栓和气栓。

（2）对比剂并发症：休克、惊厥、癫痫、脑水肿、喉头水肿、喉头和支气管痉挛、肺水肿、急性肾功能衰竭等。

（四）注意事项

延迟方式和时间是造影成功的关键因素，应视具体病变灵活掌握。

四、下肢静脉

（一）适应证

下肢静脉瓣膜关闭不全引起的静脉反流和静脉曲张；肢体静脉阻塞性病变；肢体血管瘤样病变；不明原因肢体肿胀；静脉病变术后随访；骨或软组织肿瘤，了解肿瘤周围血管情况。

（二）操作方法

（1）顺行性静脉：踝部扎止血带阻断浅静脉回流，下肢远端浅静脉注射对比剂。逆行性静脉：用 Seldinger 技术行股静脉穿刺插管，将导管置于患侧髂外静脉远端或髂总静脉注射对比剂。

（2）顺行性静脉造影的对比剂用量为 60～80 ml/次，注射速率为 1～1.5 ml/s；逆行性静脉造影的对比剂用量为 15～18 ml/次，注射速率为 2～3 ml/s。

（3）造影体位一般取正位，必要时加摄侧、斜位。

（4）造影频率为 1～2 帧/s，延迟注射。曝光采像至成像部位静脉显示。

（三）并发症

（1）穿刺和插管并发症：局部血肿、动静脉瘘、静脉穿孔或破裂、血栓形成、静脉炎等。

（2）对比剂并发症：喉头水肿、肺水肿、惊厥、休克。

（3）对比剂外溢引起局部炎性反应或皮肤坏死。

（四）注意事项

下肢顺行性静脉造影时，头侧抬高 30°，延长对比剂在下肢静脉滞留的时间。

下肢逆行性静脉造影时，嘱被检者在注射造影时行 Valsalva 试验。

高频考点

一、单项选择题

1. 显示腕舟骨最佳体位是　　　　（　　）
   - A. 腕关节正位
   - B. 腕关节侧位
   - C. 腕关节内展位
   - D. 腕骨轴位
   - E. 腕部尺偏位（外展位）

2. 常用于跟骨刺检查的位置是　　（　　）
   - A. 一侧足侧位
   - B. 双侧跟骨侧位
   - C. 足正位
   - D. 足内斜位
   - E. 足外斜位

3. 需要降低摄影条件的病理改变是（　　）
   - A. 骨硬化
   - B. 骨囊肿
   - C. 肺不张
   - D. 胸腔积液
   - E. 胸廓成形术

4. 肢端肥大症的 X 线摄影采用　　（　　）
   - A 头颅前后位
   - B. 头颅侧位
   - C. 颅底位
   - D. 斯氏位
   - E. 许氏位

5. 肩关节摄影宜采用的呼吸方式是（　　）
   - A. 平静呼吸不屏气
   - B. 平静呼吸下屏气
   - C. 深吸后屏气
   - D. 深呼气后屏气
   - E. 均匀连续浅呼吸

6. 上肢带骨的连接是　　　　　　（　　）
   - A. 胸锁关节
   - B. 肩关节
   - C. 腕关节
   - D. 掌指关节
   - E. 指间关节

7. 重点用于检查腕舟骨病变的是　（　　）
   - A. 腕部外展位
   - B. 腕部内收位
   - C. 腕关节轴位
   - D. 腕关节侧位
   - E. 腕关节前后位

8. 肘关节标准侧位投照时，肘部应屈曲
   　　　　　　　　　　　　　　（　　）
   - A. 30°
   - B. 45°
   - C. 90°
   - D. 120°
   - E. 180°

9. 扁平足应采用什么方式投照　　（　　）
   - A. 全足侧位
   - B. 足常规内斜位
   - C. 足两次曝光法
   - D. 足负重侧位
   - E. 足掌上斜位

10. 股骨颈骨折除照正位外，还应照哪个
    位置　　　　　　　　　　　　（　　）
    - A. 侧卧侧位
    - B. 蛙形位
    - C. 谢志光位
    - D. 水平侧位
    - E. 股骨侧位

二、多项选择题

1. 肩胛骨前后位(上臂外展)的摄影要点是
   ( )
   A. 仰卧,被检侧肩胛骨置胶片中心
   B. 对侧上臂外展,与躯干成直角
   C. 被检侧肘部弯曲使前臂上举与躯干平行
   D. 被检侧前臂和手背紧靠台面
   E. 中心线对准喙突下方 4~5 cm 处与胶片垂直

2. 手侧位不适宜观察 ( )
   A. 异物
   B. 掌指骨
   C. 骨龄
   D. 脱位
   E. 拇指

3. 观察手部异物,应采取的体位是 ( )
   A. 手后前位
   B. 手侧位
   C. 手后前斜位
   D. 手前后斜位
   E. 手切线位

4. 对于手后前斜位摄影的描述,下列哪些是正确的
   ( )
   A. 手掌向内倾斜
   B. 手掌与暗盒约成30°
   C. 各指尖触及暗盒
   D. 对准第3掌骨头垂直射入胶片
   E. 第4、5掌骨稍有重叠

5. 手前后斜位主要用于检查 ( )
   A. 第1掌指骨
   B. 第2掌指骨
   C. 第3掌指骨
   D. 第4掌指骨
   E. 第5掌指骨

6. 临床怀疑第5掌骨骨折,应采取的体位是 ( )
   A. 手正位
   B. 手侧位
   C. 手后前斜位
   D. 手前后斜位
   E. 手切线位

7. 舟骨摄影,可选择下列哪几个位置 ( )
   A. 外展位
   B. 斜位
   C. 后前正位
   D. 中心线倾斜20°位
   E. 暗盒倾斜20°位

8. 关于尺桡骨侧位摄影的描述哪些是正确的
   ( )
   A. 被检侧肘部及前臂伸直
   B. 尺侧向下紧靠暗盒
   C. 暗盒上缘包括肘关节,下缘包括腕关节
   D. 对准前臂中点垂直射入胶片
   E. 尺骨和桡骨影像应互不重叠

9. 关于肘关节正位的标准片显示,下列描述正确的是
   ( )
   A. 照片包括肱骨远端和尺骨近端
   B. 肘关节间隙位于照片正中显示
   C. 肘关节面呈切线显示
   D. 鹰嘴窝位于肱骨内,外髁正中稍偏尺侧
   E. 肘关节诸骨纹理及周围软组织清晰可见

10. 关于肩关节正位摄影的描述,哪些是正确的
    ( )
    A. 被检者可取仰卧位或前后站立位
    B. 被检侧上肢伸直并稍内旋
    C. 对侧肩部离开暗盒使被检侧肩胛骨

与胶片平行

D. 被检侧肩胛骨的喙突置于暗盒中心

E. 标准片所见肩关节盂前后缘重合不与肱骨重叠

11. 关于踝关节正位摄影,下列描述哪些是正确的　　　　　　　　　　　(　　)

A. 被检侧下肢伸直,足尖向上并稍内旋

B. 内外踝连线中点置于暗盒中心

C. 中心线对准内、外踝连线中点垂直射入胶片

D. 踝关节、胫腓骨下端和距骨上部呈正位显示

E. 标准片显示踝关节位于照片正中,关节面呈切线位

12. 胫腓骨外伤后摄片时,应注意下列哪些项　　　　　　　　　　　(　　)

A. 应摄取胫腓骨正位和侧位

B. 应至少包括膝关节或踝关节

C. 在一张胶片上摄影正位和侧位时,胫腓骨的同一端应放在胶片的同一端

D. 胫腓骨的长轴应与胶片的长轴平行

E. 正位和侧位的焦片距应相同

13. 膝关节正位摄影,下列描述哪些是正确的　　　　　　　　　　　(　　)

A. 被检侧下肢伸直,足尖向上并稍内旋

B. 髌骨下缘 1 cm 处置于暗盒中心

C. 中心线对准髌骨下缘 1 cm 处垂直射入胶片

D. 标准片显示关节面位于照片正中

E. 腓骨小头与胫骨无重叠

14. 髌骨轴位的描述,下列哪些是正确的　　　　　　　　　　　(　　)

A. 被检者俯卧摄影台上

B. 被检侧膝关节极度屈曲

C. 根据膝关节屈曲程度,中心线可倾斜适当角度

D. 标准片显示髌骨呈三角形

E. 髁间窝位于照片正中显示

15. 腕关节正位主要用于观察　　(　　)

A. 指骨

B. 腕骨

C. 掌骨近端

D. 尺桡骨远端

E. 腕部周围软组织及关节间隙

16. 关于髋关节正位的标准片显示,下列描述哪些是正确的　　　　　　(　　)

A. 照片包括髋关节、股骨近端 1/3,同侧耻坐骨及部分髂骨翼

B. 股骨头位于照片正中或照片上 1/3 正中

C. 大粗隆内缘与股骨颈重叠 1/2

D. 股骨颈显示充分

E. 股骨颈及闭孔无投影变形

17. 关于跟骨侧位摄影,下列描述哪些错误　　　　　　　　　　　(　A　)

A. 可用于观察跟骨骨刺的病变

B. 被检侧足内侧紧靠暗盒

C. 足底部及内、外踝连线与暗盒垂直

D. 跟骨放于暗盒中心

E. 对准内踝垂直射入胶片

第二十九章 乳 腺

学习指南

1. 掌握乳腺 X 线检查技术
2. 掌握乳腺 MR 检查技术

第一节 乳腺 X 线检查技术

乳腺摄影的设备通常是乳腺摄影专用 X 线机。乳腺摄影时,必须压迫乳房使其厚度一致(一般 5 cm 左右),恰当的压迫可以减少 X 线照射剂量,同时降低散射线,改善影像的对比度、锐利度及模糊度。临床上乳腺癌患者拍摄 X 线片后,一般都需做穿刺活检,以便确诊。现代的乳腺机都可以配立体定向活检系统。乳腺摄影用细荧光颗粒、薄层涂布的单面增感屏;用高对比、高清晰度的单面感光乳剂的胶片,胶片常用规格为 12 cm×17 cm;用全塑材料制成的暗盒。

一、乳腺 X 摄影技术

(一) 摄影位置

被检者通常取立位和坐位,特殊需要时也可采用侧卧位或俯卧位。乳腺摄影有侧斜位、轴位和侧位,此外还有局部点片和放大摄影等。常规位置是侧斜位和轴位,同时摄影两侧乳腺以作对照。

1. **侧斜位**

(1) 用途:可显示乳腺上下、内外的组织结构,还可以显示乳腺外上 1/4 处的组织结构以及胸大肌和腋窝组织结构。

(2) 摄影体位:被检者坐或立于乳腺 X 线机前,机架旋转 45°左右,被检侧上臂充分展开并屈曲于滤线栅上缘,使腋窝部分充分显露,被检侧乳腺及胸大肌置于滤线栅上,滤线栅高度与腋窝基本一致,片盒置于乳腺外下方。然后调节压迫器,双手向外拉乳腺并托住,直到将乳腺压平,屏气后曝光。

(3) 中心线:X 线管呈 45°,经乳腺内上方到达外下方垂直射入胶片中心。

(4) 照片显示:乳腺、胸大肌及腋窝组织。

(5) 质量控制:

① 影像显示标准:照片应包括乳房、胸大肌及腋窝前部;胸大肌影清晰可见,且处于正确角度;乳腺下角折叠部可见;上、外侧腺体组织清晰显示;腺体后部脂肪组织清晰显示;整

个乳头轮廓清楚地位于乳腺组织之上;见不到皮肤皱褶;左、右乳腺影像对称且呈菱形显示。

② 重要影像细节显示指标:细小钙化 0.2 mm。

③ 被检者的辐射剂量标准:标准尺寸被检者(乳腺压缩厚度 4.5 cm)的体表入射剂量,无滤线栅≤1.0 mGy,有滤线栅≤3.0 mGy。

2. 轴位

(1)用途:可显示乳腺内外、上下组织结构。

(2)摄影体位:被检者坐或立于乳腺 X 线机前,将对侧乳腺拉到滤线栅一角,使内侧返褶可显示,对侧的手可放在把手上,被检侧乳腺置于滤线栅上。然后调节压迫器,从上往下压迫乳腺直到外侧有紧绷感,屏气后曝光。

(3)中心线:自上而下,经乳腺上方达下方垂直射入胶片中心。

(4)照片显示:乳腺和很少部分胸大肌。

(5)质量控制:

① 影像显示标准:在影像的边缘上胸大肌影清晰显示;腺体后的脂肪组织清晰显示;乳腺中间的组织清晰显示;腺体侧面组织影像清晰显示;无皮肤皱褶影;左、右乳腺影像对称且呈球形显示。

② 重要影像细节显示指标:细小钙化 0.2 mm。

③ 被检者的辐射剂量标准:无滤线栅≤1.0 mGy,有滤线栅≤3.0 mGy。

3. 侧位

(1)用途:可显示乳腺上下、内外组织结构。

(2)摄影体位:被检者坐或立于乳腺 X 线机前,机架旋转 90°,被检侧乳腺置于滤线栅上,片盒在乳腺外侧。然后调节压迫器,从侧位方向将乳腺压平,屏气后曝光。

(3)中心线:X 线管呈水平,经乳腺内侧达外侧,水平射入胶片中心。

(4)照片显示:乳腺和一部分胸大肌。

4. 体位选择的不利因素

侧斜位的盲区为乳腺的后部内侧;轴位的盲区为外侧部分乳腺;侧位的盲区为乳腺的内外上部。

摄影常规取侧斜位和轴位,但是,这两种体位不能形成正交。可供解决的方法是:无异常阴影时,常规取侧斜位和轴位;有异常阴影并可触到肿物时,加放大摄影及辅助位;有异常阴影而触摸不到肿物时,可加辅助位,怀疑肿瘤时穿刺活检。

(二)乳腺摄影的曝光条件

乳腺摄影可以采用全自动曝光。手动曝光设定条件时,主要根据乳腺致密程度和压迫后乳房的厚度来设定曝光条件,同时摄影时需视病变的情况进行适当的调整。一般的曝光条件为:22~35 kV,30~200 mAs,正、侧、斜位曝光条件尽量相同。

二、数字乳腺成像技术

数字乳腺成像的类型,根据采用的探测器和成像技术可分为计算机 X 线摄影(CR)和数字 X 线摄影(DR)两类。

(一)计算机 X 线摄影

通常 CR 系统应用于普通 X 线摄影,使用专门的乳腺成像板,利用 CR 的高检测敏感性及后处理功能,也可应用于乳腺检查,尤其对致密乳腺具有更重要的临床价值。CR需与乳腺专用X线机匹配使用,才能获得质量优良的乳腺照片。

(二) 数字X线摄影

在乳腺摄影中,CCD主要用于局部数字化乳腺摄影系统,可进行局部数字点片摄影和立体穿刺活检时的三维定点影像采集。

CR和CCD探测器技术的空间分辨率有限,不能作为常规乳腺摄影。非晶体硅探测器和非晶体硒探测器有较高的空间分辨率和很好的对比分辨率,是目前最佳的数字摄影成像技术,可进行全乳数字化X线摄影。

(三) 局部数字点片

局部数字点片是数字乳腺设备具有的技术,一般在以下情况运用:① 局部触及硬结或包块,而X线照片显示局部致密,但未见明显肿物影像;② X线照片疑有微小钙化但不能肯定,需加以证实或排除;③ 乳腺导管造影时,疑有小分支导管病变,需证实或排除。局部数字点片需根据病变大小选择不同直径和形状的压迫器。

第二节 乳腺MR检查技术

一、乳腺常规扫描技术

(一) 线圈及体位

1. 线圈

选择双侧或单侧乳腺专用表面线圈。

2. 体位及采集中心

被检者俯卧于乳腺线圈上,使双侧乳房悬于线圈深槽内,不应受到任何挤压。如使用呼吸门控,则应将感应器置于被检者背部并固定。调整体位使双侧胸平卧,头、下颌部置于双臂交叉处。采集中心对准线圈中心(乳腺中心)。

(二) 扫描方位、脉冲序列及扫描参数

1. 轴位

取冠状位作定位线,定位线包括双侧全乳及两侧胸壁。扫描方位及脉冲序列:T_2WI-FSE序列;SPGR序列(3D);IR序列。层厚为4 mm;层间距为1 mm;采集矩阵为256×128;扫描野为300 mm×300 mm;信号平均次数为4;回波链为8~16;相位编码方向为前后向。

2. 矢状位

取轴位SE序列T_1WI作为定位像,确定矢状位扫描层面。扫描方位及脉冲序列:T_2WI-FSE序列;SPGR序列(3D);IR序列。采集模式为3D;层厚为4 mm;层间距为1 mm;采集矩阵为256×128;扫描野为300 mm×300 mm;信号平均次数为4;回波链为8~16;相位编码方向为头足向。

脉冲序列的扫描参数见表29-1。

表 29-1　乳腺 MR 脉冲序列扫描参数

脉冲序列	TR/ms	TE/ms	FL
FSE	4 000	99	
FSPGR	6	1.3	20°

二、乳腺扫描的注意事项

乳腺病变定性诊断主要依赖于动态增强扫描。常使用 3D 模式先做增强前平扫(使用动态增强脉冲序列),然后注射对比剂,延迟 18 s 后,开始做动脉期扫描。在前 2 min 内连续扫描,之后每隔 40 s 扫描 1 次,共扫描 7 min。扫描后进行时间-信号强度曲线后处理。

高频考点

单项选择题

1. 有关 MR 乳腺检查特点的叙述,错误的是　　　　　　　　　　　　　(　　)
   A. 高病灶敏感度
   B. 细小病灶(<5 mm)检出
   C. 高阴性评价价值
   D. 不受乳腺密度影响
   E. 为首选的普查方法

2. 有关乳腺摄影加压的叙述,错误的是
   (　　)
   A. 使乳腺扁平,厚度均匀
   B. 使乳腺面积增大,病灶检出效率高
   C. 乳腺组织越薄,照片清晰度越高
   D. 肿块较大时,应加大压力,以提高照片清晰度
   E. 乳腺、胶片、增感屏三者紧贴,减小几何模糊

3. 关于乳腺摄影的叙述,错误的是 (　　)
   A. 采用 25~35 kV 的软射线摄影
   B. 脂肪组织取代腺体的乳腺,微小钙化灶容易显示
   C. 砂粒状等微细钙化检出,可提高乳癌的早期发现率

   D. 乳腺的压迫摄影可提高影像对比
   E. 较大的乳腺采用 40~60 kV 的管电压摄影

4. 适用于软 X 线摄影的部位是　(　　)
   A. 胸部
   B. 鼻窦
   C. 乳腺
   D. 腹部
   E. 髂骨

5. 乳腺矢状面解剖上端和下端分别在
   (　　)
   A. 上端在第 1 肋,下端到第 7 肋水平
   B. 上端在第 2 肋,下端到第 6 肋水平
   C. 上端在第 3 肋,下端到第 6 肋水平
   D. 上端在第 3 肋,下端到第 5 肋水平
   E. 上端在第 4 肋,下端到第 6 肋水平

6. 左乳腺时钟 7 点的位置,相当于哪一象限
   (　　)
   A. 上外象限
   B. 上内象限
   C. 下内象限
   D. 下外象限
   E. 内外象限

第三十章　分子与功能成像

学习指南

1. 了解分子与功能成像概况
2. 掌握 CT、MR 灌注成像
3. 了解 PET/CT 临床应用

第一节　分子影像学技术

显示分子信息的关键在于运用高特异性的成像专用探针、相应的放大技术和敏感高效的图像检出系统。分子显像的过程包括：分子探针用核素、磁性物质或荧光素标记后与靶目标结合，经扩增，将信息放大，然后由成像系统（如 PET,MRI）发现信息。

目前用 MRI 技术进行基因表达的显像技术主要包括传统 MRI 技术和 MRS 分析技术。传统 MRI 技术中目的基因的扩增方法是采用多种标记基因并利用不同的对比剂增加其信号。MRS 通过评价特异标记底物代谢水平的改变来发现基因的表达。MR 分子成像目前主要用于基因表达传递成像、肿瘤血管生成以及细胞分子水平的功能成像等。

第二节　CT 灌注成像

CT 灌注成像是结合高速增强（4～12 ml/s）和快速扫描技术，通过分析动态增强图像获得一系列组织参数，如组织的血流量、组织的血容量、平均通过时间以及峰值时间等，主要用于了解组织的血流灌注情况。CT 灌注成像有两个技术特点：一是对比剂团注的速度要快，二是时间分辨率要高。

一、CT 灌注成像的技术

首先，选择合适的兴趣扫描层面。如果寻找缺血病变位置，扫描层面应包括最可能的病变发生区域，例如颅脑灌注通常选择基底节层面，肿瘤灌注则要注意选择肿瘤直径最大的层面，同时要注意避开坏死区域。扫描区域内要有一条较粗大的血管，以便在扫描后图像处理时作为参照。其次，注射对比剂要选择一条可靠的静脉，回流好，易穿刺，采用不小于 18# 穿刺针进行静脉穿刺并固定。采用压力注射器，以便准确地设定对比剂注射速率和总量。

将灌注扫描完成后的图像经过计算机处理，画出一条时间-密度曲线。然后再进行不同参数的计算，根据计算结果形成反映不同参数的彩色图像，如灌注图像、相对组织血容量图像、平均通过时间图像、相对组织血流量等。

二、CT 灌注成像的评价

功能性脑灌注 CT 成像可在急性脑梗死的超早期（≤2 h），在其引起形态学改变之前，就能发现明显的脑组织血液灌注障碍，清楚地显示出缺血性病灶的范围、程度。它可进行多层面的动态 CT 扫描数据的采集，进行脑组织三维灌注 CT 图像分析。

通过对肿瘤血流灌注，可以观察肿瘤血液供应的特点，可以为肿瘤的定性分析、恶性程度的判断、治疗方案的制订提供重要信息，还可以用来评价肿瘤放、化疗的疗效。

利用 CT 灌注成像，可以观察不同时相中脏器的血流灌注情况，从而评价各个器官的功能。例如动脉夹层患者，当假腔累及一侧肾动脉时，灌注成像可以评价肾动脉供血障碍的程度。

心肌灌注扫描可以评价心肌本身的血供情况，有助于诊断早期的心肌缺血。

三、CT 灌注成像的临床应用

（一）颅脑 CT 灌注

1. 适应证

脑血管疾病；颅内肿瘤；颅内感染；脑白质病；颅骨骨源性疾病。

2. 禁忌证

严重心、肝、肾功能衰竭；含碘对比剂过敏。

3. 操作方法及程序

（1）检查前准备

① 认真核对 CT 检查申请单，了解病情，明确检查目的和要求，对检查目的、要求不清的申请单，应与临床医师核准并确认。

② 做好解释工作，消除被检者的紧张心理，取得被检者合作。

③ 被检者检查前 4 h 禁食。

④ 去除被检者头部的金属饰物等，避免伪影干扰。

⑤ 对增强扫描者，按含碘对比剂使用要求准备。

⑥ 对婴幼儿、外伤、意识不清及躁动不安的被检者，根据情况给予适当的镇静剂。

（2）检查方法及扫描参数

① 平扫：

扫描体位：仰卧位。下颌内收，两外耳孔与台面等距。

扫描方式：横断面连续扫描。

定位扫描：确定扫描范围、层厚、层距。

扫描定位基准线：听眦线。

扫描范围：上界为听眦线上 80～90 mm，下界为听眦线上 0～10 mm。

扫描机架倾斜角度：与扫描床成 0°，或根据需要适当倾斜角度。

扫描野：头部范围。

扫描层厚：5～10 mm。

进床速度：5～10 mm/s。

重建算法：标准算法。

扫描参数：根据 CT 机型设定。

② 动态灌注扫描：

对比剂用量：成人 40～50 ml 离子或非离子型含碘对比剂,儿童按体质量计算为 2 ml/kg。

注射方式：高压注射器静脉内团注,注射速率≤5 ml/s。

扫描开始时间：注射对比剂后 9 s 开始扫描,连续扫描 40 层。

(3) 摄片要求

① 依次顺序摄取定位片、平扫和增强图像。

② 窗位：L 30～40 HU,窗宽：W 70～100 HU。

③ 必要时病灶层面放大摄片。

④ 必要时测量病灶大小及病灶层面增强前后的 CT 值。

⑤ 绘制动态灌注曲线。

4. 注意事项

(1) 应注意对扫描检查以外部位的防护屏蔽。

(2) 增强扫描后,被检者应留观 15 min 左右,以观察有无迟发过敏反应。

(3) 由扫描技师认真填写检查申请单的相关项目并签名。

(二) 甲状腺 CT 灌注

1. 平扫定位

层厚与层间距为 5 mm,只扫甲状腺以确定甲状腺有无病变。

2. 灌注扫描

对比剂用量为 50 ml,注射速率为 4 ml/s,肘正中静脉给药。电压 80 kV,电流 200 mA,选甲状腺病变中心(无病变时选甲状腺中央)作为扫描层面,层厚 5 mm,电影扫描方式,注射对比剂后立即扫描,扫描 45～80 层。

3. 常规增强扫描

扫描范围包括全颈部,层厚与层间距 5～8 mm。

(三) CT 脊髓造影

1. 适应证

怀疑脊髓病变;椎管内占位性病变;脊髓损伤。

2. 操作方法

向腰部硬膜囊内注射 4～6 ml 水溶性非离子型碘对比剂。先做脊髓造影,脊髓造影 4～6 h 后,在一部分对比剂被吸收后再做 CT 扫描,被检者应采取头高位,可观察脊髓、蛛网膜下腔和马尾神经根等结构。如要观察有无脊髓空洞,需将扫描时间延迟 16～24 h。

第三节 PET/CT 的临床应用

正电子发射体层摄影(PET)与 CT 设计安装在同一机架上便形成了 PET/CT。PET 进行功能影像扫描,CT 进行解剖成像后与 PET 图像同机融合,完成功能图像的定位和衰减校正。PET/CT 具有高灵敏度、高特异性和高准确性的特点。

一、肿瘤

PET/CT 在肿瘤疾病中的应用主要是对肿瘤的早期诊断、肿瘤的良恶性鉴别诊断、提供恶性肿瘤准确的分期和分级，为制订治疗方案提供可靠的依据。PET/CT 为不明原因的转移性肿瘤寻找原发病灶，为恶性肿瘤放疗提供准确的定位，有利于放射治疗计划的制订。使用 PET/CT 检查良恶性肿瘤具有较高的敏感性和特异性，通常采用标准化摄取值的最大值 2.5 作为阈值，恶性肿瘤组织的摄取值一般大于 2.5，延迟 2~3 h 摄取值上升 10% 或 20% 以上能使判断更准确。

二、心血管疾病

PET/CT 在心血管系统中的应用主要是对冠心病的诊断和监测以及对心肌活力进行评估。PET/CT 实现了心脏影像的解剖学、相位运动、代谢状态和受体分布的三维诊断信息融合，有利于冠心病的诊断和治疗。

三、神经系统疾病

PET/CT 在神经系统疾病中的应用主要是癫痫灶的定位、老年性痴呆的诊断、帕金森氏病的诊断与鉴别诊断等。

尽管 PET/CT 可以较早期发现病变，但也有其局限性：① 小的病灶容易遗漏，尤其是代谢相对较低的病灶；② PET/CT 分辨率较低，且存在部分容积效应，容易导致漏诊；③ 肝脏周围容易遗漏；④ 腹膜或网膜脂肪内弥漫性种植转移不能良好显示；⑤ 化疗结束后不久病灶受到抑制呈阴性，或者延迟检查标准化摄取值下降或持平；⑥ 有时不能与其他一些少见病变（间皮瘤等）区别。

第四节　MR 灌注成像

脑细胞及不同神经束的缺血改变导致水分子的扩散运动受限，这种扩散受限可以通过弥散加权成像显示出来，即弥散成像。它是利用对扩散运动敏感的脉冲序列检测组织的水分子扩散运动状态，并用 MR 图像的方式显示出来。

弥散张量成像增加了采集方向（6~55 个），其扩散系数有效地克服了各向异性结构或异型性方向的组织内水弥散的缺陷。弥散张量成像用于观察白质纤维束的走向、绕行、交叉及稀疏推挤、中断、破坏等异常表现，称为白质束成像，其三维彩色编码显示对脑干处白质束的复杂走行及交叉十分直观。

一、灌注成像技术

灌注成像就是将组织毛细血管水平的血流灌注情况，通过磁共振成像方式显示出来，从磁共振影像角度评估局部组织的活力及功能。灌注成像可以利用外源性示踪剂（顺磁性对比剂）或内源性示踪剂（自身血流）作为扩散示踪物。灌注成像技术主要用于脑梗死及肝脏病变的早期诊断、肾功能灌注。

1. MR 脑灌注成像

(1) 适应证

脑血管梗死早期诊断、颅内肿瘤、颅内外伤、先天性发育异常、颅内压增高、脑积水、脑萎缩、颅内感染、脑白质病。

(2) 扫描技术

① 弥散加权扫描：先做弥散加权成像，将其作为诊断及病变定位图像。通常选各向同性的弥散加权序列，b=1 000。如果可能，再做一次高分辨率弥散加权，一般层面设为 20～25 层，扫描时间约 4 s。

② 灌注扫描：选用 EPI 灌注成像序列，按病变部位设定横断面层面，一般为 10 层，扫描次数为 60 次。首次扫描不注射对比剂，静脉团注对比剂后立即开始扫描。

③ 序列应用及参数：脑灌注成像属于 EPI-T_2^* 加权序列，回波时间为 50～70 ms。推荐序列为 EPI 快速序列或快速梯度序列。成像平面为 Ax。扫描野为 20～25 cm。成像层厚为 5～10 mm。成像间距为 10%～50% 成像层厚。采样矩阵为 256×256。成像次数为 40～60 次，第 1～4 次不注射对比剂，4 次末注射对比剂后，成像至 40～60 次。计算感兴趣区的血流平均通过时间、局部脑血容量和局部脑血流速度。

(3) 灌注成像的后处理

用统计学功能显示血液灌注过程，并计算 T_2^* 图像信号变化率，根据 T_2^* 变化率计算局部相对脑血容量，再根据对比剂峰值通过时间和相对脑血容量计算出局部相对脑血流量，再由对比剂的稀释原理计算出脑血容量。

2. 肝脏灌注磁共振检查技术

(1) 适应证

小肝癌的早期诊断和鉴别诊断；肝血管瘤的诊断和鉴别诊断；肝转移癌的早期诊断和鉴别诊断；肝癌术后复发的发现和鉴别；肝局灶性结节状增生；肝脓肿、肝结核和其他肝炎性肉芽肿等；肝囊肿和囊肿性病变。

(2) 平扫

同肝脏 MR 平扫。

(3) 增强扫描

① 快速手推注射方法：注射完对比剂后即开始增强后扫描，成像程序一般与增强前 T_1WI 程序相同，推荐成像序列为快速梯度回波序列。屏气扫描，以同样的扫描序列重复 4 次，间隔时间为 10 s，最后一次可以在延迟 3～5 min 后扫描。部分病例可根据需要在增强后延迟 30 min 扫描。

② 磁共振注射器注射方法：注射完对比剂后即开始增强后扫描，具体扫描方法同前。如果机器性能许可，建议扫描 7 次，最后一次扫描延迟 1～2 min。

二、脑活动功能成像技术

脑活动功能成像是利用脑活动区域局部血液中氧合血红蛋白与去氧血红蛋白比例的改变引起局部组织 T_2^* 的改变，通过 T_2^* 加权图像反映脑组织局部的活动功能。狭义的脑功能成像是指通过刺激周围神经，激活相应皮层中枢，使中枢区域的血流量增加，进而引起血氧浓度及磁化率的改变，并在磁敏感对比 MR 图像上显示相应的中枢范围。它主要用于功能皮层中枢的定位,包括视觉、运动、听觉、味觉、语言、音乐等皮层中枢的定位研究。

1. 扫描技术

(1) 被检者到磁场中心后,先做多方位投影匀场。

(2) 做矢状位定位像。

(3) 在矢状位像上设定横断 SE 序列 T_1WI,一般为 $10\sim16$ 层,层厚为 4 mm,层面应包括目标中枢。将矢状位像作为基础解剖像。

(4) 血氧水平依赖性图像采集:选 FID-EPI-T_2^*WI 序列,回波时间以 $60\sim70$ ms 为佳。扫描层面位置与基础解剖像完全一致,如层面位置、扫描野、层厚、层间距、激发顺序、相位编码方向等。设定 60 次扫描,延迟时间设定为 3 s,每 5 次扫描为一组,共分 12 组。1,3,5,7,9,11 组为刺激活动组(A),2,4,6,8,10,12 组为休息组(N)。两组交替扫描,直至 60 次扫描全部完成。

2. 功能图像的产生

将刺激活动组与休息组分开,在刺激活动 6 个组,每组 5 次扫描中选后 3 次扫描图像,每层 18 幅图像平均产生 A 平均图像。同样方法,选休息状态 6 个组的每一组中后 3 次扫描,每层 10 幅图像平均产生 N 平均图像。

功能图像是刺激活动的平均像与休息平均图像对应相减后保留每一层的功能图像。

3. 功能图像与解剖图像的叠加

运用图像动态处理功能,将功能图像对应叠加在相应功能层面的基础解剖图像上,使解剖关系与活动功能关系达到统一。

4. 信号的统计比较

选取一个有明显信号改变的功能区为兴趣区,将 60 次扫描按时间顺序依次作时间-信号强度曲线,可见 MR 信号呈交替波动曲线。

第五节 MR 波谱技术

磁共振波谱(MRS)利用自旋磁矩所处化学环境不同产生的化学位移现象在 MRS 上的差异,探测自旋磁矩所处化学环境的物质结构。目前,人体临床研究多采用 $1.5\sim3.0$ T 的 MRI/MRS 一体化装置。

一、MRS 定位技术

定位就是将 MRS 信号限定在一个理想的兴趣区内。目前临床应用比较广泛的在体 MRS 定位技术有深部分辨表面线圈波谱分析法、在体成像选择波谱分析法、激励回波探测法、点分辨波谱法、化学位移成像定位方法等。

单体素 MRS 是通过 3 个互相垂直的平面选择采集某单一立方体内组织的波谱,该方法定位准确,可直接与 MRI 相对应。单体素 MRS 的优点:采用了完整的脂肪和水抑制,不会受邻近组织的干扰。单体素 MRS 的缺点:一次仅能提供一个兴趣区的化学成分信息。

多体素 MRS 可测量兴趣区内多个邻近体素的磁共振信息。与 MRI 类似,多体素 MRS 的空间定位采用相位编码梯度;但在数据采集时无频率编码梯度。多体素 MRS 的优点:可以对比体素间不同组织类型的波谱;可在检查完成后,选择或合并相应兴趣区的体素,最大限度地接近病变的形态。多体素MRS的缺点:对含有不同磁敏感性成分的较大体积很难进行很好的匀场和水抑制;得到的任何体素的波谱都不可避免地含有邻近体素的成分。

二、MRS 的临床应用

在疾病的发展过程中,代谢改变往往先于病理形态的改变,而MRS对这种代谢改变的潜在敏感性较高,能提供早期病变检测信息。对于临床来说最大的差别就是MRI得到的是解剖图像,MRS提供的是定量的化学信息,一般以数值或图谱来表达。磁共振波谱成像(MRSI)则以图像形式提供代谢信息。目前MRS技术用于癫痫、早老性痴呆、急慢性脑缺血性改变、新生儿缺血缺氧性脑病、脑肿瘤、帕金森综合征、儿童脑发育及心肌梗死等方面的诊断。

(一)适应证与相关准备

1. 适应证

颅内肿瘤,脑内外肿瘤的鉴别,如脑膜瘤、胶质瘤、转移瘤;良恶性肿瘤的分级,如胶质瘤的分级;颈髓、脑的损伤,如放射性脑坏死、急性颈髓损伤、中脑损伤;脑梗死各期改变;脑白质病;癫痫;新生儿缺氧缺血性脑病;早老年性痴呆症等。

2. 相关准备

与颅脑MRI检查相同。

(二)扫描技术

1. 方法的选择

激励回波采集法信噪比较低,对运动较敏感,TE时间短,适用于观察短T_2的代谢产物;点解析波谱法信噪比较高,对运动不敏感,对匀场和水抑制的要求不如激励回波采集法严格,但是TE较长,难以发现短T_2的代谢产物。

2. 定位技术

先做常规扫描,然后根据扫描得到图像进行空间定位波谱检查。

3. 兴趣区大小的选择

原则上兴趣区过小,扫描时间长,所得信号相对低;反之,兴趣区过大,则易受所测组织之外脂肪、骨骼及液体的污染,谱线变形。目前,^1H谱兴趣区最小可达1 ml。

4. 抑水

抑水是专用于质子波谱的技术,波谱的信号强度与所测物质的浓度成正比。

5. 匀场

内磁场的均匀度越高,线宽越小,基线越平整光滑。

(三)后处理技术

获得波谱后主要进行的处理包括:选择感兴趣波段;过滤杂波;基线、相位校正;测量各代谢物的峰下面积,进行分析评价。

第六节　MR 水成像技术

MR水成像技术对慢流速液体或停滞液体非常灵敏,呈高信号,而使实质性器官和流动液体(如动脉血)呈低信号,从而达到水成像的效果。

MR 水成像主要有两种:第一种采用重 T_2WI 的二维 FSE 序列或三维 FSE 序列,对于腹部要同时应用呼吸门控,扫描结束后用工作站进行最大密度投影组建形成图像;第二种采用半傅里叶采集单次激发快速自旋回波序列,一般只扫描一个层面,层面较厚,对于腹部要求屏气快速扫描,扫描后直接成像,不需要重建。

MR 水成像具有以下优点:为无创性技术,无需插管,也无操作的技术等问题;安全,不用对比剂,无对比剂不良反应;能获得多层面、多方位图像;适应证广,可进行 MR 胰胆管成像、MR 尿路成像、MR 脊髓成像、MR 内耳迷路成像、MR 鼻内管成像、MR 涎管成像和 MR 输卵管成像等。

一、MR 尿路造影技术

(一)适应证

肾结石、输尿管结石、肿瘤所致的泌尿系统梗阻;肾、输尿管、膀胱的先天性变异;盆腔内肿瘤的局部侵犯。

(二)检查前准备

被检者检查前 12 h 禁食、禁水;排便,憋尿,禁服促进肠液分泌药物,如泻药等。被检者检查前 30 min 口服速尿 4 片(10 mg/片),增加泌尿系统水潴留量。在对被检者扫描前肌注 10 mg 654—2,以减少胃肠蠕动伪影对图像的影响。训练被检者屏气。

(三)扫描技术

1. 平扫

(1)检查体位:被检者仰卧,取头先进,人体长轴与床面长轴一致,双手置于身体两旁。

(2)成像中心:移动床面位置,使十字定位灯的纵横交点对准脐部中心,即以腹部相控阵表面线圈中心为采集中心,锁定位置,并送至磁场中心。表面线圈上缘与剑突平齐,嘱被检者平静有规律地呼吸,并安放呼吸门控。

(3)扫描方法:

定位成像:采用快速推荐成像序列,同时做冠状位、矢状位、轴状位三方向定位图,在定位片上确定扫描基线、扫描方法和扫描范围。在横断位上定位扫冠状位,在已做好的冠状位上定位扫矢状位,在已做好的矢状位上定位扫冠状位。

成像范围:冠状位包括肾上极至膀胱下缘,横断位则以梗阻部位为中心。

横断位:超重 T_2WI-FSE 序列。成像层厚为 4 mm;成像间距为 0～0.5 mm;采集矩阵为 256×256 或 312×256 等;扫描野为 320 mm×240 mm;信号平均次数为 4 次;回波链为 8～32;相位编码方向为前后向。

冠状位:超重 T_2WI-FSE 序列加脂肪抑制技术,单次激发快速自旋回波序列。成像层厚为 3～4 mm;成像间距为 0.5～1.0 mm;采集矩阵为 256×156 或 312×256;扫描野为 400 mm×400 mm;信号平均次数为 4 次;回波链为 8～32;相位编码方向为左右向加"无卷褶伪影"技术。

尿路脉冲序列的扫描参数见表 30-1。

表 30-1　尿路脉冲序列的扫描参数

脉冲序列	加权像	TR/ms	TE/ms
FSE	T_2WI	无穷大值	220
SSFSE		无穷大值	无穷大值

磁共振尿路造影有两种方法：一是采用半傅里叶快速采集自旋回波长 TE 重 T_2WI 扫描序列,获得的原始图像经过 MIP 后处理得到可进行 360°旋转的立体像。二是单次激发快速自旋回波技术,扫描一次获得一个斜冠状面的整体投影图。这两种方法都需加脂抑制技术。

2. 图像处理

冠状位薄层重 T_2WI,经多方位、多角度旋转 MIP 重组后摄片,其余序列按顺序摄片。根据需要删除与尿路重叠的结构(如胃肠道等),以提高图像质量。表 30-2 所示为静态磁共振尿路造影与排泄性磁共振尿路造影的比较。

表 30-2　静态与排泄性磁共振尿路造影比较

比较项目	静态	排泄性
能否在严重肾功能不全时使用	能	不能
是否需要延迟成像	不需要	需要
是否需要静脉注入对比剂	不需要	需要
显示无扩张的输尿管	差	好
含液体结构的重叠问题	有	无

二、MR 胰胆管造影(MRCP)

(一)适应证

胆道肿瘤;胆道结石;胆道炎症;肝癌;胰腺癌;上消化道手术改建者;不宜或不能进行 ERCP 或 ERCP 失败者。胆道感染者优先选择 MRCP 检查,以防止 ERCP 插管逆行感染的可能。但 MRCP 不能达到治疗目的。

(二)相关准备

被检者空腹 8 h,检查前 3 天素食;检查前 20 min 口服 500 ml 葡萄糖酸铁或硫酸钡糊,其目的是利用它们使 T_2 信号减弱的性质作为胃肠道阴性对比剂,抑制胃肠道内液体信号,突出胆胰管信号,达到良好的胆胰管造影效果;其他准备与肝、胆、脾 MR 检查相同。

(三)扫描技术

(1)线圈、体位:同肝、胆、脾 MR 检查。在肋缘下方放置呼吸门控,表面线圈上缘与乳头平齐,嘱被检者平静有规律地呼吸。中心对准剑突下 3 cm。

(2)扫描先采用快速序列半扫描技术做冠、横、矢三位定位像,再采用 SE、TSE、FFE 序列做轴位 T_1WI 和 T_2WI 常规扫描。

(3)冠状位:HT_2WI-FSE 序列及单次激发快速自旋回波序列。层厚为 3～4 mm,70～100 mm(SSFSE);层间距为 0.5～1.0 mm;采集矩阵为 256×156 或 312×192,384×256

（SSFSE）；扫描野为 400 mm×400 mm；信号平均次数为 1～2 次；回波链为 16～32；相位编码方向为左右向加"无卷褶伪影"技术。

（4）横断位：HT₂WI－FSE 序列加脂肪抑制技术。层厚为 3～4 mm；层间距为 0～0.5 mm；采集矩阵为 256×256 或 312×256；扫描野为 320 mm×240 mm；信号平均次数为 1～2 次；回波链为 16～32；相位编码方向为前后向。

（四）图像后处理

将原始图 3D 成像在轴位图像上以胆总管下段为中心旋转 12°，共 16～20 层，用 MIP 重组，视野包括所显示的肝内胆管部位。

三、MR 脑脊液定量成像技术

（一）适应证与相关准备

预测正压性脑积水患者 CSF 分流术后的疗效；确定脑室系统梗阻部位；评价脊髓脊膜膨出修复术后的患者，中央管是否起代偿作用；鉴别蛛网膜囊肿与蛛网膜下腔扩大；为颅内瘘管病因学方面提供工具，指导外科治疗。相关准备除同颅脑 MR 成像外，还应给被检者沿心轴安放心电门控。

（二）扫描技术

在平面内流体动态观察图像，速度编码为 2 cm/s，TR 为 70 ms，TE 为 15.8 ms，翻转角为 10°，进行两次激励，采集矩阵为 144×256，层厚为 4 mm，层间无间隔，扫描时间为 5.4 min；在垂直于层面的流体定量分析图像中，速度编码为 20 cm/s，TR 为 100 ms，TE 为 12 ms，采集矩阵为 256×512，层厚为 6 mm，扫描时间为 10.25 min。均使用心电门控或回顾性心电门控。

（三）图像后处理

相位对比电影 MR 脉冲序列产生两组图像，即幅度图像和相位对比流动图像。扫描所获得的原始数据在一个心动周期内产生 16 幅时间间隔相等的图像，在相位对比图像上勾画出 16 幅兴趣区的截面轮廓，利用流动分析软件计算出每一心动周期内 CSF 的峰速、平均流速、流量以及脑组织位移峰速和位移量。

在相位对比图像中，白色代表向足侧运动，黑色代表向头侧运动。正常导水管的脑脊液流量为 (0.02 ± 0.01) cm³/s，通过幕切迹的 CSF 流量或脑组织位移为 (0.23 ± 0.03) mm，$C_{2,3}$ 蛛网膜下腔的 CSF 搏动流量是 (0.60 ± 0.08) cm³/s。

四、磁共振内耳膜迷路造影技术

（一）适应证

内耳先天异常；迷路炎；耳蜗移植。

（二）扫描技术

（1）扫描方法：在 MR 成像的基础上行内耳 MR 迷路成像。先行冠状位、矢状位、横断位 3 方位定位像，分别在冠状和矢状位图上桥小脑角处设定横断面内耳成像图，先于冠状面定位像上设定横断面扫描层面，使层面与双侧听神经连线平行，再于矢状面像上调整取层范围，最后在横断面像上设定视野范围。

（2）脉冲序列及参数：采用 3D-CISS 序列，FA 为 70°，TR 为 12.25 ms，TE 为 5.9 ms，Theff 为 0.7 mm，采集矩阵为 230×512，扫描野为 230 mm，采集时间为 8.65 min。

（三）图像后处理

所获得原始图像经 MIP 重建，显示内耳的立体形态。

五、鼻泪管造影技术

（一）检查前准备

鼻泪管造影是 MR 静态液成像的临床应用，检查时为被检者滴 3～5 滴眼药水，以增加泪道的液体，提高检出率；嘱被检者闭眼，保持眼球静止状态。

（二）线圈及被检者体位

采用颅脑专用线圈或眼部表面线圈；体位同颅脑 MRI 技术。

（三）成像方法

常规取横断面、冠状面，定位方法同眼眶横断面、冠状面定位方法。

（四）推荐成像序列与参数

（1）单次激发快速自旋回波序列：FA 为 150°，TR 为 10.92 ms，TE 为 87 ms，ETL 为 240，TH 为 5 mm，采集矩阵为 240×256，扫描野为 280 mm，采集时间为 10 s。此序列间距与层厚之比为 1∶1，需两次成像，两次成像间中心位置相差 5 mm，两次成像图像按空间位置顺序排列成一个序列再进行 MIP 重组。

（2）快速自旋回波序列：FA 为 150°，TR 为 2 800 ms，TE 为 100 ms，ETL 为 240，TH 为 50 mm，采集矩阵为 240×256，扫描野为 280 mm，采集时间为 7 s。

（3）CISS 序列：FA 为 70°，TR 为 12.25 ms，TE 为 5.9 ms，Theff 为 0.70 mm，采集矩阵为 256×512，扫描野为 200 mm，TA 为 6.7 min。

（五）图像后处理

CISS 序列所获得原始数据需经 MIP 重组，亦可进行靶 MIP 对兴趣区重组。

六、MR 涎管成像

（一）检查技术

用三维傅里叶转换、重 T_2WI-FSE 的 MR 成像技术，可增强有液体充盈的内耳迷路与周围骨的对比，常用序列参数：TR 为 4 s；TE 为 250 ms；ETL 为 16；回波间隔为 15 ms；激励次数为 2 次。用标准头部正交线圈或小圆形表面线圈置于双耳。通过三维成像技术重建图像。

（二）临床应用

可测量正常内耳结构及显示解剖变异，直接显示内耳迷路的内、外淋巴管和淋巴囊。用以诊断先天性神经性耳聋的病因；发现内耳小的肿瘤，如神经鞘瘤、血管瘤；与增强 T_1WI 结合确定肿瘤与耳蜗神经的关系。

高频考点

单项选择题

1. 在下列造影技术中,不属于 MR 水成像范畴的是 （　　）
   A. MR 血管造影
   B. MR 尿路造影
   C. MR 腮腺管造影
   D. MR 泪道造影
   E. MR 胰胆管造影

2. 下述哪项不符合 MR 水成像的条件和优点 （　　）
   A. 采用长 TR 技术,获得重 T_2WI,突出水的信号
   B. 应有高场 MRI 设备及相应软件
   C. 无创伤、无痛苦
   D. 影像较清楚
   E. 方法较简单、方便

3. 通过什么过程从 MR 信号获得 MR 频谱 （　　）
   A. 傅里叶转换
   B. 信号弛豫
   C. 反投影重建
   D. 复合恢复
   E. 以上均可

4. 在 MR 频谱中峰的最佳分离在什么磁场强度中获得 （　　）
   A. 高
   B. 中
   C. 低
   D. 可变的
   E. 与磁场无关

5. 不属于 CT 灌注成像需计算参数的是 （　　）
   A. 灌注量
   B. 相对组织血容量
   C. 相对组织血流量
   D. 组织总容量
   E. 平均通过时间

6. CT 灌注常用的术语不含 （　　）
   A. 灌注量
   B. 组织血流量
   C. 组织体积
   D. 平均通过时间
   E. 组织血容量

7. 全身弥散成像（类 PET 成像）技术的成像基础是 （　　）
   A. ECO 高保真、高重复性梯度
   B. 高均匀性射频信号
   C. 优化的弥散扫描序列
   D. 高磁场均匀度
   E. 以上均是

8. 不需要对比剂的脑灌注成像方式是 （　　）
   A. DWI
   B. ASL
   C. BOLD
   D. DTI
   E. Perfusion

9. 进行脑组织灌注加权成像时最常用的序列是 （　　）
   A. T_2^*WI 序列
   B. T_2WI 序列
   C. T_1WI 序列

D. PDWI 序列

E. 3D 序列

10. 子宫、输卵管声学造影检查中,哪项描述是错误的　　　　　　　　（　　）

A. 对于子宫内膜息肉诊断有帮助

B. 最常用对比剂是碘油

C. 造影应避免选择在月经期进行

D. 造影时需严格注意无菌操作

E. 可用于输卵管阻塞的诊断

11. 根据不同成像技术综合应用原则,错误的是　　　　　　　　　　（　　）

A. K 缘减影——DSA

B. 脑出血——CT

C. 胸水——MRI

D. 静脉——IV DSA

E. 胆囊结石——多普勒

12. 在颈椎 MR 成像中,预饱和技术常用于抑制　　　　　　　　　　（　　）

A. 吞咽运动伪影

B. 心搏伪影

C. 呼吸运动伪影

D. 化学位移伪影

E. 逆向流动液体的信号

13. 关于 CT 灌注成像检查方法的叙述,错误的是　　　　　　　　　（　　）

A. 尽量选大扫描野和较厚层厚

B. 要包括欲检器官和一条大的血管

C. 开始团注同时启动动态扫描程序

D. 扫描次数一般 2 min 内至少需 6 次

E. 对比剂注射速度应该越慢越好

14. 严格来讲,MRCP、MRU 采用的是哪种成像方式　　　　　　　　（　　）

A. T_1 加权

B. T_2 加权

C. 重 T_2 加权

D. 质子密度加权

E. 弥散加权

（王　骏　甘　泉　吴虹桥　侯昌龙　王玲玲）

参考文献

［1］于兹喜.医学影像检查技术学.北京:人民卫生出版社,2003.

［2］中华医学会.临床技术操作规范:影像技术分册.北京:人民军医出版社,2004.

［3］王　骏,甘泉.医学影像技术.镇江:江苏大学出版社,2008.

［4］王　骏,吴虹桥,张文杰.轻松做医学影像检查.北京:人民军医出版社,2008.

［5］王　骏,熊雪峰.医学影像技师考试一本通.北京:人民军医出版社,2009.

［6］冯　亮.CT 手册.南京:江苏科学技术出版社,1989.

［7］石明国.CT 影像技术学.西安:陕西科学技术出版社,1995.

［8］刘定西,于　群.医学影像技术丛书:MR 成像分册.武汉:湖北科学技术
　　出版社,2000.

［9］江　浩.骨与关节 MRI.上海:上海科学技术出版社,1999.

［10］祁　吉,高野正雄.计算机 X 线摄影.北京:人民卫生出版社,1997.

［11］余建明.医学影像技术学.北京:科学出版社,2004.

［12］张云亭,袁聿德.医学影像检查技术学.2 版.北京:人民卫生出版社,2005.

［13］李　萌,陈本佳.影像技术学.2 版.北京:人民卫生出版社,2008.

［14］李月卿.医学影像成像原理.北京:人民卫生出版社,2002.

［15］胡军武,冯定义,邹明丽.MRI 应用技术.武汉:湖北科学技术出版社,2003.

［16］胡军武.医学数字成像技术.武汉:湖北科学技术出版社,2001.

［17］秦维昌.乳腺摄影质量控制手册.北京:人民卫生出版社,2008.

［18］袁聿德.X 线摄影学.2 版.北京:人民卫生出版社,1997.

［19］袁聿德.医学影像检查技术.2 版.北京:人民卫生出版社,2009.

［20］康晓东.现代医学影像技术.天津:天津科技翻译出版公司,2000.

［21］隋邦森,吴恩惠,陈雁冰.磁共振诊断学.北京:人民卫生出版社,1994.

［22］黄泉荣,医学影像设备学.北京:人民卫生出版社,2001.

［23］彭振军.医用磁共振成像技术.武汉:湖北科学技术出版社,1997.

［24］曾祥阶.颅脑影像检查技术.武汉:湖北科学技术出版社,1993.

[25] 谢敬霞.核磁共振新技术研究与临床应用.北京:北京医科大学出版社,2001.

[26] 燕树林,王鸣鹏,余建明,付海鸿.全国医用设备使用人员(CT/MR/DSA)上岗考试指南.北京:军事医学科学出版社,2009.

[27] 燕树林.放射诊断影像质量管理.杭州:浙江科学技术出版社,2001.

附录一　参考答案

第一章　X线对比剂

　　单项选择题

　1. E　2. C　3. D　4. D　5. E　6. C　7. D　8. A　9. D　10. C

　　多项选择题

　1. ACE　2. ABE　3. BD　4. ACE　5. ACE　6. ACD　7. ABDE　8. ABD　9. ACE

10. ACE

第二章　MRI对比剂

　　单项选择题

　1. D　2. B　3. D　4. B　5. D　6. C　7. D　8. A　9. D　10. A　11. A

12. B　13. D　14. A　15. B　16. A　17. C

第三章　传统X线摄影技术

　　单项选择题

　1. C　2. D　3. D　4. C　5. B　6. C　7. D　8. D　9. A　10. C　11. C

12. B　13. C　14. C　15. C　16. D　17. E　18. E　19. D　20. B　21. A　22. D

23. A　24. C　25. E　26. B　27. D　28. E　29. D　30. E　31. C　32. D　33. C

34. E　35. A　36. E　37. D　38. B　39. E　40. B　41. E　42. A　43. B　44. A

45. B　46. B

　　多项选择题

　1. ABD　2. BCDE　3. ACDE　4. ABCD　5. CD　6. ACD　7. ABC　8. BCD　9. ABCE

10. ABCDE　11. ABCD　12. ABD　13. BCE　14. ABCD　15. ABD　16. ABE

17. ABCDE　18. ABC　19. AE　20. ABCDE　21. ABCE　22. ABC　23. ABCDE

第四章　X线特殊摄影技术

　　单项选择题

　1. D　2. D　3. A　4. E　5. A　6. C　7. E　8. D　9. D　10. E　11. C

　　多项选择题

　1. ABCDE　2. ABCD　3. ABCDE　4. ABC　5. ABCDE　6. ACE　7. ABC

　8. ABCDE

第五章　计算机X线摄影技术

　　单项选择题

　1. E　2. E　3. C　4. E　5. E　6. D　7. D　8. A　9. D　10. A　11. E

12. E　13. E　14. C　15. D　16. E　17. D　18. E　19. A　20. C　21. B　22. E

23. D　24. C　25. C　26. C　27. A　28. B　29. D　30. C　31. D　32. C

多项选择题

1. ABC　2. BCD　3. ABC　4. AB　5. ABC　6. ABCDE　7. ABCE　8. ACD　9. AC
10. ACE　11. BDE

第六章　数字化 X 线摄影技术
单项选择题

1. D　2. D　3. B　4. C　5. B　6. D　7. E　8. E　9. B　10. D　11. D
12. C　13. D　14. C　15. D　16. B　17. D　18. B　19. A　20. E　21. A　22. E
23. A　24. C

第七章　普通 CT
单项选择题

1. C　2. D　3. A　4. A　5. D　6. E　7. A　8. A　9. D　10. C　11. A
12. E　13. B　14. D　15. D　16. E　17. D　18. B　19. B　20. B　21. E　22. D
23. C　24. D　25. A　26. B　27. D　28. A　29. A　30. E　31. D　32. E　33. C
34. D　35. E　36. D　37. B　38. D

第八章　螺旋 CT
单项选择题

1. D　2. E　3. C　4. E　5. A　6. A　7. B　8. C　9. C　10. D　11. B
12. E　13. C　14. D

第九章　多排探测器 CT
单项选择题

1. C　2. A　3. D　4. B　5. C　6. D　7. A　8. D　9. C　10. C　11. E
12. D　13. B　14. E　15. A　16. D

第十章　电子束 CT
单项选择题

1. A　2. E　3. D

第十一章　双源 CT
单项选择题

1. D　2. D　3. D　4. C　5. B　6. B

第十二章　CT 扫描技术
单项选择题

1. D　2. E　3. C　4. D　5. B　6. E　7. D　8. D　9. C　10. B　11. C
12. D　13. A　14. A　15. C　16. A　17. C　18. D　19. C　20. A　21. D　22. C
23. A　24. E　25. D　26. D　27. C　28. C　29. E　30. B　31. B　32. B　33. C
34. A　35. A　36. D　37. C　38. E　39. A　40. E　41. D　42. B　43. A　44. D
45. A　46. D　47. C　48. A　49. C　50. D

多项选择题

1. ACD　2. ABCDE　3. ABCD　4. ABCDE　5. ABCDE　6. AB　7. ABCDE　8. ABC
9. ABCE　10. ABCDE　11. ABCDE　12. ABCDE　13. ABCE　14. ABCDE　15. ABCD
16. ABC　17. ABCDE　18. ABC　19. ABCDE　20. ABCDE　21. ABCDE

第十三章　MRI 基本原理

单项选择题

1. A　2. B　3. D　4. C　5. A　6. B　7. C　8. A　9. C　10. C　11. D
12. D　13. D　14. A　15. D　16. B　17. A　18. C　19. B　20. D　21. D　22. A
23. B　24. A　25. D　26. D　27. B　28. D　29. D　30. B　31. A　32. B　33. B
34. A　35. D　36. D　37. B　38. B　39. D　40. B　41. A　42. C　43. B　44. C
45. B　46. A　47. A　48. C　49. B　50. C　51. C　52. A　53. C　54. A　55. B
56. B　57. B　58. A　59. D　60. C　61. B　62. C　63. D　64. C　65. D　66. D
67. C　68. B　69. B　70. D

第十四章　MRI 设备的结构

单项选择题

1. D　2. A　3. C　4. A　5. B　6. C　7. C　8. D　9. A　10. B　11. C
12. A　13. C　14. D　15. C　16. A　17. D　18. B　19. C　20. A　21. C　22. D
23. A　24. C

第十五章　MRI 脉列序列

单项选择题

1. C　2. C　3. C　4. C　5. B　6. A　7. C　8. B　9. B　10. B　11. A
12. B　13. C　14. C　15. D　16. B　17. A　18. B　19. B　20. B　21. D　22. B
23. B　24. D　25. B　26. B　27. B　28. A　29. C　30. B　31. C　32. C　33. C
34. C　35. A　36. A　37. B　38. D　39. D　40. C　41. A　42. C　43. B　44. D
45. B　46. B　47. B　48. C　49. D　50. C　51. B　52. A　53. A　54. C　55. A
56. C　57. D　58. C　59. D

第十六章　MR 特殊成像技术

单项选择题

1. D　2. C　3. A　4. D　5. E　6. D　7. B　8. A　9. B　10. C

第十七章　DSA 基本结构

单项选择题

1. E　2. A　3. D　4. C　5. B　6. C　7. D　8. C　9. C　10. A　11. D
12. E　13. B　14. C　15. A　16. B　17. A　18. C　19. C　20. A　21. D　22. A
23. C　24. B　25. E　26. C　27. B　28. A　29. C　30. B　31. E　32. C　33. E
34. C　35. B　36. C

多项选择题

1. AB　2. ABC　3. ABC

第十八章　DSA 成像原理

单项选择题

1. E　2. B　3. B　4. C　5. E　6. B　7. E　8. D　9. C　10. A　11. B
12. D　13. B　14. B　15. C　16. A　17. E　18. B　19. D　20. E　21. A　22. D
23. A　24. D　25. E　26. A　27. C　28. D　29. D　30. E　31. E　32. E　33. D
34. C　35. B　36. A　37. D　38. B

第十九章　三维重组技术

单项选择题

1. B　2. C　3. E　4. C　5. A　6. B　7. C　8. D　9. E　10. C　11. B
12. B　13. C　14. B

第二十章　图像处理的临床应用

单项选择题

1. E　2. C　3. C　4. B　5. A　6. C　7. B

第二十一章　计算机辅助诊断

单项选择题

1. A　2. C　3. A　4. D　5. C

多项选择题

1. BCDE　2. ABC　3. ABCD

第二十二章　医学影像质量控制

单项选择题

1. D　2. A　3. C　4. B　5. B　6. D　7. D　8. A　9. E　10. E　11. C
12. B　13. E　14. A　15. C　16. B　17. A　18. B　19. C　20. A　21. C　22. C
23. B　24. D　25. C　26. A　27. A　28. C　29. D　30. D　31. C　32. A　33. C
34. C　35. B　36. A　37. D　38. B　39. C　40. C　41. A　42. D　43. D　44. A
45. A　46. B　47. B　48. D　49. A　50. B　51. B　52. C　53. C　54. A

多项选择题

1. ABCD　2. AC　3. ABCDE

第二十三章　辐射防护及 MRI 安全性

单项选择题

1. C　2. E　3. E　4. E　5. A　6. E　7. C　8. C　9. E　10. C　11. E
12. A　13. C　14. A　15. D　16. D　17. B　18. A　19. B　20. D　21. D　22. E
23. C　24. C　25. A　26. C　27. A　28. E　29. D　30. E

多项选择题

1. ABCDE　2. ABCDE　3. ACDE　4. ABDE

第二十四章　颅　脑

单项选择题

1. B　2. C　3. B　4. D　5. B　6. B　7. D　8. E　9. D　10. A　11. A
12. B　13. D　14. C　15. D　16. E　17. C

多项选择题

1. ABDE　2. ABCDE　3. ABCDE　4. AD　5. ABCD　6. AD　7. CDE　8. ABCDE

第二十五章　头　颈

单项选择题

1. D　2. D　3. C　4. D　5. E　6. B　7. B　8. B　9. D　10. A　11. D
12. E　13. C　14. E　15. A　16. E　17. A　18. D　19. C　20. B　21. E　22. D
23. D　24. D　25. C　26. E　27. D　28. B　29. D　30. B

多项选择题

1．ABCD　2．ACD　3．BE　4．CD　5．ABCD　6．ABCDE　7．BDE　8．BC

9．ABCDE　10．ABCE　11．ABD

第二十六章　胸　部

单项选择题

1．C　2．B　3．C　4．D　5．B　6．C　7．B　8．D　9．C　10．B　11．D

12．D　13．C　14．D　15．B　16．A　17．D　18．E　19．C　20．C　21．C　22．D

23．A　24．C　25．C　26．D　27．B　28．B　29．C　30．B

多项选择题

1．BDE　2．AB　3．ACDE　4．ABCDE　5．AC　6．ABCDE　7．ABCDE　8．CE

9．ABE　10．ABD　11．ABCDE　12．ABCDE　13．ABCDE　14．ABCDE　15．BE

16．ABCD　17．AC　18．ADE

第二十七章　腹　部

单项选择题

1．D　2．E　3．D　4．B　5．C　6．E　7．A　8．B　9．B　10．D　11．C

12．B　13．A　14．D　15．D　16．B　17．B　18．E　19．E　20．B　21．C　22．D

23．A　24．D　25．A　26．B　27．C　28．C　29．C　30．D　31．D　32．E　33．C

34．C　35．A　36．C　37．A　38．E　39．E　40．B　41．A　42．C　43．E　44．A

45．E　46．E　47．E　48．B

多项选择题

1．ACD　2．AC　3．ABCE　4．ABDE　5．ABC　6．ABCDE　7．BCDE　8．ABDE

9．ABCD　10．ABCD　11．AB　12．ACE　13．BDE

第二十八章　四　肢

单项选择题

1．E　2．A　3．B　4．B　5．B　6．A　7．A　8．C　9．D　10．D

多项选择题

1．ACDE　2．BC　3．AB　4．ABCDE　5．DE　6．AD　7．ABDE　8．BCD

9．ABCDE　10．ACDE　11．ADE　12．ABCDE　13．ABCD　14．ABCDE　15．BCDE

16．ABCDE　17．BE

第二十九章　乳　腺

单项选择题

1．E　2．D　3．E　4．C　5．B　6．C

第三十章　分子与功能成像

单项选择题

1．A　2．B　3．A　4．A　5．D　6．C　7．E　8．B　9．A　10．B　11．E

12．A　13．E　14．C

附录二 X线解剖图谱

一、颅脑

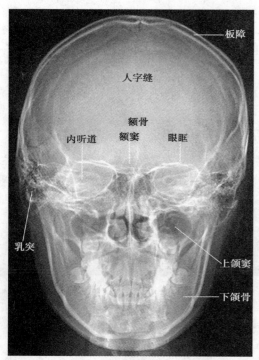

头颅后前位

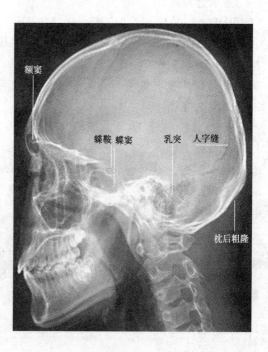

头颅侧位

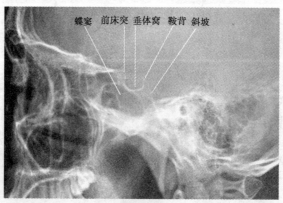

蝶鞍侧位

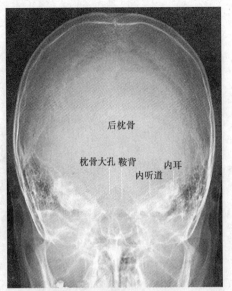

头颅前后半轴位(Towners)

颅底颏顶位

二、头颈

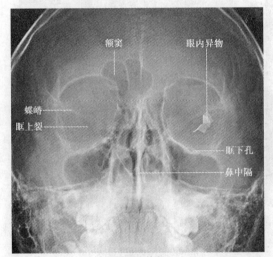

眼眶后前位

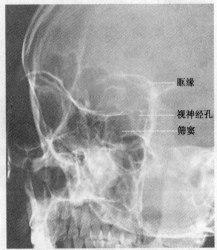

视神经孔后前斜位(瑞氏位 Rhees)

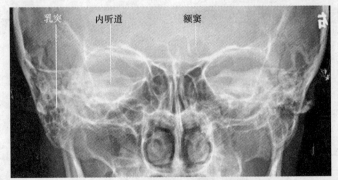

内听道经眶位

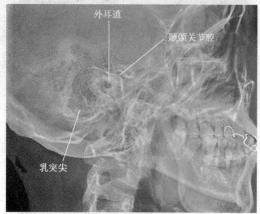

乳突劳氏位(Laws)

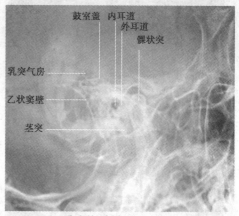

乳突许氏位(Schullers)

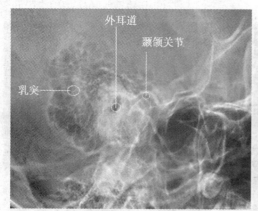

乳突伦氏位(Runstroms)

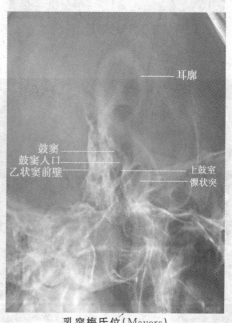

乳突梅氏位(Mayers)

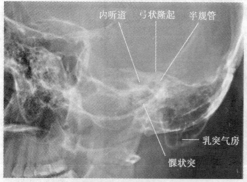

颞骨岩部斯氏位(Stenrers)

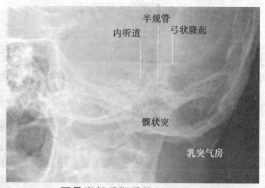

颞骨岩部反斯氏位(Stenvers)

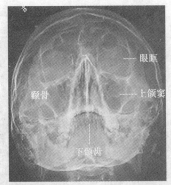

面骨后前 45°位

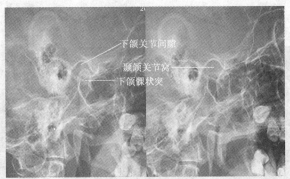

颞颌关节侧位

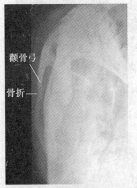

颧弓顶颏斜位

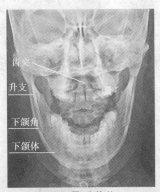

下颌骨后前位

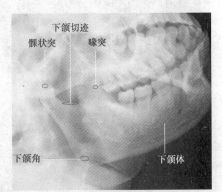

下颌骨侧位

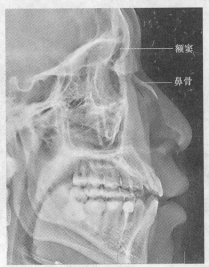

鼻骨侧位

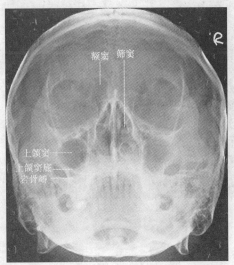

鼻旁窦华氏位（Waters）

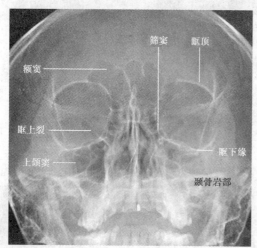

鼻旁窦柯氏位(Caldwells)

額窦
篩窦
眶顶
眶上裂
上颌窦
眶下缘
颞骨岩部

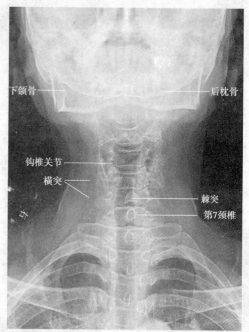

颈椎正位

下颌骨
后枕骨
钩椎关节
横突
棘突
第7颈椎

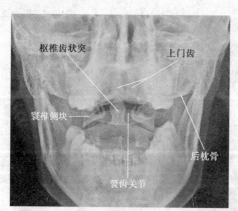

第1、2颈椎张口位

枢椎齿状突
上门齿
寰椎侧块
后枕骨
寰齿关节

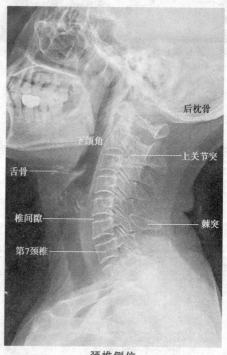

颈椎侧位

后枕骨
下颌角
上关节突
舌骨
椎间隙
棘突
第7颈椎

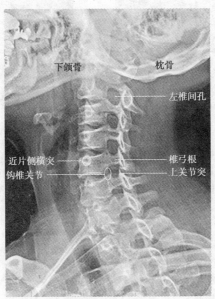

下颌骨　　枕骨

左椎间孔

近片侧横突　　椎弓根
钩椎关节　　上关节突

颈椎前后斜位

三、胸部

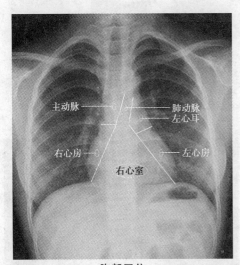

主动脉　　肺动脉
　　　　　　左心耳

右心房　　　　左心房

右心室

胸部正位

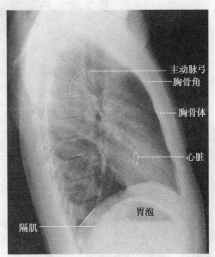

主动脉弓
胸骨角

胸骨体

心脏

隔肌　　胃泡

胸部侧位

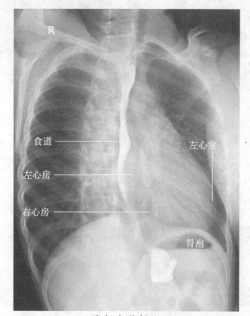

胸部右前斜位

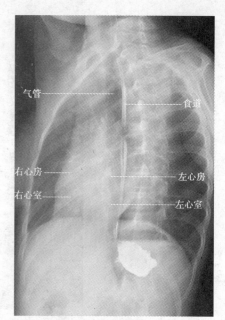

胸部左前斜位

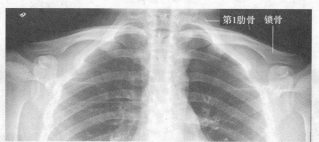

胸部前凸位

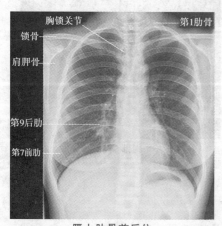

隔上肋骨前后位

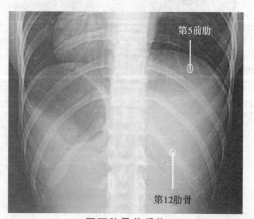

隔下肋骨前后位

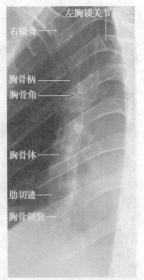

胸骨后前斜位

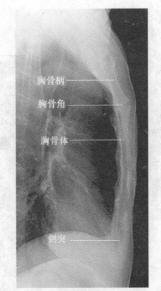

胸骨侧位

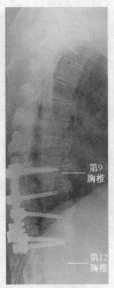

胸椎侧位

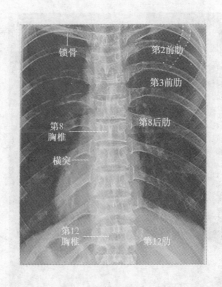

胸椎正位

四、腹部

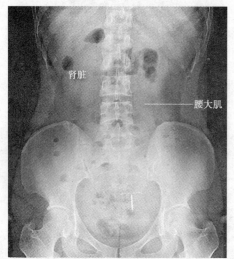

肾脏

腰大肌

肾、输尿管及膀胱平片

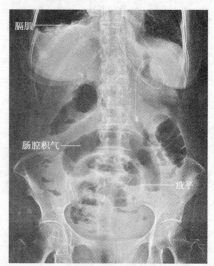

膈肌

肠腔积气

液平

前后立位腹部平片

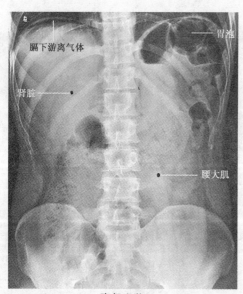

胃泡

膈下游离气体

肾脏

腰大肌

腹部立位

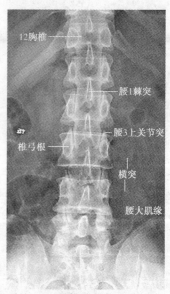

12胸椎

腰1棘突

腰3上关节突

椎弓根

横突

腰大肌缘

腰椎前后位

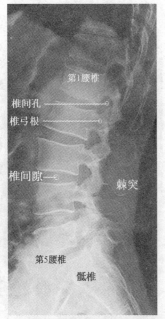

腰椎侧位

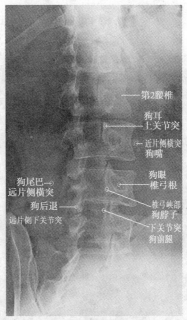

腰椎斜位

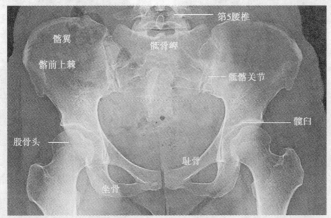

骨盆前后正位

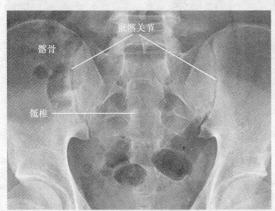

骶髂关节前后位

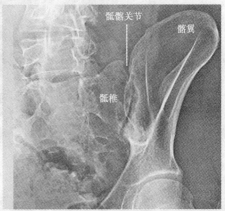

骶髂关节前后斜位

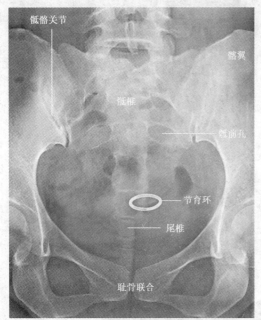

骶椎正位

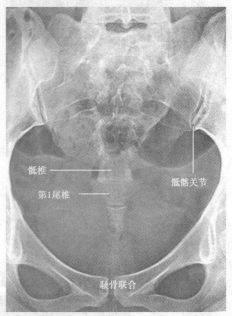

尾椎正位

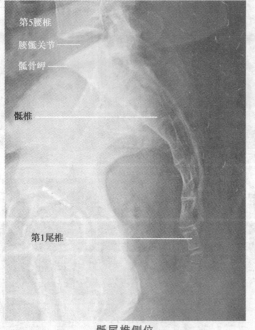

骶尾椎侧位

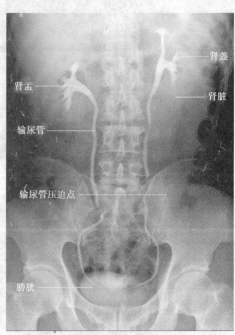

静脉肾盂造影

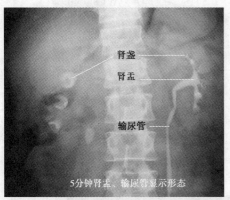

静脉肾盂造影(5 分钟)

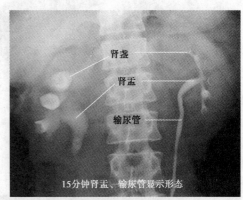

静脉肾盂造影(15 分钟)

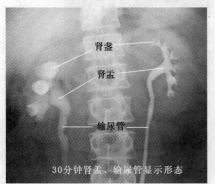

静脉肾盂造影(30 分钟)

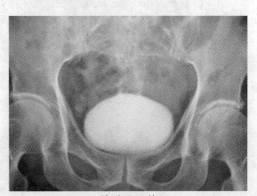

膀胱区平片

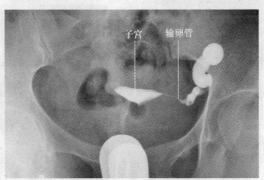

子宫输卵管造影

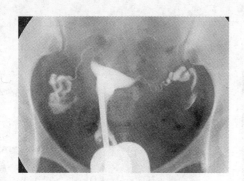

子宫造影

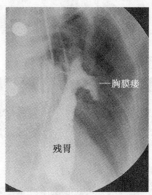

窦道造影

五、四肢

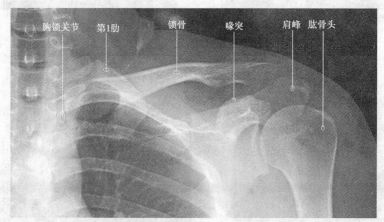

锁骨后前正位

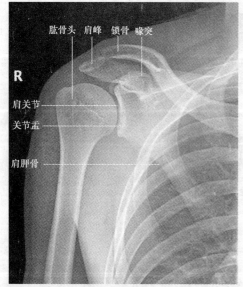

肩关节前后正位

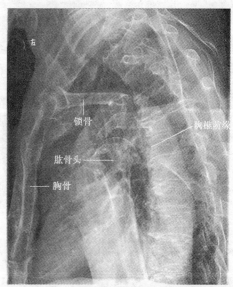

肩关节穿胸侧位

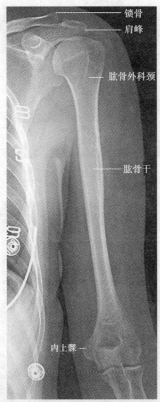

肱骨前后位

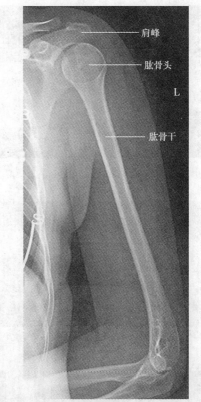

肱骨侧位

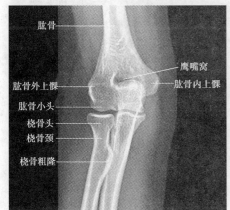

肘关节正位

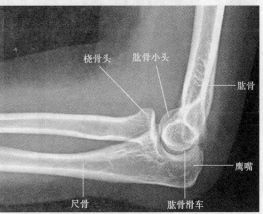

肘关节侧位

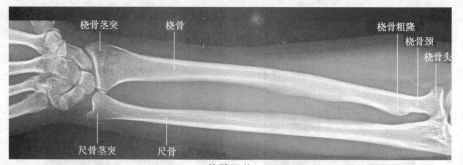

前臂正位

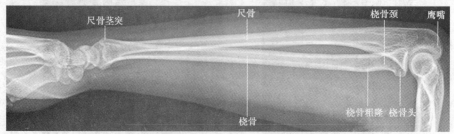

前臂侧位

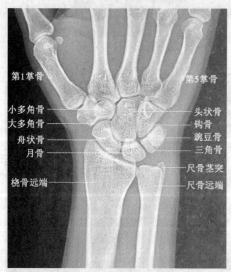

腕关节后前位

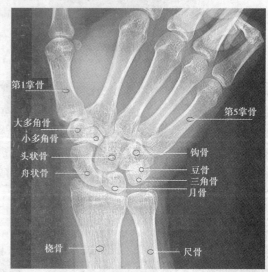

腕关节外展位

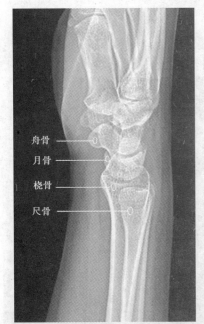

腕关节侧位

舟骨
月骨
桡骨
尺骨

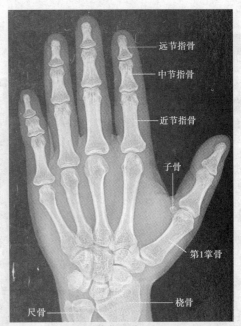

手掌后前位

远节指骨
中节指骨
近节指骨
子骨
第1掌骨
桡骨
尺骨

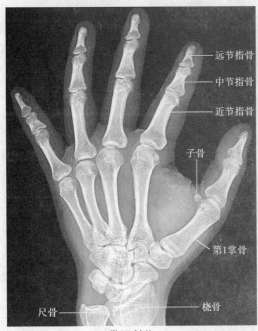

掌下斜位

远节指骨
中节指骨
近节指骨
子骨
第1掌骨
桡骨
尺骨

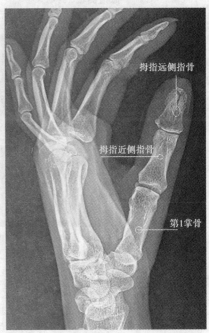

拇指正位（掌上位）

拇指远侧指骨
拇指近侧指骨
第1掌骨

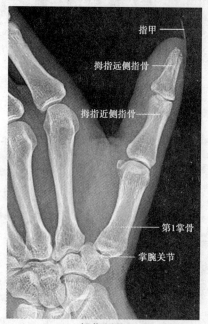

指甲

拇指远侧指骨

拇指近侧指骨

第1掌骨

掌腕关节

拇指侧位

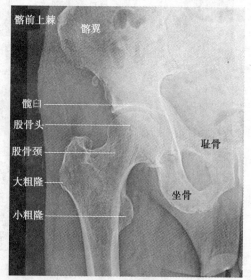

髂前上棘　　髂翼

髋臼

股骨头

股骨颈

大粗隆

小粗隆

耻骨

坐骨

髋关节正位

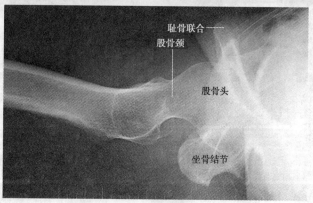

耻骨联合

股骨颈

股骨头

坐骨结节

髋关节水平侧位

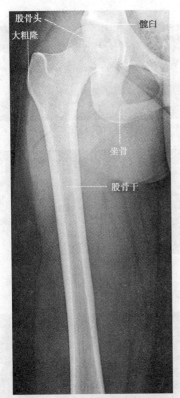

股骨头　　　　髋臼
大粗隆

坐骨

股骨干

股骨前后正位

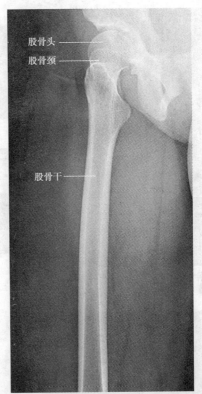

股骨头
股骨颈

股骨干

股骨侧位

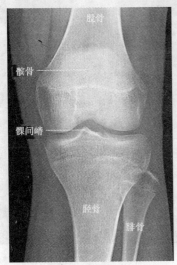

股骨
髌骨
髁间嵴
胫骨
腓骨

膝关节前后正位

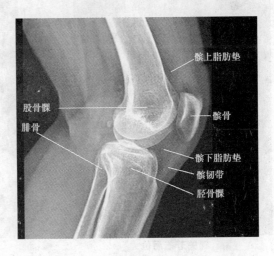

髌上脂肪垫
股骨髁
髌骨
腓骨
髌下脂肪垫
髌韧带
胫骨髁

膝关节外侧位

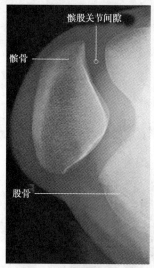

髌骨轴位

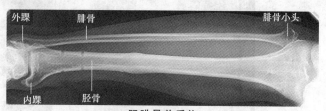

胫腓骨前后位

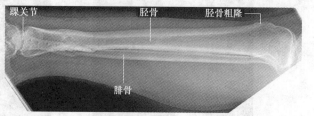

胫腓骨侧位

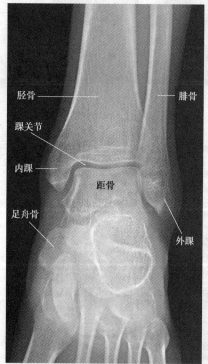

踝关节前后位

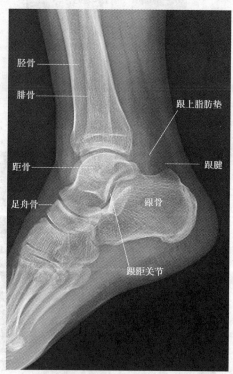

踝关节外侧位

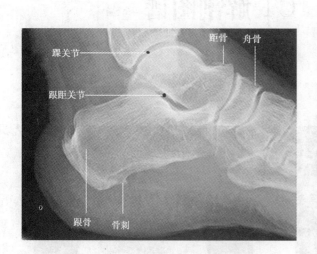

跟骨侧位

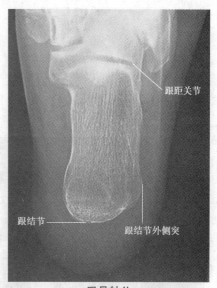

跟骨轴位

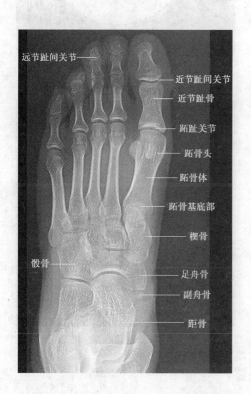

足前后正位

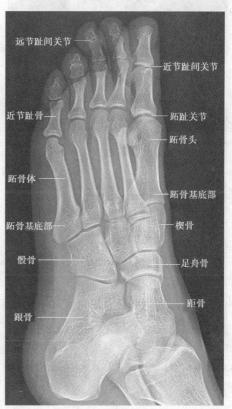

足内斜位

附录三　CT 解剖图谱

一、头颅

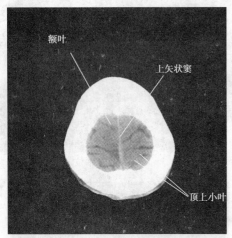

1 层

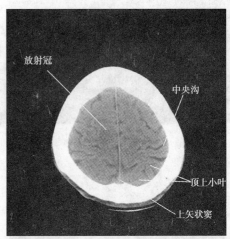

2 层

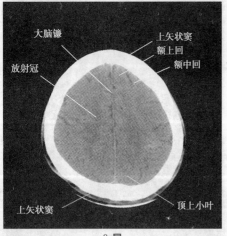

3 层

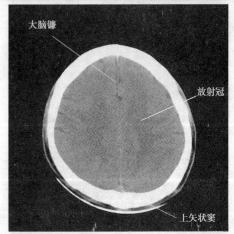

4 层

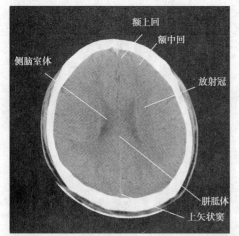

5 层

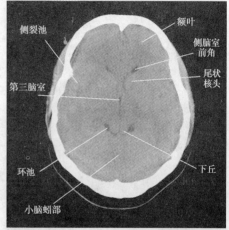

6 层

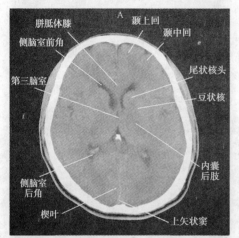

7 层

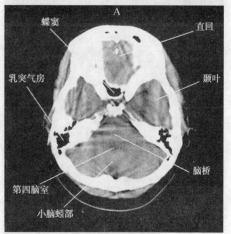

8 层

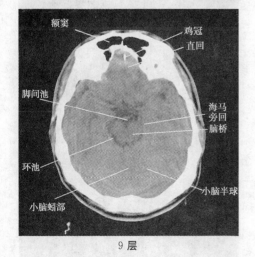

9 层

10 层

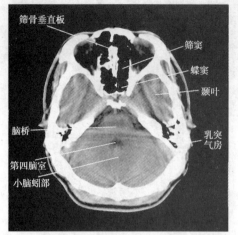

11 层

12 层

二、颈部

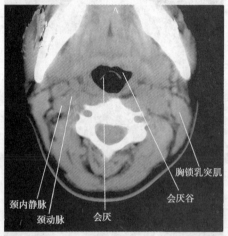

1 层

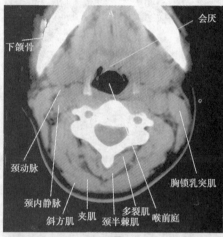

2 层

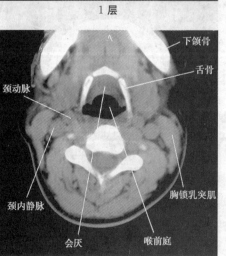

3 层

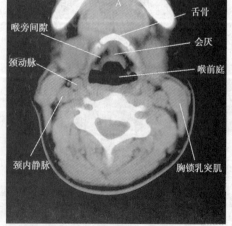

4 层

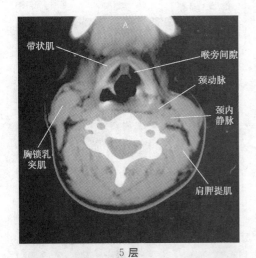

5 层

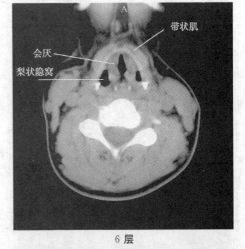

6 层

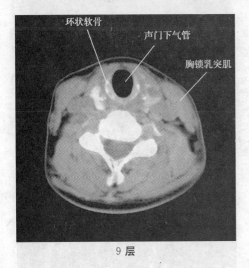

7 层

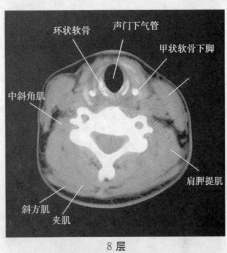

8 层

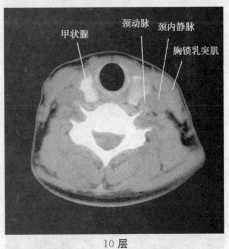

9 层

10 层

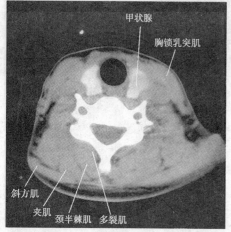

甲状腺
胸锁乳突肌
斜方肌
夹肌
颈半棘肌　多裂肌

11 层

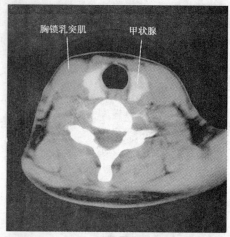

胸锁乳突肌
甲状腺

12 层

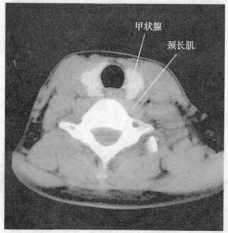

甲状腺
颈长肌

13 层

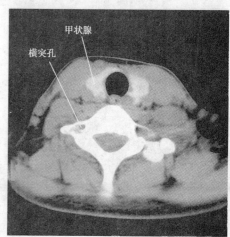

甲状腺
横突孔

14 层

三、胸部

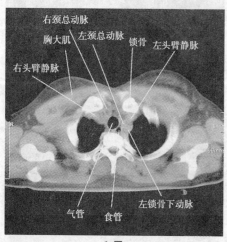

右颈总动脉
胸大肌　左颈总动脉
锁骨
左头臂静脉
右头臂静脉
气管　食管
左锁骨下动脉

1 层

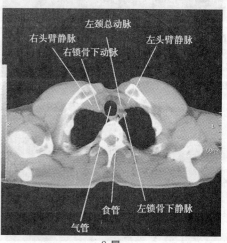

左颈总动脉
右头臂静脉
右锁骨下动脉
左头臂静脉
气管
食管
左锁骨下静脉

2 层

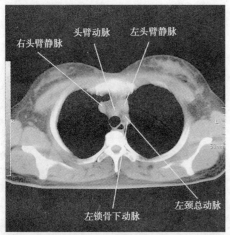

3 层

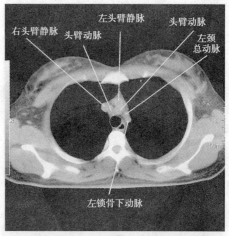

4 层

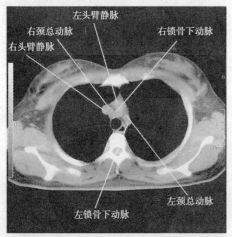

5 层

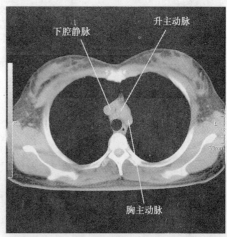

6 层

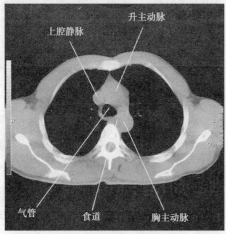

7 层

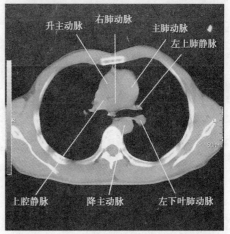

8 层

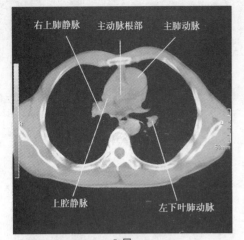

9 层

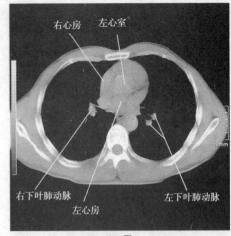

10 层

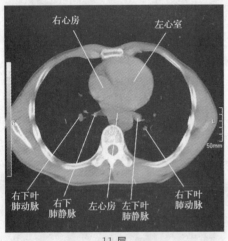

11 层

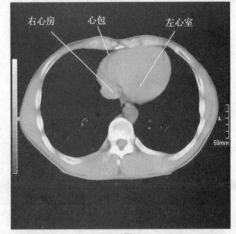

12 层

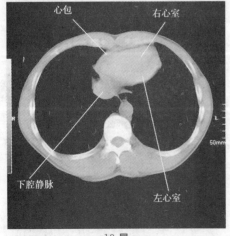

13 层

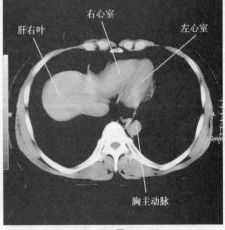

14 层

四、腹部

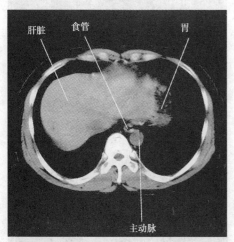

1 层

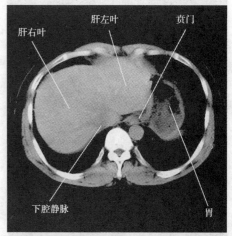

2 层

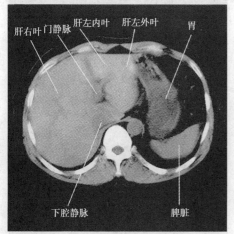

3 层

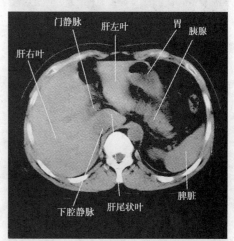

4 层

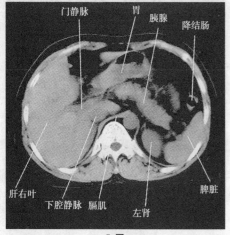

5 层

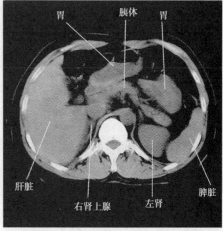

6 层

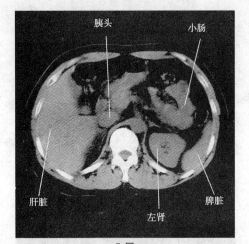

7 层

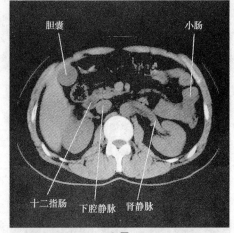

8 层

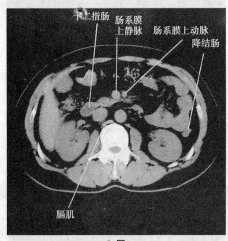

9 层

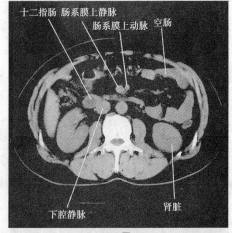

10 层

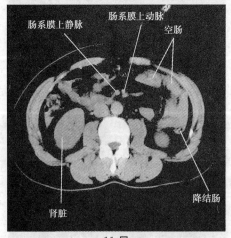

11 层

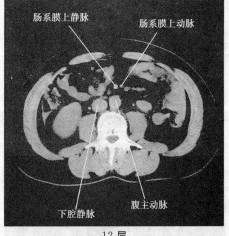

12 层

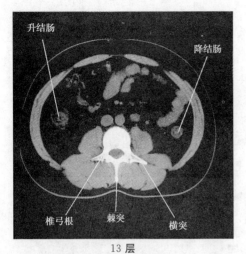

13 层

五、男性盆腔

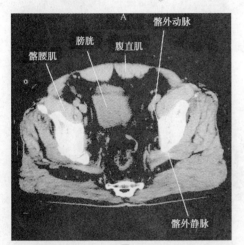

1 层

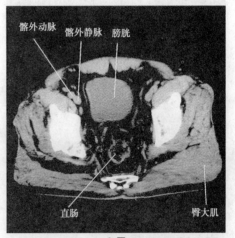

2 层

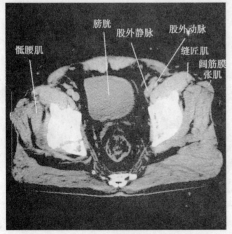

3 层

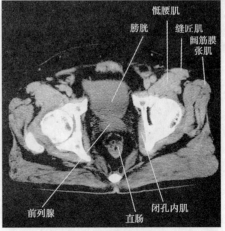

4 层

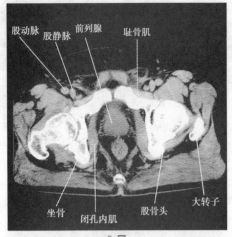

5 层

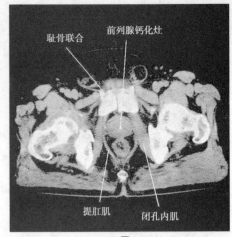

6 层

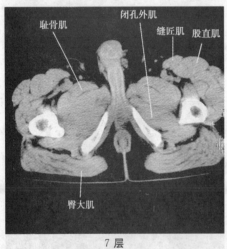

7 层

六、女性盆腔

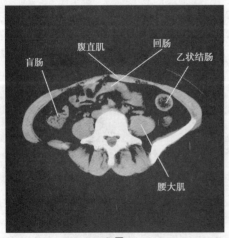

1 层

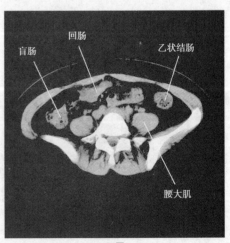

2 层

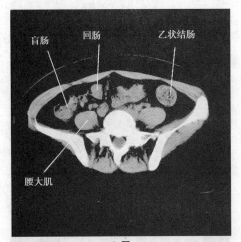

3 层

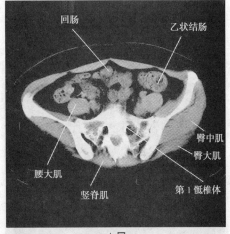

4 层

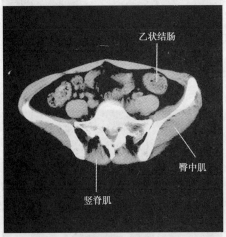

5 层

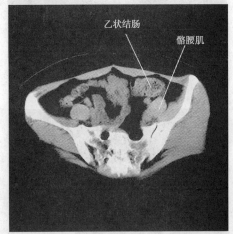

6 层

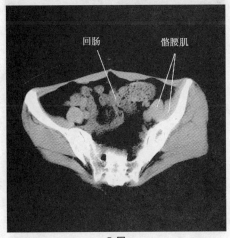

7 层

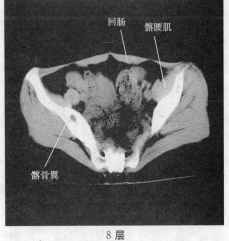

8 层

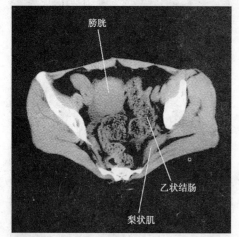

9 层

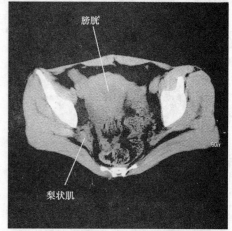

10 层

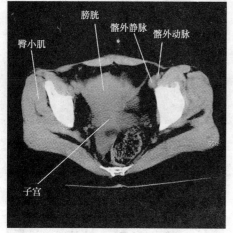

11 层

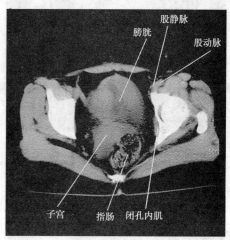

12 层

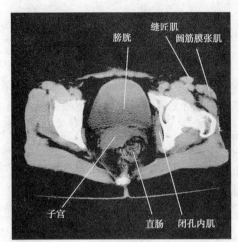

13 层

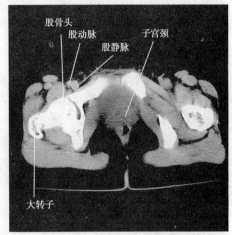

14 层

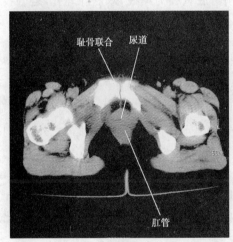

15 层

附录四　X线照片影像标准

一、颅骨后前位

(1) 影像显示标准：颅骨穹隆内、外板结构及额窦、筛窦、内听道应清晰可见；颅骨正中矢状线投影于照片正中；眼眶、上颌窦左右对称显示；两侧无名线或眶外缘至颅外板等距离；岩骨上缘投影于眶内上三分之一处，且不与眶上缘重叠；照片包括全部颅骨及下颌骨升枝。

(2) 重要影像细节显示指标：0.3～0.5 mm。

(3) 被检者的辐射剂量标准：成人标准体型的体表入射剂量(ESD)≤5.0 mGy。

(4) 特定点密度值范围：单侧眶上缘中点向上 2 cm 处为 0.95～1.15；内听道中点为0.55～0.60。

二、颅骨侧位

(1) 影像显示标准：颅骨穹隆内、外骨板、血管沟及蝶鞍结构清晰可见；蝶鞍位于照片正中略偏前，且各边缘呈单线半月状，无双边影；前颅窝底重叠为单线，双侧外耳孔、岩骨投影完全重合；照片包括全部颅骨及下颌骨升枝；额面缘投影与胶片边缘近似平行。

(2) 重要影像细节显示指标：0.3～0.5 mm。

(3) 被检者的辐射剂量标准：成人标准体型的体表入射剂量(ESD)≤3.0 mGy。

(4) 特定点密度值范围：颅骨内前后径中点为 0.45～0.5；鞍内为 0.55～0.65。

三、胸部(肺和心脏)后前位

(1) 影像显示标准：两侧胸锁关节对称；肺尖充分显示；肩胛骨投影于肺野之外；肺门阴影结构可辨；整个肺野的血管影，特别是末梢血管清晰显示；气管和邻近的支气管、心脏和主动脉边缘、横膈和两侧肋膈角清晰显示；心后肺和纵隔可见；透过心脏影可见脊椎。

(2) 重要影像细节显示指标：整个肺中小圆细节(包括心肺区)高对比度为 0.7 mm 直径；低对比度为 2 mm 直径。外周肺的线状和网状细节高对比度为 0.3 mm 宽度；低对比度为 2 mm 宽度。

(3) 被检者的辐射剂量标准：成人标准体型的体表入射剂量(ESD)≤0.4 mGy。

(4) 特定点密度值范围：肺野第 2 前肋间最高密度为 1.70±0.05；肺门密度(无骨骼重叠处)为 0.75±0.05；肺周边部位密度(近胸壁 1 cm 处与单肋骨重叠处)0.65±0.05；心影部位密度(左心影内肺纹理处)为 0.40±0.02；膈下部位密度(肝肺重叠部)0.35±0.02。

四、腰椎前后正位

(1) 影像显示标准：椎弓根、椎间关节、棘突和横突均清晰可见；椎体骨皮质和骨小梁结构清晰可见；照片包括第 11 胸椎至第 2 骶椎及两侧腰大肌，腰大肌影可见；椎体序列位于照片正中，两侧横突、椎弓根对称显示；第 3 腰椎椎体各边缘呈切线状显示，无双边现象；椎间隙清晰可见。

(2) 重要影像细节显示指标：0.3～0.5 mm。

（3）被检者的辐射剂量标准：成人标准体型的体表入射剂量（ESD）≤10.0 mGy。

（4）特定点密度值范围：第3腰椎横突中点为1.1～1.3；腰椎第3、4椎间隙不与骨重叠处为1.1～1.2；腰大肌（腰椎第3、4椎间隙水平的腰大肌中点）为1.4～1.6。

五、腰椎侧位

（1）影像显示标准：椎体骨皮质和骨小梁结构清晰可见；椎弓根、椎间孔和邻近软组织可见；椎间关节、腰骶关节及棘突可见；照片包括第11胸椎至第2骶椎及部分软组织；腰椎椎体各边缘无双边现象，尤其是第3腰椎。

（2）重要影像细节显示指标：0.5 mm。

（3）被检者的辐射剂量标准：成人标准体型的体表入射剂量（ESD）≤30.0 mGy。

（4）特定点密度值范围：第3腰椎椎体正中为1.1～1.3；第3腰椎棘突正中为2.0～2.2；腰椎第3、4椎间隙为1.2～1.4；腰骶关节中点为0.5～0.7。

六、泌尿系统平片（KUB）

（1）影像显示标准：骨骼清晰可见；肾脏轮廓、腰大肌影及腹壁脂肪线可见；腹部肠道清洁良好，对诊断无影响；照片包括从肾脏上端到膀胱整个泌尿系统；腰椎序列投影于照片正中并对称显示。

（2）重要影像细节显示指标：1.0 mm的钙化。

（3）被检者的辐射剂量标准：成人标准体型的体表入射剂量（ESD）≤10.0 mGy。

（4）特定点密度值范围：肾区（肾下极向上2 cm，无肠管气体重叠处）为0.4～1.1；第2腰椎横突中点为0.9～1.25；闭孔中心为1.25～1.35。

七、膝关节前后正位

（1）影像显示标准：照片包括股骨远端、胫骨近端及周围软组织；关节间隙显示于照片正中且内外两侧等距离；腓骨小头与胫骨仅有小部分重叠（约为腓骨小头的1/3）；股骨远端与胫骨近端骨小梁清晰可见；膝关节周围软组织可见；髌骨隐约可见。

（2）重要影像细节显示指标：0.3～0.5 mm。

（3）被检者的辐射剂量标准：成人标准体型的体表入射剂量（ESD）≤1.0 mGy。

（4）特定点密度值范围：软组织（腓骨小头旁）为1.7～1.8；关节内外腔为0.9～1.1；股骨皮质为0.4～0.5；股骨与髌骨重叠区中心点为0.4～0.5；胫骨上端中心为0.55～0.65。

八、膝关节侧位

（1）影像显示标准：膝关节间隙显示于照片正中；股骨内外髁重合；髌骨呈侧位（平行四边形）显示，无双边；股髌关节间隙完全显示；腓骨小头前1/3与胫骨重叠；股骨与胫骨长轴夹角为120°～130°；股骨远端与胫骨近端骨小梁清晰可见；膝关节周围软组织可见。

（2）重要影像细节显示指标：0.3～0.5 mm。

（3）被检者的辐射剂量标准：成人标准体型的体表入射剂量（ESD）≤1.0 mGy。

（4）特定点密度值范围：关节腔前缘为1.2～1.4；关节腔后缘为1.0～1.2；胫骨上端中点为0.6～0.7；髌骨中点为0.8～0.9。

附录五　全国医用设备使用人员 (CT/MR/DSA)上岗考试大纲

一、X线成像技术考试大纲

（内容适用于 CT/MR/DSA 上岗技师）

单 元	细 目	要 点	DSA/CT/MR 掌握	熟悉	了解
一、X线物理学基础	1. X线的发现与产生	(1) X线的发现	√		
		(2) X线的产生	√		
	2. X线产生的原理	(1) X线产生的原理	√		
		(2) 连续放射	√		
		(3) 特征放射	√		
	3. X线的本质与特性	(1) X线的本质	√		
		(2) X线特性	√		
		(3) X线的产生效率	√		
	4. X线强度	(1) X线强度的定义		√	
		(2) 影响X线强度的因素	√		
		(3) X线质的表示方法	√		
		(4) X线的不均等性			√
	5. X线与物质的相互作用	(1) 相干散射	√		
		(2) 光电效应	√		
		(3) 康普顿效应	√		
		(4) 电子对效应与光核反应	√		
		(5) 相互作用效应产生的几率	√		
	6. X线的吸收与减弱	(1) X线的吸收与减弱		√	
		(2) 连续X线在物质中的减弱特点			√
		(3) X线的滤过		√	
		(4) X线在物质中的指数减弱规律		√	
		(5) 减弱系数		√	
		(6) 影响X线减弱的因素		√	
		(7) X线诊断能量中的X线减弱	√		

单　元	细　目	要　点	DSA/CT/MR 掌握	熟悉	了解
二、X线信息影像的形成及影像质量分析	1. X线信息影像的形成与传递	(1) 摄影的基本概念 (2) X线信息影像的形成与传递 (3) X线照片影像的形成	√ √ √		
	2. X线照片影像质量的分析基础	(1) 影响影像质量的基本因素 (2) 对比度 (3) 清晰度 (4) 颗粒度 (5) 影响影像质量因素间的相互关系	√ √ √ √ √		
三、X线影像质量的评价及其标准	1. 影像质量的主观评价	(1) ROC 曲线的概念 (2) ROC 曲线的应用			√ √
	2. 影像质量的客观评价	(1) 影像质量的客观评价 (2) 客观评价在屏片体系成像质量分析中的价值 (3) 客观评价在焦点成像质量分析中的价值 (4) 客观评价在体位设计的质量分析中的价值		√ √ √ √	
	3. 影像质量的综合评价	(1) 综合评价的概念 (2) 胸部后前位影像质量的综合评价标准 (3) 其他部位影像质量的综合评价标准	√ √ √		
四、数字X线摄影	1. 数字成像技术概述	(1) 数字成像技术的兴起 (2) 模拟与数字 (3) 数字X线摄影的发展与需求 (4) X线数字影像的获取方式与比较 (5) 数字成像基本用语 (6) 数字图像的形成 (7) 影响数字成像质量的因素	√ √ √ √ √ √	 √	
	2. 计算机X线摄影(CR)的概念	(1) CR 的称谓与简史 (2) CR 系统的构成 (3) CR 的成像原理	√ √ √		
	3. CR 图像的处理	(1) 读出参数 (2) 影像灰阶处理		√ √	
	4. CR 的新进展	(1) 双面阅读(成像板) (2) 结构化存贮荧光体(针状成像板) (3) 线扫描 (4) 其他新发展			√ √ √ √
	5. 相位对比(PCM)乳腺摄影技术	(1) 概述 (2) 相位对比成像原理 (3) 相位对比技术在X线诊断上的运用			√ √ √

单 元	细 目	要 点	DSA/CT/MR 掌握	熟悉	了解
	6. 数字平板探测器	(1) 电荷耦合器		√	
		(2) 非晶硅探测器		√	
		(3) 非晶硒平板探测器		√	
		(4) 探测器的主要性能指标		√	
	7. 数字平板探测器的高级临床应用	(1) 双能量减影		√	
		(2) 组织均衡化		√	
		(3) 计算机辅助诊断		√	
		(4) 图像无缝拼接		√	
		(5) 骨密度测量		√	
		(6) 体层合成		√	
		(7) 时间减影		√	
		(8) 数字减影血管造影		√	
五、激光打印技术	1. 激光打印机的构成与工作原理	(1) 激光打印的优点	√		
		(2) 激光打印机的构成		√	
		(3) 激光打印机的工作原理	√		
		(4) 激光打印机的分类	√		
	2. 激光胶片	(1) 激光胶片的分类	√		
		(2) 激光胶片的结构与特性		√	
		(3) 激光打印机与激光胶片的匹配	√		
	3. 激光热成像	(1) 激光热成像胶片的构成		√	
		(2) PTG 胶片成像层各组分的功能		√	
		(3) PTG 胶片的种类		√	
		(4) PTG 的成像过程		√	
		(5) PTG 干式激光打印机		√	
		(6) PTG 的优势		√	
	4. 直热式热敏成像	(1) 微胶囊式直热热敏成像			√
		(2) 有机羧酸银式直热热敏成像			√
六、放射卫生防护	1. 电离辐射的生物效应	(1) 电离辐射生物效应的基本概念	√		
		(2) 随机性效应——致癌效应	√		
		(3) 随机性效应——遗传效应	√		
		(4) 确定性效应(组织反应)	√		
		(5) 影响辐射损伤的因素	√		
	2. 辐射防护常用的量和单位	(1) 照射量与照射量率			√
		(2) 吸收剂量与吸收剂量率			√
		(3) 比释动能与比释动能率			√
		(4) 当量剂量与当量剂量率			√
		(5) 辐射权重因子与组织权重因子			√
	3. 辐射防护原则与标准	(1) 辐射防护原则	√		
		(2) 我国放射卫生防护标准	√		
		(3) 对被检者的防护	√		

二、CT 成像技术考试大纲
（内容适用于 CT/MR 上岗技师）

单　元	细　目	要　点	CT/MR 掌握	CT/MR 熟悉	CT/MR 了解
一、CT 成像技术概述	1. CT 的发展和应用	(1) CT 的发展历史			√
		(2) CT 的应用范围			√
		(3) CT 的优点和缺点	√		
		(4) 各代 CT 机的结构特点	√		
		(5) CT 的发展趋势	√		
	2. 专用和临床研究型 CT 扫描仪	(1) CT 透视扫描仪			√
		(2) 电子束 CT 扫描仪		√	
		(3) 动态空间重建扫描仪			√
		(4) 移动式 CT 扫描仪			√
		(5) 微型 CT 扫描仪			√
		(6) 双源 CT 扫描仪		√	
	3. CT 机的基本结构	(1) X 线发生装置		√	
		(2) X 线检测器装置		√	
		(3) 机械运动装置		√	
		(4) 计算机设备		√	
		(5) 图像显示及存储设备		√	
二、CT 成像原理	1. CT 成像基本原理	(1) CT 与普通 X 线摄影的差异	√		
		(2) X 线的衰减与衰减系数	√		
		(3) CT 数据采集基本原理	√		
		(4) CT 值的计算和人体组织 CT 值	√		
		(5) CT 窗口技术	√		
	2. CT 的基本概念和术语	(1) 体素与像素	√		
		(2) 采集矩阵与显示矩阵	√		
		(3) 原始数据	√		
		(4) 重建与重组	√		
		(5) 算法、重建函数与滤波函数		√	
		(6) 卷积		√	
		(7) 内插		√	
		(8) 准直宽度、层厚与有效层厚	√		
		(9) 螺距	√		
		(10) 扫描时间和周期时间	√		
		(11) 重建间隔	√		
		(12) 重建时间	√		
		(13) 扫描视野和重建视野	√		
		(14) 时间分辨力	√		
		(15) 层厚敏感曲线		√	
		(16) 球管热容量和散热率		√	
		(17) 部分容积效应	√		

单　元	细　目	要　点	CT/MR		
			掌握	熟悉	了解
	2. CT 的基本概念和术语	(18) 周围间隙现象	√		
		(19) 常规/普通与螺旋 CT 扫描方式	√		
		(20) 逐层扫描与容积扫描	√		
		(21) 纵向分辨力	√		
		(22) 物体对比度与图像对比度	√		
		(23) 接收器分辨力		√	
		(24) 动态范围	√		
		(25) 零点漂移		√	
		(26) 头先进与足先进	√		
		(27) 扫描覆盖率	√		
		(28) 灌注参数		√	
		(29) 单扇区和多扇区重建	√		
		(30) 准直螺距和层厚螺距	√		
		(31) 共轭采集和飞焦点采集重建		√	
		(32) 窗口技术	√		
		(33) 各相同性	√		
三、螺旋 CT 概要	1. 单层螺旋 CT	(1) 单层螺旋 CT 的扫描方式	√		
		(2) 单层螺旋 CT 的硬件改进	√		
		(3) 单层螺旋 CT 的扫描特性	√		
		(4) 单层螺旋 CT 的图像重建	√		
		(5) 单层螺旋 CT 的优缺点	√		
	2. 多层螺旋 CT	(1) 4 层和其他多层螺旋 CT 的探测器	√		
		(2) 数据采集通道和螺距	√		
		(3) 多层螺旋 CT 的图像重建	√		
		(4) 多层螺旋 CT 的优点	√		
四、CT 的临床应用概要	1. CT 扫描的方法	(1) 常规扫描	√		
		(2) 增强扫描	√		
		(3) 定位扫描	√		
		(4) 动态扫描			√
		(5) 目标和放大扫描			√
		(6) 薄层和超薄层扫描			√
		(7) 重叠扫描			√
		(8) 高分辨力扫描			√
		(9) CT 定量测定			√
		(10) 胆系造影 CT 扫描	√		
		(11) 多期扫描	√		
		(12) 灌注成像		√	
		(13) 心脏门控成像	√		
		(14) CT 血管造影	√		
		(15) CT 透视		√	
		(16) 电子束 CT		√	

单　元	细　目	要　点	CT/MR 掌握	CT/MR 熟悉	CT/MR 了解
	2. CT 的图像后处理	(1) 图像评价处理		√	
		(2) 二维、三维图像重组处理		√	
	3. CT 检查程序	(1) 被检者的登记接待			√
		(2) 扫描前被检者的准备	√		
		(3) CT 机的准备	√		
		(4) 扫描程度	√		
	4. CT 扫描检查的基本要点	(1) 关于被检者的准备工作	√		
		(2) 扫描参数的选择	√		
		(3) 增强扫描对比剂的使用	√		
五、非螺旋 CT 扫描的临床应用	1. 颅脑非螺旋 CT 扫描	(1) 颅脑扫描定位线	√		
		(2) 颅脑扫描技术	√		
		(3) 颅脑 CT 横断面解剖	√		
	2. 头颈非螺旋 CT 扫描	(1) 头颈非螺旋扫描技术	√		
		(2) 头颈 CT 横断面解剖	√		
	3. 胸部非螺旋 CT 扫描	(1) 胸部非螺旋扫描技术	√		
		(2) 胸部 CT 横断面解剖	√		
	4. 腹部非螺旋 CT 扫描	(1) 腹部非螺旋扫描技术	√		
		(2) 腹部 CT 横断面解剖	√		
	5. 盆腔非螺旋 CT 扫描	(1) 盆腔非螺旋扫描技术		√	
		(2) 盆腔 CT 横断面解剖		√	
	6. 脊柱非螺旋 CT 扫描	(1) 脊柱非螺旋扫描技术		√	
		(2) 脊柱 CT 横断面解剖		√	
六、螺旋 CT 扫描的临床应用	1. 颅脑与颈部螺旋 CT 扫描的临床应用	(1) 颅脑 CTA	√		
		(2) 颅脑灌注 CT	√		
		(3) 颈部 CTA	√		
	2. 胸部螺旋 CT 扫描的临床应用	(1) 胸部高分辨力 CT		√	
		(2) 胸部低辐射剂量普查		√	
		(3) 胸部肺动脉栓塞		√	
		(4) 胸部肺功能评估		√	
		(5) 心脏冠状动脉 CTA		√	
		(6) 心脏冠状动脉钙化计分		√	
	3. 腹部螺旋 CT 扫描的临床应用	(1) 腹主动脉 CT 扫描	√		
		(2) 肝脏多期 CT 扫描	√		
		(3) 胰腺多期 CT 扫描	√		
		(4) 胃 CT 扫描		√	
		(5) 肾脏肿瘤 CT 扫描	√		
		(6) 结肠 CT 扫描	√		
	4. 四肢螺旋 CT 扫描	(1) 下肢 CTA			√

单　元	细　目	要　点	CT/MR		
			掌握	熟悉	了解
七、CT 的图像质量	1. 常用 CT 图像质量测试方法	(1) 分辨力测试 (2) 体模测试			√ √
	2. CT 的图像质量	(1) 空间分辨力 (2) 密度分辨力 (3) 噪声 (4) 伪影		√ √ √ √	
	3. 影响 CT 图像质量的因素	(1) X 射线源 (2) 几何因素 (3) 重建算法 (4) 影响空间分辨力的因素 (5) 影响密度分辨力的因素 (6) 影响噪声的因素	√ √ √ √ √ √		
	4. CT 图像质量控制	(1) 质量保证的基本概念 (2) CT 质量控制的内容 (3) 质量控制的基本方法 (4) 验收测试和质控测试			√ √ √ √
	5. 质控基本内容的测试方法	(1) 水模平均 CT 值测试 (2) CT 值的均匀性测试 (3) 噪声水平的测试 (4) 高对比度分辨力的测试 (5) 低对比度分辨力的测试 (6) 层厚的测试(非螺旋扫描) (7) 层厚的测试(螺旋扫描) (8) 检查床定位精确性测试 (9) 定位线指示灯的精确性测试 (10) 散射线剂量和防护测试			√ √ √ √ √ √ √ √ √ √
	6. CT 的辐射防护	(1) 概述 (2) CT 的被检者剂量及防护	√ √		

三、MR 成像技术考试大纲

（内容适用于 MR 上岗技师）

单元	细目	要点	MR 掌握	MR 熟悉	MR 了解
一、磁共振成像的物理学基础	1. 概述	(1) 磁共振成像的起源及定义	√		
		(2) 磁共振成像特点及局限性	√		
	2. 原子核共振特性	(1) 原子核的自旋			√
		(2) 原子核在外加磁场中的自旋变化			√
		(3) 核磁共振现象		√	
	3. 核磁弛豫	(1) 弛豫过程		√	
		(2) 核磁共振信号		√	
	4. 磁共振成像的空间定位	(1) MRI 的数据采集方法		√	
		(2) MRI 断层平面信号的空间编码		√	
		(3) MR 图像重建理论		√	
二、射频脉冲与脉冲序列	1. 脉冲序列的基本概念	(1) 脉冲序列的概念	√		
		(2) 脉冲序列的构成	√		
		(3) 脉冲序列的基本参数	√		
	2. 自旋脉冲回波序列	(1) 自旋回波脉冲序列(SE)	√		
		(2) T_1 加权像	√		
		(3) T_2 加权像	√		
		(4) 质子密度加权像	√		
	3. 反转恢复脉冲序列	(1) 反转恢复脉冲序列的理论基础		√	
		(2) 快速反转恢复脉冲序列(FIR)		√	
		(3) 短 TI 反转恢复脉冲序列		√	
		(4) 液体衰减反转恢复脉冲序列(FLAIR)		√	
	4. 梯度回波脉冲序列	(1) 梯度回波脉冲序列(GRE)的基础理论	√		
		(2) 稳态梯度回波脉冲序列(FISP)	√		
		(3) 扰相位梯度回波脉冲序列(FLASH)	√		
		(4) 快速梯度回波脉冲序列(Turbo-FLASH)		√	
		(5) 磁化准备快速梯度回波脉冲序列(MP-FGRE)		√	
	5. 快速自旋回波脉冲序列(FSE)	(1) RARE 技术的概念	√		
		(2) 快速自旋回波脉冲序列	√		
		(3) 半傅里叶采集单次激发快速自旋回波序列	√		
		(4) 螺旋桨技术或刀锋技术		√	
	6. 回波平面成像脉冲序列(EPI)	(1) K-空间轨迹	√		
		(2) EPI 的概念	√		
		(3) EPI 序列的分类	√		
		(4) 反转恢复 EPI 序列	√		
		(5) PRESTO 序列			√

单　元	细　目	要　点	MR 掌握	MR 熟悉	MR 了解
	7. GRASE 序列				✓
	8. 磁共振成像特殊技术	(1) 并行采集技术 (2) 脂肪抑制技术 (3) 磁化传递技术 (4) 化学位移成像	✓	✓ ✓	 ✓
三、磁共振成像系统的组成	1. 引言			✓	
	2. 磁体系统	(1) 磁体系统的组成 (2) 磁体的性能指标 (3) MRI 设备磁体类型 (4) MRI 超导型磁体性能及其相关性 (5) 磁屏蔽 (6) 匀场及匀场线圈	✓ ✓ ✓ ✓	· ✓ ✓	
	3. 梯度系统	(1) 梯度系统和梯度磁场的组成 (2) 梯度磁场性能指标 (3) 梯度磁场的作用		✓ ✓ ✓	
	4. 射频系统	(1) 射频系统的组成和作用 (2) 射频脉冲 (3) 射频线圈 (4) 射频脉冲发射单元 (5) 射频脉冲接收单元 (6) 射频屏蔽	✓ ✓ ✓ ✓ ✓ ✓		
	5. 信号采集、图像重建系统及主控计算机	(1) 信号采集 (2) 数据处理和图像重建系统 (3) 主控计算机及图像显示系统 (4) 图像显示 (5) 主控计算机中的软件 (6) 高级影像后处理工作站			✓ ✓ ✓ ✓ ✓ ✓
	6. MRI 设备的平台技术	(1) HD 平台技术 (2) TIM 平台技术			✓ ✓
	7. 软硬件平台技术	(1) 配电系统 (2) 照明系统 (3) 氦压缩机及水冷系统 (4) 安全和监测设施			✓ ✓ ✓ ✓
四、磁共振的成像质量及其控制	1. 磁共振成像的质量控制及其影响因素	(1) 磁共振成像的质量控制 (2) 空间分辨率 (3) 信号噪声比 (4) 对比噪声比 (5) 均匀度			✓ ✓ ✓ ✓ ✓

单　元	细　目	要　点	MR 掌握	MR 熟悉	MR 了解
四、磁共振的成像质量及其控制	2. 图像对比度	(1) 概述			√
		(2) TR 对图像对比度的影响			√
		(3) TE 对图像对比度的影响			√
		(4) TI 对图像对比度的影响			√
		(5) 翻转角对图像对比度的影响			√
		(6) 增强用对比剂对图像对比度的影响			√
	3. 磁共振成像的伪影	(1) 装备伪影	√		
		(2) 运动伪影	√		
		(3) 金属异物伪影	√		
	4. 磁共振成像技术参数及其对图像质量的影响	(1) 层数	√		
		(2) 层厚	√		
		(3) 层面系数		√	
		(4) 层间距	√		
		(5) 接收带宽		√	
		(6) 扫描野	√		
		(7) 相位编码和频率编码方向		√	
		(8) 矩阵	√		
		(9) 信号平均次数		√	
		(10) 预饱和技术		√	
		(11) 门控技术	√		
		(12) 重复时间	√		
		(13) 回波时间	√		
		(14) 反转时间	√		
		(15) 翻转角	√		
		(16) 回波次数		√	
		(17) 回波链		√	
		(18) 流动补偿技术		√	
		(19) 呼吸补偿技术		√	
		(20) 扫描时间	√		
五、磁共振成像系统对人体和环境的影响	1. 静磁场的生物效应	(1) 温度效应		√	
		(2) 磁流体动力学效应		√	
		(3) 中枢神经系统效应		√	
	2. 射频场的生物效应	(1) 射频能量的特殊吸收率		√	
		(2) 射频场对体温的影响		√	
	3. 梯度场的生物效应	(1) 感应电流与周围神经刺激效应		√	
		(2) 心血管效应		√	
		(3) 磁致光幻视		√	
		(4) 梯度场安全标准		√	
		(5) 梯度噪声		√	
	4. 磁场对环境的影响		√		

单　元	细　目	要　点	MR		
			掌握	熟悉	了解
六、磁共振成像技术临床应用概论	5. 环境对磁场的影响	(1) 静干扰		√	
		(2) 动干扰		√	
		(3) 常见磁场干扰源及其安全距离		√	
	6. 磁共振成像的安全性	(1) 铁磁性物质	√		
		(2) 体内置入物	√		
		(3) 梯度场噪声	√		
		(4) 孕妇的 MRI 检查	√		
		(5) 幽闭恐惧症	√		
	1. 人体正常组织的 MR 信号特点	(1) 水	√		
		(2) 脂肪与骨髓	√		
		(3) 肌肉	√		
		(4) 骨骼	√		
		(5) 淋巴	√		
		(6) 气体	√		
	2. 人体病理组织的 MR 信号特点	(1) 水肿	√		
		(2) 出血	√		
		(3) 梗塞	√		
		(4) 坏死	√		
		(5) 钙化	√		
		(6) 囊变	√		
	3. 磁共振检查的适应证与禁忌证	(1) 适应证	√		
		(2) 禁忌证	√		
	4. 磁共振检查前的准备		√		
	5. 磁共振的特殊成像技术及其应用	(1) 心电触发及门控技术	√		
		(2) 脉搏触发技术	√		
		(3) 呼吸门控技术		√	
		(4) 脂肪抑制技术		√	
七、磁共振成像对比剂	1. 磁共振对比剂的分类	(1) 根据细胞内、外分布分类	√		
		(2) 根据磁敏感性的不同分类	√		
		(3) 根据对比剂特异性的不同分类	√		
	2. 磁共振对比剂的增强机制	(1) 顺磁性对比剂的增强机制			√
		(2) 超顺磁性对比剂和铁磁性对比剂的增强机制			√
	3. 主要磁共振对比剂简述	(1) 传统磁共振对比剂			√
		(2) 新型对比剂的研发			√
	4. 磁共振对比剂的不良反应及临床应用安全性	(1) MRI 对比剂的毒理学	√		
		(2) 安全性与不良反应	√		
	5. Gd-DTPA 的使用方法和临床应用	(1) Gd-DTPA 的使用方法	√		
		(2) Gd-DTPA 的临床应用	√		

单　元	细　目	要　点	MR 掌握	熟悉	了解
八、磁共振成像技术临床应用各论	1. 颅脑部 MR 成像技术	(1) 颅脑 MR 正常解剖 (2) 颅脑常规扫描技术 (3) 颅脑常见病变的特殊检查要求	√ √ √		
	2. 脑垂体 MR 成像技术	(1) 鞍区及鞍旁 MR 正常解剖 (2) 垂体常规扫描技术 (3) 垂体区常见病变的特殊检查要求	√ √ √		
	3. 眼眶 MR 成像技术	(1) 眼眶 MR 正常解剖 (2) 眼眶常规扫描技术 (3) 眼眶常见病变的特殊检查要求		√ √ √	
	4. 颞颌关节 MR 成像技术	(1) 颞颌关节 MR 正常解剖 (2) 颞颌关节常规扫描技术		√ √	
	5. 耳部 MR 成像技术	(1) 耳部的 MR 正常解剖 (2) 耳部常规扫描技术		√ √	
	6. 鼻咽部 MR 成像技术	(1) 鼻咽部 MR 正常解剖 (2) 鼻咽部常规扫描技术	√ √		
	7. 口咽部、颅颈部 MR 成像技术	(1) 口咽部 MR 正常解剖 (2) 口咽部、颅颈部常规扫描技术 (3) 口咽部、颅颈部常见病变的特殊检查要求		√ √ √	
	8. 喉部 MR 成像技术	(1) 喉部 MR 正常解剖 (2) 喉部常规扫描技术 (3) 喉部常见病变的特殊检查要求		√ √ √	
	9. 腰骶椎、腰髓 MR 成像技术	(1) 腰椎、脊髓及椎间盘的 MR 正常解剖 (2) 腰骶椎、腰髓常规扫描技术 (3) 腰骶椎、腰髓常见病变的特殊检查要求	√ √ √		
	10. 胸椎、胸髓 MR 成像技术	(1) 胸椎 MR 正常解剖 (2) 胸椎、胸髓常规扫描技术 (3) 胸椎、胸髓常见病变的特殊检查要求	√ √ √		
	11. 颈椎、颈髓 MR 成像技术	(1) 颈椎 MR 正常解剖 (2) 颈椎、颈髓常规扫描技术 (3) 颈椎、颈髓常见病变的特殊检查要求	√ √ √		
	12. 胸部 MR 成像技术	(1) 胸部 MR 正常解剖 (2) 胸部常规扫描技术 (3) 胸部常见病变的特殊检查要求		√ √ √	
	13. 心脏、大血管 MR 成像技术	(1) 心脏 MR 正常解剖 (2) 心脏、大血管常规扫描技术 (3) 心脏、心血管的特殊检查要求	√ √ √		

单　元	细　目	要　点	MR		
			掌握	熟悉	了解
	14. 乳腺 MR 成像技术	（1）乳腺 MR 正常解剖 （2）乳腺常规扫描技术 （3）乳腺扫描的特殊检查技术 （4）乳腺动态增强成像技术		√ √ √ √	
	15. 肝、胆、脾 MR 成像技术	（1）肝、胆、脾 MR 正常解剖 （2）肝、胆、脾常规扫描技术 （3）肝、胆、脾常见病变的特殊检查要求	√ √ √		
	16. 胰腺 MR 成像技术	（1）胰腺 MR 正常解剖 （2）胰腺常规扫描技术 （3）胰腺扫描的特殊检查要求	√ √ √		
	17. 肾脏 MR 成像技术	（1）肾脏 MR 正常解剖 （2）肾脏常规扫描技术	√ √		
	18. 肾上腺 MR 成像技术	（1）肾上腺 MR 正常解剖 （2）肾上腺常规扫描技术	√ √		
	19. 磁共振胰胆管成像技术	（1）胆道系统 MR 正常解剖 （2）MRCP 成像原理 （3）MRCP 扫描技术	√ √ √		
	20. 磁共振尿路成像技术	（1）泌尿系 MR 正常解剖 （2）MRU 成像原理 （3）MRU 扫描技术		√ √ √	
	21. 前列腺 MR 成像技术	（1）男性盆腔 MR 正常解剖 （2）前列腺常规扫描技术	√ √		
	22. 女性盆腔 MR 成像技术	（1）女性盆腔 MR 正常解剖 （2）女性盆腔常规扫描技术		√ √	
	23. 髋关节 MR 成像技术	（1）髋关节常规扫描技术		√	
	24. 膝关节 MR 成像技术	（1）膝关节常规扫描技术		√	
	25. 肩关节 MR 成像技术	（1）肩关节常规扫描技术		√	
	26. 腕关节 MR 成像技术	（1）腕关节常规扫描技术		√	
	27. 踝关节 MR 成像技术	（1）踝关节常规扫描技术		√	
	28. 多时相动态增强扫描技术	（1）多时相动态增强扫描的适应证及其扫描要求 （2）多时相动态增强扫描的步骤 （3）各部位多时相动态增强扫描技术			√ √ √

单 元	细 目	要 点	MR		
			掌握	熟悉	了解
九、磁共振流体成像技术	1. 血流的基本类型	(1) 血流的 MR 信号特点 (2) 血流的常见形式		√ √	
	2. 表现为低信号的血流	(1) 流空效应 (2) 扫描层面内质子群位置移动造成的信号衰减 (3) 层流流速差别造成的失相位 (4) 层流引起分子旋转造成的失相位 (5) 湍流 (6) 预饱和技术		√ √ √ √ √ √	
	3. 表现为高信号的血流	(1) 流入增强效应 (2) 舒张期假门控现象 (3) 流速非常缓慢的血流 (4) 偶回波效应 (5) 梯度回波序列 (6) 利用超短 TR 和 TE 的稳态进动梯度回波序列 (7) 利用对比剂和超短 TR 和 TE 的梯度回波 T_1WI 序列 (8) 影响血管内信号强度的因素		√ √ √ √ √ √ √ √	
	4. 磁共振血管成像的基本原理	(1) 时间飞跃法 MRA(TOF) (2) 相位对比 MRA(PC) (3) CE-MRA		√ √	√
	5. 磁共振血管成像技术	(1) 二维 TOF MRA 的技术 (2) 三维 TOF MRA 的技术 (3) PC 法 MPA 技术 (4) CE-MRA 技术 (4) 三维 CE-MRA 技术 (5) 其他 MRA 成像技术		√ √ √ √ √ √	
	6. 磁共振血管成像的临床应用	(1) TOF MRA 的临床应用 (2) PC 法 MRA 与 CE-MRA 的临床应用		√ √	

四、DSA 成像技术考试大纲

（内容适用于 DSA 上岗技师）

单 元	细 目	要 点	掌握	熟悉	了解
一、DSA 成像技术概述	1. DSA 的诞生与发展		√		
	2. DSA 的临床应用特点	(1) DSA 与传统血管造影的比较	√		
		(2) 动脉 DSA 与静脉 DSA 的比较	√		
	3. CT 机的基本结构	(1) X 线发生装置		√	
		(2) X 线检测器装置		√	
		(3) 机械运动装置		√	
		(4) 计算机设备		√	
		(5) 图像显示及存储设备		√	
	4. 平板探测器系统	(1) 非晶硅平板探测器	√		
		(2) 非晶硒平板探测器		√	
		(3) CCD 探测器		√	
	5. 高压注射器	(1) 高压注射器基本结构与性能	√		
		(2) 高压注射器的工作原理	√		
		(3) 高压注射器参数设置及其临床应用	√		
二、DSA 实践中的辐射照射与防护	1. DSA 实践中的辐射照射	(1) DSA 实践中的辐射照射		√	
		(2) 心导管检查时散射线量的分布		√	
	2. DSA 实践中的辐射防护	(1) X 线防护铅衣		√	
		(2) 近台防护板		√	
		(3) 附加滤过		√	
		(4) 影像增强器与被照体间距离		√	
三、对比剂与手术感染控制	1. 对比剂分类	(1) 离子型对比剂		√	
		(2) 非离子型对比剂		√	
		(3) 二聚体型对比剂		√	
	2. 对比剂不良反应及其作用机理	(1) 过敏样反应		√	
		(2) 不良反应发生频率		√	
		(3) 水溶性		√	
		(4) 离子性		√	
		(5) 离渗透压性		√	
		(6) 黏稠度		√	
	3. 手术感染控制	(1) 被检者的感染途径及其对策	√		
		(2) 医护人员的感染途径及其对策	√		
四、DSA 的成像原理、方法与处理方式	1. DSA 的成像原理	(1) DSA 的成像原理	√		
		(2) DSA 的减影程序	√		
		(3) DSA 的信号与幅度	√		
	2. DSA 图像的形成	(1) 图像采集		√	
		(2) 图像的灰度量化		√	
		(3) 图像的转换		√	
		(4) 图像的表示方法		√	

单　元	细　目	要　点	DSA		
			掌握	熟悉	了解
	3. DSA 的成像链及减影方式	(1) DSA 成像链	√		
		(2) DSA 减影方式	√		
	4. DSA 的成像与处理方式	(1) IV-DSA	√		
		(2) IA-DSA	√		
		(3) 动态 DSA	√		
		(4) 各种成像方法的选择原则	√		
	5. DSA 的图像处理	(1) 窗口技术	√		
		(2) 空间滤过	√		
		(3) 再蒙片与像素移位	√		
		(4) 图像的合成或积分	√		
		(5) 补偿滤过	√		
		(6) 界标与感兴趣区处理	√		
五、DSA 图像的传输与质量控制	1. 图像存储	(1) DSA 图像存储目的和性能要求		√	
		(2) 图像压缩技术		√	
		(3) 图像保存标准化		√	
		(4) 图像存储时的注意事项		√	
		(5) 图像存储的展望		√	
	2. 影响 DSA 系统图像质量的因素及其评价	(1) 对比度		√	
		(2) 分辨力特性		√	
		(3) 噪声特性		√	
		(4) 伪影	√		
		(5) 注射参数的因素	√		
六、DSA 临床应用概要	1. DSA 适应证、禁忌证与并发症	(1) DSA 适应证和禁忌证	√		
		(2) DSA 的并发症	√		
	2. DSA 的术前准备	(1) 术前准备	√		
		(2) 手术操作	√		
		(3) DSA 的造影器械	√		
	3. 介入放射学	(1) 概述		√	
		(2) 血管介入	√		
		(3) 非血管介入	√		
		(4) 介入放射学的相关技术	√		
	4. 人体各部位的主要动脉及其分支	(1) 全身主要大动脉分支		√	
		(2) 升主动脉分支		√	
		(3) 颈内动脉分支		√	
		(4) 颈外动脉分支		√	
		(5) 锁骨下动脉和腋动脉分支		√	
		(6) 上肢动脉分支		√	
		(7) 胸主动脉分支		√	
		(8) 腹主动脉分支		√	
		(9) 下肢主动脉分支		√	

单　元	细　目	要　点	DSA 掌握	熟悉	了解
七、头颈部DSA	1. 头颈部血管解剖	(1) 动脉系统 (2) 静脉系统	√ √		
	2. 头颈部DSA技术要点	(1) 目的与适应证 (2) DSA技术 (3) 图像优化的措施 (4) 对应的IVR	√ √ √ √		
八、心脏与冠状动脉DSA	1. 心脏与冠状动脉血管解剖	(1) 心脏解剖 (2) 冠状动脉解剖	√ √		
	2. 心脏与冠状动脉DSA技术	(1) 目的与适应证 (2) DSA技术 (3) 对应的IVR	√ √ √		
九、胸部DSA	1. 胸部血管解剖	(1) 肺动脉 (2) 支气管动脉 (3) 肺静脉 (4) 支气管静脉 (5) 肋间动脉与静脉 (6) 胸廓动脉与静脉	√ √ √ √ √ √		
	2. 胸部DSA技术	(1) 目的与适应证 (2) DSA技术 (3) 对应的IVR	√ √ √		
十、腹部血管DSA	1. 腹部血管解剖	(1) 腹部动脉 (2) 肝、胰、肾动脉 (3) 腹部静脉 (4) 骨盆血管	√ √ √ √		
	2. 腹部DSA技术	(1) 目的与适应证 (2) DSA技术 (3) 图像优化的措施 (4) DSA和CT检查的组合 (5) 对应的IVR	√ √ √ √ √		
十一、四肢血管DSA	1. 四肢血管解剖	(1) 上肢血管 (2) 下肢血管	√ √		
	2. 四肢DSA技术	(1) 目的与适应证 (2) DSA技术 (3) 图像优化的措施 (4) 对应的IVR	√ √ √ √		

附录六　放射医学技术考试大纲(初级、中级)

一、放射医学技术初级(士)考试大纲

基础知识

生理解剖,医用物理学知识,放射线物理与防护

单　元	细　目	要　点	要　求
一、解剖与生理基础	1. 解剖学基础	(1) 细胞	了解
		(2) 组织	掌握
		(3) 器官	掌握
	2. 运动系统	(1) 骨	熟练掌握
		(2) 关节	熟练掌握
		(3) 骨骼肌	掌握
		(4) 颅骨及其连结	掌握
		(5) 躯干骨及其连结	掌握
		(6) 上肢骨及其连结	熟练掌握
		(7) 下肢骨及其连结	熟练掌握
	3. 呼吸系统	(1) 鼻	掌握
		(2) 喉	掌握
		(3) 气管、支气管	熟练掌握
		(4) 肺	熟练掌握
		(5) 胸膜	熟练掌握
		(6) 纵隔	掌握
		(7) 横膈	掌握
	4. 消化系统	(1) 口腔	掌握
		(2) 咽	了解
		(3) 食管	熟练掌握
		(4) 胃	熟练掌握
		(5) 小肠	掌握
		(6) 大肠	掌握
		(7) 肝	掌握
		(8) 肝外胆道	掌握
		(9) 胰	了解
		(10) 腹膜	掌握
	5. 心血管系统	(1) 心脏血管系统	掌握
		(2) 淋巴系统	了解
	6. 泌尿、生殖系统	(1) 泌尿系统	掌握
		(2) 生殖系统	了解
	7. 神经系统	(1) 中枢神经系统(脊髓、脑、脑和脊髓的被膜、脑室系统和脑血管)	掌握
		(2) 周围神经系统	掌握

单 元	细 目	要 点	要 求
	8. 内分泌系统	(1) 甲状腺和甲状旁腺	掌握
		(2) 肾上腺	掌握
		(3) 垂体	了解
		(4) 松果体	了解
		(5) 胰岛	了解
		(6) 胸腺	了解
		(7) 生殖腺	掌握
	9. 感官系统	(1) 视觉器	了解
		(2) 听觉器	掌握
		(3) 其他感觉器	了解
	10. 人体的生理	(1) 血液	掌握
		(2) 循环	了解
		(3) 呼吸	熟练掌握
		(4) 消化与吸收	掌握
		(5) 排泄	掌握
		(6) 基础代谢	了解
二、医用物理学知识	1. 物质结构	(1) 原子的核外结构	掌握
		(2) 原子能级	了解
三、X线物理与防护	1. X线的产生	(1) X线的发现	熟练掌握
		(2) X线的产生	熟练掌握
		(3) 连续X线、特征(标识)X线	掌握
		(4) 影响X线产生的因素	熟练掌握
		(5) X线强度的空间分布	熟练掌握
	2. X线的本质及与物质的相互作用	(1) X线的本质与特性	熟练掌握
		(2) X线与物质的相互作用	掌握
		(3) 各种效应发生的相对几率	掌握
	3. X线强度、X线质与X线量	(1) X线的波长与管电压	熟练掌握
		(2) X线强度	熟练掌握
		(3) X线质	熟练掌握
		(4) X线量	熟练掌握
	4. X线的吸收与衰减	(1) 距离的衰减	熟练掌握
		(2) 物质吸收的衰减	熟练掌握
		(3) 连续X线在物质中的衰减特点	掌握
		(4) 衰减系数、影响衰减的因素	掌握
		(5) 人体对X线的衰减	熟练掌握
		(6) X线滤过	熟练掌悉
	5. 辐射量及其单位	(1) 照射量与照射量率	掌握
		(2) 比释动能与比释动能率	掌握
		(3) 吸收剂量与吸收剂量率	掌握
		(4) 吸收剂量与照射量的关系	掌握
		(4) 当量剂量与当量剂量率	了解
		(5) 有效剂量	掌握

单　元	细　目	要　点	要　求
	6. 电离辐射对人体的危害	(1) 放射线产生的生物效应 (2) 影响辐射损伤的因素 (3) 胎儿出生前受照效应 (4) 皮肤效应 (5) 外照射慢性放射病	了解 了解 了解 了解 了解
	7. X线的测量	(1) 照射量的测量 (2) 吸收剂量的测量	掌握 了解
	8. X线的防护	(1) 放射防护的基本原则 (2) 外照射防护的一般措施 (3) 外照射的屏蔽防护 (4) 我国放射卫生防护标准	熟练掌握 熟悉 掌握 掌握

相关专业知识
断面影像学,影像诊断基础

单 元	细 目	要 点	要 求
四、人体影像解剖(包括平面和断面)	1. 头部	(1) 经大脑半球顶部横断层	掌握
		(2) 经半卵圆中心横断层	掌握
		(3) 经胼胝体压部横断层	掌握
		(4) 经前连合横断层	掌握
		(5) 经视交叉横断层	掌握
		(6) 经垂体的横断层	掌握
		(7) 经下颌颈横断层	掌握
		(8) 经寰枢正中关节横断层	掌握
		(9) 经枢椎体横断层	掌握
		(10) 经下颌角横断层	掌握
		(11) 正中矢状面	掌握
	2. 颈部	(1) 经喉咽和会厌横断层	掌握
		(2) 经甲状软骨中份和喉中间腔横断层	掌握
		(3) 经声襞和环状软骨板横断层	掌握
		(4)经环状软骨和声门下腔横断层	掌握
	3. 胸部	(1)胸膜顶层面横断层	掌握
		(2)第3胸椎体层面	掌握
		(3)主动脉弓面层面横断层	掌握
		(4)奇静脉弓层面	掌握
		(5)肺动脉杈层面	掌握
		(6)肺动脉窦层面	掌握
		(7)左右下肺静脉层面	掌握
		(8)膈腔静脉裂孔层面	掌握
	4. 腹部	(1) 经第二肝门横断层	掌握
		(2) 经肝门静脉左支角部横断层	掌握
		(3) 经肝门横断层	掌握
		(4) 经腹腔干横断层	掌握
		(5) 经肠系膜上动脉横断层	掌握
		(6) 经肝门静脉合成处横断层	掌握
		(7) 经肾门中份横断层	掌握
		(8) 经胰头下份横断层	掌握
		(9) 经十二指肠水平部横断层	掌握
		(10) 经肝门静脉冠状断层	掌握
	5. 男性盆部和会阴	(1) 经第1骶椎上份横断层	掌握
		(2) 经第2骶椎上份横断层	掌握
		(3) 经第3骶椎横断层	掌握
		(4) 经第4骶椎横断层	掌握
		(5) 经髋臼上缘横断层	掌握
		(6) 经股骨头中份横断层	掌握
		(7) 经耻骨联合上份横断层	掌握
		(8) 经耻骨联合中份横断层	掌握
		(9) 经耻骨联合下份横断层	掌握
		(10) 正中矢状面	掌握

单　元	细　目	要　点	要　求
	6. 女性盆部和会阴	(1) 经第 3 骶椎下份横断层	掌握
		(2) 经第 5 骶椎上份横断层	掌握
		(3) 经髋臼上缘横断层	掌握
		(4) 经股骨头上份横断层	掌握
		(5) 经股骨头下份横断层	掌握
		(6) 经耻骨联合上份横断层	掌握
		(7) 正中矢状面	掌握
	7. 脊柱区	(1) 颈段横断层解剖	掌握
		(2) 颈椎正中矢状断层	掌握
		(3) 胸段横断层解剖	掌握
		(4) 腰段横断层解剖	掌握
		(5) 骶、尾段横断层解剖	了解
	8. 上、下肢	(1) 肩关节上份横断层	掌握
		(2) 肩关节下份横断层	掌握
		(3) 臂中份横断层解剖	掌握
		(4) 肘部肱尺关节横断层	了解
		(5) 桡尺近侧关节横断层	了解
		(6) 前臂中份横断层解剖	了解
		(7) 手部近侧列腕骨横断层	了解
		(8) 掌骨中份层面	了解
		(9) 髋部横断层解剖	掌握
		(10) 髋部冠状断层解剖	掌握
		(11) 股部中份横断层解剖	了解
		(12) 经膝部髌骨中点横断层解剖	掌握
		(13) 经膝部中份矢状断层	掌握
		(14) 经胫骨体中部横断层	了解
		(15) 踝关节横断层解剖	掌握
五、医学影像设备	1. 医用诊断 X 线装置	(1) 构成	熟练掌握
		(2) 分类	熟练掌握
	2. X 线管	(1) X 线管的结构	熟练掌握
		(2) X 线管的分类	掌握
		(3) X 线管的技术参数	掌握
		(4) X 线管的特性	了解
		(5) X 线管组件	掌握
	3. X 线高压装置	(1) 主机的构成	熟练掌握
		(2) 控制装置	掌握
		(3) 高压部分	掌握
		(4) 电源与地线	掌握
	4. X 线机的辅助装置	(1) X 线管支架	熟练掌握
		(2) 遮线器	熟练掌握
		(3) 检查台	掌握
		(4) X 线影像增强器	了解
		(5) X 线电视系统	了解

单　元	细　目	要　点	要　求
五、医学影像设备	5. CT	(1) CT 的分类、进展 (2) CT 的构成及其功能 (3) 主要技术参数 (4) CT 机房设计及运行环境	掌握 掌握 了解 了解
	6. CR	(1) CR 系统构成及其功能 (2) 成像板结构 (3) 主要技术参数	掌握 掌握 了解
	7. DR	(1) DR 的构成及其功能 (2) 探测器结构 (3) 主要技术参数	掌握 掌握 了解
	8. 相机	(1) 医用相机分类 (2) 医用相机构成 (3) 主要技术参数	掌握 了解 了解
	9. 显示器	(1) 医用影像显示器的分类 (2) 医用影像显示器的构成及其功能 (3) 主要技术参数	掌握 了解 了解
	10. PACS	(1) 常用术语 (2) PACS 系统构成及其功能 (3) DICOM 协议与标准	掌握 了解 了解
	11. 乳腺 X 线机	(1) X 线发生系统 (2) 专用支架 (3) 影像检出系统 (4) 辅助系统	掌握 了解 了解 了解
六、诊断基础(士)	1. 呼吸系统的 X 线诊断要点	(1) 呼吸系统基本病变 X 线表现 (2) 呼吸系统常见疾病 X 线表现	掌握 熟练掌握
	2. 循环系统的 X 线诊断要点	(1) 循环系统基本病变 X 线表现 (2) 循环系统常见病 X 线表现	掌握 熟练掌握
	3. 消化系统的 X 线诊断要点	(1) 胃肠道基本病变 X 线表现 (2) 食管疾病及贲门疾病 X 线表现 (3) 胃肠常见疾病 X 线表现 (4) 急腹症 X 线表现	熟练掌握 掌握 掌握 掌握
	4. 泌尿、生殖系统的 X 线诊断要点	(1) 泌尿、生殖系统基本病变 X 线表现 (2) 泌尿系统常见疾病 X 线表现	掌握 熟练掌握
	5. 骨与关节的 X 线诊断要点	(1) 骨与关节基本病变 X 线表现 (2) 骨与关节创伤	掌握 熟练掌握
	6. 中枢神经系统及耳、鼻、喉的 X 线诊断要点	(1) 头颅基本病变 X 线表现 (2) 颅脑常见疾病 X 线表现 (3) 耳、鼻、喉常见疾病 X 线表现	掌握 掌握 掌握

专业知识

各种医学影像成像理论，数字影像基本理论，照片后处理（胶片、增感屏、洗片机）

单　元	细　目	要　点	要　求
七、X线成像理论	1. X线成像原理	(1) X线影像信息的传递 (2) X线照片影像的形成 (3) X线对比度 (4) X线照片的光学对比度	掌握 掌握 熟练掌握 熟练掌握
	2. X线的几何投影	(1) X线管焦点成像性能 (2) X线束 (3) 焦点、被照体、胶片间投影关系	掌握 熟练掌握 熟练掌握
	3. X线的散射线	(1) 散射线的产生及其含有率 (2) 散射线的减少与消除	掌握 熟练掌握
	4. X线照片的锐利度	(1) 照片锐利度 (2) 影响锐利度的因素	掌握 熟练掌握
	5. X线照片的颗粒度	(1) 照片颗粒性 (2) 影响颗粒性的因素	掌握 掌握
	6. X线摄影条件	(1) 感光效应与摄影条件选择 (2) 自动曝光控制	熟练掌握 掌握
	7. 体层成像原理	(1) 体层摄影原理 (2) 体层摄影基本概念 (3) 数字合成X线连续体层成像 (4) 曲面体层成像	掌握 了解 了解 了解
	8. 软射线摄影	(1) 软射线摄影基本概念 (2) 乳腺摄影的原理和特性	了解 了解
八、医学影像照片处理技术	1. 医用X线胶片	(1) 胶片的分类和结构 (2) X线胶片的特性曲线 (3) X线胶片的感光测定方法	熟练掌握 掌握 了解
	2. 增感屏	(1) 增感屏结构与种类 (2) 增感屏的性能	熟练掌握 掌握
	3. 照片自动冲洗技术	(1) 自动洗片机 (2) 冲洗药液及其性能 (3) 洗片机的质量管理	掌握 掌握 了解
九、数字影像基本理论	1. 数字影像基础	(1) 模拟与数字 (2) 矩阵与像素 (3) 数字影像常用术语	了解 了解 了解
	2. 数字X线影像的形成	(1) 采集 (2) 量化 (3) 转换 (4) 显示	掌握 掌握 掌握 掌握

单　元	细　目	要　点	要　求
	3. 数字影像处理	(1) 图像强化 (2) 图像重建 (3) 灰阶处理 (4) 频率处理 (5) 均衡处理	了解 了解 熟练掌握 掌握 掌握
十、数字 X 线摄影成像理论	1. CR	(1) 成像原理 (2) 曝光指数	掌握 掌握
	2. DR	(1) 概述 (2) 直接转换式平板探测器 (3) 间接转换式平板探测器 (4) 直接与间接方式性能比较	掌握 了解 了解 了解
十一、DSA 成像理论	1. 基本原理	(1) 成像原理 (2) 成像方式 (3) 减影方式	掌握 掌握 了解
	2. 特殊功能	(1) 旋转、岁差和钟摆运动 (2) 步进	了解 了解
十二、CT 成像理论	1. 成像原理	(1) X 射线的衰减和衰减系数 (2) CT 数据采集基本原理 (3) CT 的图像重建 (4) CT 的重建算法 (5) 多层螺旋 CT 的成像特点	掌握 掌握 了解 掌握 了解
	2. 基本概念	(1) 层厚、间隔、体素 (2) 螺距 (3) 窗口技术 (4) 扫描野 (5) 部分容积效应 (6) 重建函数	熟练掌握 掌握 掌握 掌握 掌握 掌握

专业实践能力

各种检查技术(X 线、CT、MR、DSA),数字影像后处理及影像质量控制各论

单 元	细 目	要 点	要 求
十三、常规X 线 检 查技术	1. X 线摄影的基本知识	(1) 解剖学基准线	熟练掌握
		(2) X 线摄影学基准线	掌握
		(3) X 线摄影体位与方向	掌握
		(4) 体表解剖	熟练掌握
	2. 各部位常见病 X 线摄影体位选择	(1) 头颅常见病变的摄影体位选择	掌握
		(2) 胸部常见病变的摄影体位选择	掌握
		(3) 腹部常见病变的摄影体位选择	掌握
		(4) 脊柱常见病变的摄影体位选择	掌握
		(5) 四肢与关节常见病变的摄影体位选择	掌握
	3. 常见摄影体位的标准影像所见	(1) 头颅	掌握
		(2) 胸部	熟练掌握
		(3) 腹部	掌握
		(4) 脊柱	掌握
		(5) 四肢与关节	掌握
	4. X 线造影检查	(1) X 线对比剂	熟练掌握
		(2) 对比剂的应用	掌握
		(3) 泌尿系统造影	掌握
		(4) 胆道 T 管造影	掌握
		(5) 子宫输卵管造影	了解
	5. 乳腺 X 线摄影检查	(1) 体位设计	掌握
		(2) 影像质量控制	了解
十 四、CT检查技术	1. 概述	(1) 适应证与禁忌证	掌握
		(2) 扫描程序	熟练掌握
		(3) 扫描方法	掌握
		(4) 被检者准备	熟练掌握
		(5) CT 扫描注意事项	熟练掌握
	2. 人体各部位 CT 检查技术	(1) 颅脑 CT 扫描技术	掌握
		(2) 鞍区 CT 扫描技术	掌握
		(3) 眼及眼眶 CT 扫描技术	掌握
		(4) 耳部 CT 扫描技术	了解
		(5) 鼻与鼻窦 CT 扫描技术	掌握
		(6) 颌面部 CT 扫描技术	掌握
		(7) 咽喉部 CT 扫描技术	掌握
		(8) 颈部 CT 扫描技术	掌握
		(9) 胸部 CT 扫描技术	掌握
		(10) 冠状动脉多层螺旋 CT 扫描技术	了解
		(11) 腹部 CT 扫描技术	掌握
		(12) 脊柱 CT 扫描技术	掌握
		(13) 盆腔 CT 扫描技术	掌握
		(14) 四肢骨关节及软组织 CT 扫描技术	掌握掌握

单 元	细 目	要 点	要 求
	3. 影像后处理	(1) 多平面重组	掌握
		(2) 表面影像显示	了解
		(3) 最大密度投影	掌握
		(4) 容积再现法	了解
		(5) 仿真内镜成像	了解
	4. 影像质量控制	(1) 影响影像质量的因素	了解
		(2) 改善影像质量的措施	了解
十五、DSA检查技术	1. 检查前准备	(1) DSA 适应证与禁忌证	了解
		(2) 术前准备	了解
	2. 头颈部 DSA	(1) 血管解剖	了解
		(2) 造影技术	了解
	3. 胸部 DSA	(1) 血管解剖	了解
		(2) 造影技术	了解
	4. 心脏和冠脉 DSA	(1) 正常心脏及冠状动脉解剖	了解
		(2) 造影技术	了解
	5. 腹部 DSA	(1) 肝脏 DSA	了解
		(2) 胃肠道 DSA	了解
		(3) 胰、胆、脾 DSA	了解
		(4) 肾脏及肾上腺血管 DSA	了解
		(5) 下腔静脉	了解
	6. 盆腔 DSA	(1) 正常盆腔血管解剖	了解
		(2) 造影技术	了解
	7. 四肢 DSA	(1) 血管解剖	了解
		(2) 造影技术	了解
	8. DSA 影像质量控制	(1) 影响影像质量的因素	了解
		(2) 改善影像质量的措施	了解

二、放射医学技术初级（师）考试大纲

基础知识

生理解剖，医用物理学知识，放射线物理与防护

单　元	细　目	要　点	要　求
一、解剖与生理基础	1. 解剖学基础	(1) 细胞 (2) 组织 (3) 器官	了解 掌握 掌握
	2. 运动系统	(1) 骨 (2) 关节 (3) 骨骼肌 (4) 颅骨及其连结 (5) 躯干骨及其连结 (6) 上肢骨及其连结 (7) 下肢骨及其连结	熟练掌握 熟练掌握 掌握 熟练掌握 熟练掌握 熟练掌握 熟练掌握
	3. 呼吸系统	(1) 鼻 (2) 喉 (3) 气管、支气管 (4) 肺 (5) 胸膜 (6) 纵隔 (7) 横膈	掌握 掌握 熟练掌握 熟练掌握 熟练掌握 熟练掌握 掌握
	4. 消化系统	(1) 口腔 (2) 咽 (3) 食管 (4) 胃 (5) 小肠 (6) 大肠 (7) 肝 (8) 肝外胆道 (9) 胰 (10) 腹膜	掌握 掌握 熟练掌握 熟练掌握 掌握 熟练掌握 熟练掌握 掌握 了解 掌握
	5. 心血管系统	(1) 心脏血管系统 (2) 淋巴系统	熟练掌握 掌握
	6. 泌尿、生殖系统	(1) 泌尿系统 (2) 生殖系统	熟练掌握 掌握
	7. 神经系统	(1) 中枢神经系统（脊髓、脑、脑和脊髓的被膜、脑室系统和脑血管） (2) 周围神经系统	熟练掌握 掌握

单 元	细 目	要 点	要 求
	8. 内分泌系统	(1) 甲状腺和甲状旁腺	掌握
		(2) 肾上腺	熟练掌握
		(3) 垂体	掌握
		(4) 松果体	了解
		(5) 胰岛	了解
		(6) 胸腺	了解
		(7) 生殖腺	熟练掌握
	9. 感官系统	(1) 视觉器	了解
		(2) 听觉器	掌握
		(3) 其他感觉器	了解
	10. 人体的生理	(1) 血液	熟练掌握
		(2) 循环	掌握
		(3) 呼吸	熟练掌握
		(4) 消化与吸收	熟练掌握
		(5) 排泄	掌握
		(6) 基础代谢	掌握
二、医用物理学知识	1. 物质结构	(1) 原子的核外结构	熟练掌握
		(2) 原子能级	掌握
	2. 磁学基础知识	(1) 自旋和核磁的概念	了解
		(2) 磁性和非磁性原子核	了解
		(3) 共振和磁共振现象	掌握
		(4) 核磁弛豫	熟练掌握
	3. 激光学基础知识	(1) 激光的产生	了解
		(2) 激光的特性	掌握
		(3) 激光的医学应用	了解
三、X线物理与防护	1. X线的产生	(1) X线的发现	熟练掌握
		(2) X线的产生	熟练掌握
		(3) 连续X线、特征(标识)X线	熟练掌握
		(4) 影响X线产生的因素	熟练掌握
		(5) X线强度的空间分布	熟练掌握
	2. X线的本质及与物质的相互作用	(1) X线的本质与特性	熟练掌握
		(2) X线与物质的相互作用	熟练掌握
		(3) 各种效应发生的相对几率	熟练掌握
	3. X线强度、X线质与X线量	(1) X线的波长与管电压	熟练掌握
		(2) X线强度	熟练掌握
		(3) X线质	熟练掌握
		(4) X线量	熟练掌握
	4. X线的吸收与衰减	(1) 距离的衰减	熟练掌握
		(2) 物质吸收的衰减	熟练掌握
		(3) 连续X线在物质中的衰减特点	掌握
		(4) 衰减系数、影响衰减的因素	熟练掌握
		(5) 人体对X线的衰减	熟练掌握
		(6) X线滤过	熟练掌握

单　元	细　目	要　点	要　求
	5. 辐射量及其单位	(1) 照射量与照射量率	熟练掌握
		(2) 比释动能与比释动能率	掌握
		(3) 吸收剂量与吸收剂量率	掌握
		(4) 吸收剂量与照射量的关系	掌握
		(4) 当量剂量与当量剂量率	掌握
		(5) 有效剂量	掌握
	6. 电离辐射对人体的危害	(1) 放射线产生的生物效应	熟练掌握
		(2) 影响辐射损伤的因素	掌握
		(3) 胎儿出生前受照效应	掌握
		(4) 皮肤效应	掌握
		(5) 外照射慢性放射病	掌握
	7. X线的测量	(1) 照射量的测量	掌握
		(2) 吸收剂量的测量	掌握
	8. X线的防护	(1) 放射防护的基本原则	熟练掌握
		(2) 外照射防护的一般措施	熟练掌握
		(3) 外照射的屏蔽防护	掌握
		(4) 我国放射卫生防护标准	掌握

相关专业知识

影像设备学,医学影像质量管理

单　元	细　目	要　点	要　求
四、人体影像解剖（包括平面和断面）	1. 头部	(1) 经大脑半球顶部横断层	掌握
		(2) 经半卵圆中心横断层	熟练掌握
		(3) 经胼胝体压部横断层	熟练掌握
		(4) 经前连合横断层	熟练掌握
		(5) 经视交叉横断层	熟练掌握
		(6) 经垂体的横断层	掌握
		(7) 经下颌颈横断层	掌握
		(8) 经寰枢正中关节横断层	掌握
		(9) 经枢椎体横断层	掌握
		(10) 经下颌角横断层	熟练掌握
		(11) 正中矢状面	掌握
	2. 颈部	(1) 经喉咽和会厌横断层	熟练掌握
		(2) 经甲状软骨中份和喉中间腔横断层	熟练掌握
		(3) 经声襞和环状软骨板横断层	熟练掌握
		(4) 经环状软骨和声门下腔横断层	熟练掌握
	3. 胸部	(1) 胸膜顶层面横断层	掌握
		(2) 第 3 胸椎体层面	熟练掌握
		(3) 主动脉弓层面横断层	熟练掌握
		(4) 奇静脉弓层面	熟练掌握
		(5) 肺动脉权层面	熟练掌握
		(6) 肺动脉窦层面	掌握
		(7) 左右下肺静脉层面	掌握
		(8) 膈腔静脉裂孔层面	掌握
	4. 腹部	(1) 经第二肝门横断层	熟练掌握
		(2) 经肝门静脉左支角部横断层	熟练掌握
		(3) 经肝门横断层	熟练掌握
		(4) 经腹腔干横断层	掌握
		(5) 经肠系膜上动脉横断层	掌握
		(6) 经肝门静脉合成处横断层	熟练掌握
		(7) 经肾门中份横断层	熟练掌握
		(8) 经胰头下份横断层	掌握
		(9) 经十二指肠水平部横断层	掌握
		(10) 经肝门静脉冠状断层	掌握
	5. 男性盆部和会阴	(1) 经第 1 骶椎上份横断层	熟练掌握
		(2) 经第 2 骶椎上份横断层	熟练掌握
		(3) 经第 3 骶椎横断层	熟练掌握
		(4) 经第 4 骶椎横断层	熟练掌握
		(5) 经髋臼上缘横断层	掌握
		(6) 经股骨头中份横断层	掌握
		(7) 经耻骨联合上份横断层	掌握
		(8) 经耻骨联合中份横断层	熟练掌握
		(9) 经耻骨联合下份横断层	掌握
		(10) 正中矢状面	掌握

单　元	细　目	要　点	要　求
	6. 女性盆部和会阴	(1) 经第 3 骶椎下份横断层	熟练掌握
		(2) 经第 5 骶椎上份横断层	掌握
		(3) 经髋臼上缘横断层	掌握
		(4) 经股骨头上份横断层	掌握
		(5) 经股骨头下份横断层	掌握
		(6) 经耻骨联合上份横断层	掌握
		(7) 正中矢状面	熟练掌握
	7. 脊柱区	(1) 颈段横断层解剖	熟练掌握
		(2) 颈椎正中矢状断层	掌握
		(3) 胸段横断层解剖	掌握
		(4) 腰段横断层解剖	掌握
		(5) 骶、尾段横断层解剖	掌握
	8. 上、下肢	(1) 肩关节上份横断层	掌握
		(2) 肩关节下份横断层	掌握
		(3) 臂中份横断层解剖	掌握
		(4) 肘部肱尺关节横断层	了解
		(5) 桡尺近侧关节横断层	了解
		(6) 前臂中份横断层解剖	了解
		(7) 手部近侧列腕骨横断层	了解
		(8) 掌骨中份层面	了解
		(9) 髋部横断层解剖	了解
		(10) 髋部冠状断层解剖	了解
		(11) 股部中份横断层解剖	了解
		(12) 经膝部髌骨中点横断层解剖	熟练掌握
		(13) 经膝部中份矢状断层	熟练掌握
		(14) 经胫骨体中部横断层	了解
		(15) 踝关节横断层解剖	掌握
五、医学影像设备	1. 医用诊断 X 线装置	(1) 构成	熟练掌握
		(2) 分类	熟练掌握
	2. X 线管	(1) X 线管的结构	熟练掌握
		(2) X 线管的分类	熟练掌握
		(3) X 线管的技术参数	掌握
		(4) X 线管的特性	掌握
		(5) X 线管组件	掌握
	3. X 线高压装置	(1) 主机的构成	熟练掌握
		(2) 控制装置	掌握
		(3) 高压部分	掌握
		(4) 电源与地线	掌握
	4. X 线机的辅助装置	(1) X 线管支架	熟练掌握
		(2) 遮线器	熟练掌握
		(3) 检查台	熟练掌握
		(4) X 线影像增强器	掌握
		(5) X 线电视系统	掌握

单　元	细　目	要　点	要　求
	5. CT	(1) CT 的分类、进展 (2) CT 的构成及其功能 (3) 主要技术参数 (4) CT 机房设计及运行环境	掌握 熟练掌握 掌握 掌握
	6. MR	(1) MRI 设备的分类 (2) MRI 设备的构成及其功能 (3) 主要技术参数 (4) MRI 设备的机房设计及运行环境	掌握 熟练掌握 掌握 掌握
	7. CR	(1) CR 系统构成及其功能 (2) 成像板结构 (3) 主要技术参数	熟练掌握 熟练掌握 掌握
	8. DR	(1) DR 的构成及其功能 (2) 探测器结构 (3) 主要技术参数	掌握 熟练掌握 掌握
	9. 相机	(1) 医用相机分类 (2) 医用相机构成 (3) 主要技术参数	掌握 熟练掌握 掌握
	10. 显示器	(1) 医用影像显示器的分类 (2) 医用影像显示器的构成及其功能 (3) 主要技术参数	掌握 熟练掌握 掌握
	11. PACS	(1) 常用术语 (2) PACS 系统构成及其功能 (3) DICOM 协议与标准	掌握 熟练掌握 掌握
	12. 乳腺 X 线机	(1) X 线发生系统 (2) 专用支架 (3) 影像检出系统 (4) 辅助系统	掌握 掌握 掌握 掌握
六、医学影像质量管理	1. 概述	(1) 质量与质量管理的基本概念 (2) 质量管理的必要性和目标 (3) 质量管理程序及体系建立	掌握 掌握 掌握
	2. X 线影像质量评价	(1) 主观评价法 (2) 客观评价法 (3) 综合评价	熟练掌握 掌握 掌握

专业知识

各种医学影像成像理论,数字影像基本理论,照片后处理(胶片、增感屏、洗片机)

单 元	细 目	要 点	要 求
七、X线成像理论	1. X线成像原理	(1) X线影像信息的传递 (2) X线照片影像的形成 (3) X线对比度 (4) X线照片的光学对比度	熟练掌握 熟练掌握 熟练掌握 熟练掌握
	2. X线的几何投影	(1) X线管焦点成像性能 (2) X线束 (3) 焦点、被照体、胶片间投影关系	熟练掌握 熟练掌握 熟练掌握
	3. X线的散射线	(1) 散射线的产生及其含有率 (2) 散射线的减少与消除	熟练掌握 熟练掌握
	4. X线照片的锐利度	(1) 照片锐利度 (2) 影响锐利度的因素	熟练掌握 熟练掌握
	5. X线照片的颗粒度	(1) 照片颗粒性 (2) 影响颗粒性的因素	熟练掌握 熟练掌握
	6. X线摄影条件	(1) 感光效应与摄影条件选择 (2) 自动曝光控制	熟练掌握 熟练掌握
	7. 体层成像原理	(1) 体层摄影原理 (2) 体层摄影基本概念 (3) 数字合成X线连续体层成像 (4) 曲面体层成像	掌握 掌握 了解 了解
	8. 软射线摄影	(1) 软射线摄影基本概念 (2) 乳腺摄影的原理和特性	熟练掌握 熟练掌握
八、医学影像照片处理技术	1. 医用X线胶片	(1) 胶片的分类和结构 (2) X线胶片的特性曲线 (3) X线胶片的感光测定方法	熟练掌握 掌握 掌握
	2. 增感屏	(1) 增感屏结构与种类 (2) 增感屏的性能	熟练掌握 掌握
	3. 照片自动冲洗技术	(1) 自动洗片机 (2) 冲洗药液及其性能 (3) 洗片机的质量管理	掌握 熟练掌握 掌握
	4. 干式打印技术	(1) 激光热敏成像原理 (2) 直接热敏打印原理 (3) 彩色热升华打印原理	掌握 熟练掌握 了解
九、数字影像基本理论	1. 数字影像基础	(1) 模拟与数字 (2) 矩阵与像素 (3) 数字影像常用术语	掌握 掌握 掌握
	2. 数字X线影像的形成	(1) 采集 (2) 量化 (3) 转换 (4) 显示	熟练掌握 熟练掌握 熟练掌握 熟练掌握

单　元	细　目	要　点	要　求
	3. 数字影像处理	(1) 图像滤过	掌握
		(2) 图像降噪	掌握
		(3) 图像强化	掌握
		(4) 图像重建	掌握
		(5) 灰阶处理	熟练掌握
		(6) 频率处理	熟练掌握
		(7) 均衡处理	掌握
十、数字 X 线摄影成像理论	1. CR	(1) 成像原理	掌握
		(2) 四象限理论	掌握
		(3) 曝光指数	熟练掌握
	2. DR	(1) 概述	熟练掌握
		(2) 直接转换式平板探测器	掌握
		(3) 间接转换式平板探测器	掌握
		(4) 直接与间接方式性能比较	掌握
十一、DSA 成像理论	1. 基本原理	(1) 成像原理	熟练掌握
		(2) 成像方式	掌握
		(3) 减影方式	掌握
	2. 特殊功能	(1) 旋转、岁差和钟摆运动	掌握
		(2) 步进	了解
十二、CT 成像理论	1. 成像原理	(1) X 射线的衰减和衰减系数	熟练掌握
		(2) CT 数据采集基本原理	掌握
		(3) CT 的图像重建	掌握
		(4) CT 的重建算法	熟练掌握
		(5) 多层螺旋 CT 的成像特点	掌握
	2. 基本概念	(1) 层厚、间隔、体素	熟练掌握
		(2) 螺距	熟练掌握
		(3) 窗口技术	熟练掌握
		(4) 扫描野	熟练掌握
		(5) 部分容积效应	掌握
		(6) 重建函数	掌握
十三、MR 成像理论	1. 成像原理	(1) 进入磁场后人体内质子变化	掌握
		(2) 磁共振信号的产生	熟练掌握
		(3) 磁共振信号的空间定位	掌握
		(4) 磁共振的加权成像	熟练掌握
		(5) K-空间的基本概念	了解
	2. 基本概念	(1) 矩阵	熟练掌握
		(2) 扫描野	熟练掌握
		(3) 信噪比	掌握
		(4) 对比信噪比	掌握
		(5) 图像均匀度	掌握

单　元	细　目	要　点	要　求
	3. 脉冲序列	(1) 基本概念	掌握
		(2) 自旋回波序列	掌握
		(3) 快速自旋回波脉冲序列	熟练掌握
		(4) 反转恢复脉冲序列	熟练掌握
		(5) 梯度回波脉冲序列	掌握
		(6) 平面回波成像脉冲序列	掌握
	4. 扫描参数	(1) 层厚与层间距	掌握
		(2) 扫描方位	掌握
		(3) 相位编码方向	掌握
		(4) 采集带宽	熟练掌握

专业实践能力

各种检查技术(X线、CT、MR、DSA),数字影像后处理及影像质量控制各论

单　元	细　目	要　点	要　求
十四、常规X线检查技术	1. X线摄影的基本知识	(1) 解剖学基准线 (2) X线摄影学基准线 (3) X线摄影体位与方向 (4) 体表解剖	熟练掌握 熟练掌握 熟练掌握 熟练掌握
	2. 各部位常见病X线摄影体位选择	(1) 头颅常见病变的摄影体位选择 (2) 胸部常见病变的摄影体位选择 (3) 腹部常见病变的摄影体位选择 (4) 脊柱常见病变的摄影体位选择 (5) 四肢与关节常见病变的摄影体位选择	掌握 熟练掌握 掌握 熟练掌握 熟练掌握
	3. 常见摄影体位的标准影像所见	(1) 头颅 (2) 胸部 (3) 腹部 (4) 脊柱 (5) 四肢与关节	掌握 熟练掌握 熟练掌握 掌握 熟练掌握
	4. X线造影检查	(1) X线对比剂 (2) 对比剂的应用 (3) 泌尿系统造影 (4) 胆道T管造影 (5) 子宫输卵管造影	熟练掌握 熟练掌握 掌握 掌握 掌握
	5. 乳腺X线摄影检查	(1) 体位设计 (2) 影像质量控制	熟练掌握 掌握
十五、CT检查技术	1. 概述	(1) 适应证与禁忌证 (2) 扫描程序 (3) 扫描方法 (4) 被检者准备 (5) CT扫描注意事项	熟练掌握 熟练掌握 掌握 熟练掌握 熟练掌握
	2. 人体各部位CT检查技术	(1) 颅脑CT扫描技术 (2) 鞍区CT扫描技术 (3) 眼及眼眶CT扫描技术 (4) 耳部CT扫描技术 (5) 鼻与鼻窦CT扫描技术 (6) 颌面部CT扫描技术 (7) 咽喉部CT扫描技术 (8) 颈部CT扫描技术 (9) 胸部CT扫描技术 (10) 冠状动脉多层螺旋CT扫描技术 (11) 腹部CT扫描技术 (12) 脊柱CT扫描技术 (13) 盆腔CT扫描技术 (14) 四肢骨关节及软组织CT扫描技术	熟练掌握 掌握 掌握 掌握 掌握 掌握 掌握 掌握 掌握 掌握 掌握 熟练掌握 掌握 掌握掌握

单 元	细 目	要 点	要 求
	3. 影像后处理	(1) 多平面重组	掌握
		(2) 表面影像显示	掌握
		(3) 最大密度投影	掌握
		(4) 容积再现法	掌握
		(5) 仿真内镜成像	掌握
	4. 影像质量控制	(1) 影响影像质量的因素	掌握
		(2) 改善影像质量的措施	掌握
十六、MR 检查技术	1. 概述	(1) 适应证与禁忌证	掌握
		(2) 扫描程序	掌握
		(3) 注意事项	掌握
	2. 人体各系统的 MR 检查技术	(1) 神经系统	掌握
		(2) 呼吸系统	掌握
		(3) 循环系统	掌握
		(4) 消化系统	掌握
		(5) 泌尿生殖系统	掌握
		(6) 五官及颈部系统	掌握
		(7) 骨、关节及肌肉系统	掌握
	3. MR 特殊检查技术	(1) 脂肪抑制成像技术	掌握
		(2) 化学位移成像技术	了解
		(3) 水成像技术	掌握
		(4) 血管成像技术	掌握
		(5) 扩散加权成像技术	掌握
		(6) 灌注加权成像技术	了解
	4. 质量控制	(1) 影响影像质量的因素	掌握
		(2) 改善影像质量的措施	掌握
十七、DSA 检查技术	1. 检查前准备	(1) DSA 适应证与禁忌证	掌握
		(2) 术前准备	掌握
	2. 头颈部 DSA	(1) 血管解剖	掌握
		(2) 造影技术	掌握
	3. 胸部 DSA	(1) 血管解剖	掌握
		(2) 造影技术	掌握
	4. 心脏和冠脉 DSA	(1) 正常心脏及冠状动脉解剖	掌握
		(2) 造影技术	掌握
	5. 腹部 DSA	(1) 肝脏 DSA	了解
		(2) 胃肠道 DSA	了解
		(3) 胰、胆、脾 DSA	了解
		(4) 肾脏及肾上腺血管 DSA	掌握
		(5) 下腔静脉	掌握
	6. 盆腔 DSA	(1) 正常盆腔血管解剖	掌握
		(2) 造影技术	了解
	7. 四肢 DSA	(1) 血管解剖	掌握
		(2) 造影技术	了解
	8. DSA 影像质量控制	(1) 影响影像质量的因素	掌握
		(2) 改善影像质量的措施	掌握

三、放射医学技术中级考试大纲

基础知识

生理解剖,医用物理学知识,放射线物理与防护

单　元	细　目	要　点	要　求
一、解剖与生理基础	1. 解剖学基础	(1) 细胞 (2) 组织 (3) 器官	掌握 掌握 熟练掌握
	2. 运动系统	(1) 骨 (2) 关节 (3) 骨骼肌 (4) 颅骨及其连结 (5) 躯干骨及其连结 (6) 上肢骨及其连结 (7) 下肢骨及其连结	熟练掌握 熟练掌握 掌握 熟练掌握 熟练掌握 熟练掌握 熟练掌握
	3. 呼吸系统	(1) 鼻 (2) 喉 (3) 气管、支气管 (4) 肺 (5) 胸膜 (6) 纵隔 (7) 横膈	掌握 掌握 熟练掌握 熟练掌握 熟练掌握 熟练掌握 熟练掌握
	4. 消化系统	(1) 口腔 (2) 咽 (3) 食管 (4) 胃 (5) 小肠 (6) 大肠 (7) 肝 (8) 肝外胆道 (9) 胰 (10) 腹膜	掌握 掌握 熟练掌握 熟练掌握 掌握 熟练掌握 熟练掌握 熟练掌握 掌握 掌握
	5. 心血管系统	(1) 心脏血管系统 (2) 淋巴系统	熟练掌握 掌握
	6. 泌尿、生殖系统	(1) 泌尿系统 (2) 生殖系统	熟练掌握 熟练掌握
	7. 神经系统	(1) 中枢神经系统(脊髓、脑、脑和脊髓的被膜、脑室系统和脑血管) (2) 周围神经系统	熟练掌握 掌握

单　元	细　目	要　点	要　求
	8. 内分泌系统	(1) 甲状腺和甲状旁腺	掌握
		(2) 肾上腺	熟练掌握
		(3) 垂体	熟练掌握
		(4) 松果体	掌握
		(5) 胰岛	掌握
		(6) 胸腺	了解
		(7) 生殖腺	熟练掌握
	9. 感官系统	(1) 视觉器	掌握
		(2) 听觉器	掌握
		(3) 其他感觉器	了解
	10. 人体的生理	(1) 血液	熟练掌握
		(2) 循环	掌握
		(3) 呼吸	熟练掌握
		(4) 消化与吸收	熟练掌握
		(5) 排泄	熟练掌握
		(6) 基础代谢	掌握
二、医用物理学知识	1. 物质结构	(1) 原子的核外结构	熟练掌握
		(2) 原子能级	掌握
	2. 磁学基础知识	(1) 自旋和核磁的概念	掌握
		(2) 磁性和非磁性原子核	掌握
		(3) 共振和磁共振现象	掌握
		(4) 核磁弛豫	熟练掌握
	3. 激光学基础知识	(1) 激光的产生	了解
		(2) 激光的特性	掌握
		(3) 激光的医学应用	掌握
三、X线物理与防护	1. X线的产生	(1) X线的发现	熟练掌握
		(2) X线的产生	熟练掌握
		(3) 连续X线、特征(标识)X线	熟练掌握
		(4) 影响X线产生的因素	熟练掌握
		(5) X线强度的空间分布	熟练掌握
	2. X线的本质及与物质的相互作用	(1) X线的本质与特性	熟练掌握
		(2) X线与物质的相互作用	熟练掌握
		(3) 各种效应发生的相对几率	熟练掌握
	3. X线强度、X线质与X线量	(1) X线的波长与管电压	熟练掌握
		(2) X线强度	熟练掌握
		(3) X线质	熟练掌握
		(4) X线量	熟练掌握
	4. X线的吸收与衰减	(1) 距离的衰减	熟练掌握
		(2) 物质吸收的衰减	熟练掌握
		(3) 连续X线在物质中的衰减特点	熟练掌握
		(4) 衰减系数、影响衰减的因素	熟练掌握
		(5) 人体对X线的衰减	熟练掌握
		(6) X线滤过	熟练掌握

单　元	细　目	要　点	要　求
	5. 辐射量及其单位	(1) 照射量与照射量率 (2) 比释动能与比释动能率 (3) 吸收剂量与吸收剂量率 (4) 吸收剂量与照射量的关系 (4) 当量剂量与当量剂量率 (5) 有效剂量	熟练掌握 掌握 熟练掌握 熟练掌握 掌握 掌握
	6. 电离辐射对人体的危害	(1) 放射线产生的生物效应 (2) 影响辐射损伤的因素 (3) 胎儿出生前受照效应 (4) 皮肤效应 (5) 外照射慢性放射病	熟练掌握 熟练掌握 熟练掌握 掌握 掌握
	7. X线的测量	(1) 照射量的测量 (2) 吸收剂量的测量	熟练掌握 掌握
	8. X线的防护	(1) 放射防护的基本原则 (2) 外照射防护的一般措施 (3) 外照射的屏蔽防护 (4) 我国放射卫生防护标准	熟练掌握 熟练掌握 掌握 熟练掌握

相关专业知识

影像设备学,医学影像质量管理

单 元	细 目	要 点	要 求
四、人体影像解剖(包括平面和断面)	1. 头部	(1) 经大脑半球顶部横断层	掌握掌握
		(2) 经半卵圆中心横断层	熟练掌握
		(3) 经胼胝体压部横断层	熟练掌握
		(4) 经前连合横断层	熟练掌握
		(5) 经视交叉横断层	熟练掌握
		(6) 经垂体的横断层	掌握
		(7) 经下颌颈横断层	掌握
		(8) 经寰枢正中关节横断层	掌握
		(9) 经枢椎体横断层	掌握
		(10) 经下颌角横断层	熟练掌握
		(11) 正中矢状面	熟练掌握
	2. 颈部	(1) 经喉咽和会厌横断层	熟练掌握
		(2) 经甲状软骨中份和喉中间腔横断层	熟练掌握
		(3) 经声襞和环状软骨板横断层	熟练掌握
		(4) 经环状软骨和声门下腔横断层	熟练掌握
	3. 胸部	(1) 胸膜顶层面横断层	掌握
		(2) 第 3 胸椎体层面	熟练掌握
		(3) 主动脉弓层面横断层	熟练掌握
		(4) 奇静脉弓层面	熟练掌握
		(5) 肺动脉杈层面	熟练掌握
		(6) 肺动脉窦层面	熟练掌握
		(7)左右下肺静脉层面	掌握
		(8)膈腔静脉裂孔层面	掌握
	4. 腹部	(1) 经第二肝门横断层	熟练掌握
		(2) 经肝门静脉左支角部横断层	熟练掌握
		(3) 经肝门横断层	熟练掌握
		(4) 经腹腔干横断层	熟练掌握
		(5) 经肠系膜上动脉横断层	熟练掌握
		(6) 经肝门静脉合成处横断层	熟练掌握
		(7) 经肾门中份横断层	熟练掌握
		(8) 经胰头下份横断层	掌握
		(9) 经十二指肠水平部横断层	掌握
		(10) 经肝门静脉冠状断层	熟练掌握
	5. 男性盆部和会阴	(1) 经第 1 骶椎上份横断层	熟练掌握
		(2) 经第 2 骶椎上份横断层	熟练掌握
		(3) 经第 3 骶椎横断层	熟练掌握
		(4) 经第 4 骶椎横断层	熟练掌握
		(5) 经髋臼上缘横断层	熟练掌握
		(6) 经股骨头中份横断层	熟练掌握
		(7) 经耻骨联合上份横断层	掌握
		(8) 经耻骨联合中份横断层	熟练掌握
		(9) 经耻骨联合下份横断层	熟练掌握
		(10) 正中矢状面	熟练掌握

单 元	细 目	要 点	要 求
	6. 女性盆部和会阴	(1) 经第 3 骶椎下份横断层	熟练掌握
		(2) 经第 5 骶椎上份横断层	熟练掌握
		(3) 经髋臼上缘横断层	掌握
		(4) 经股骨头上份横断层	熟练掌握
		(5) 经股骨头下份横断层	熟练掌握
		(6) 经耻骨联合上份横断层	掌握
		(7) 正中矢状面	熟练掌握
	7. 脊柱区	(1) 颈段横断层解剖	熟练掌握
		(2) 颈椎正中矢状断层	熟练掌握
		(3) 胸段横断层解剖	掌握
		(4) 腰段横断层解剖	熟练掌握
		(5) 骶、尾段横断层解剖	掌握
	8. 上、下肢	(1) 肩关节上份横断层	熟练掌握
		(2) 肩关节下份横断层	熟练掌握
		(3) 臂中份横断层解剖	熟练掌握
		(4) 肘部肱尺关节横断层	掌握
		(5) 桡尺近侧关节横断层	掌握
		(6) 前臂中份横断层解剖	掌握
		(7) 手部近侧列腕骨横断层	掌握
		(8) 掌骨中份层面	掌握
		(9) 髋部横断层解剖	掌握
		(10) 髋部冠状断层解剖	掌握
		(11) 股部中份横断层解剖	掌握
		(12) 经膝部髌骨中点横断层解剖	熟练掌握
		(13) 经膝部中份矢状断层	熟练掌握
		(14) 经胫骨体中部横断层	掌握
		(15) 踝关节横断层解剖	掌握
五、医学影像设备	1. 医用诊断 X 线装置	(1) 构成	熟练掌握
		(2) 分类	熟练掌握
	2. X 线管	(1) X 线管的结构	熟练掌握
		(2) X 线管的分类	熟练掌握
		(3) X 线管的技术参数	掌握
		(4) X 线管的特性	熟练掌握
		(5) X 线管组件	掌握
	3. X 线高压装置	(1) 主机的构成	熟练掌握
		(2) 控制装置	掌握
		(3) 高压部分	掌握
		(4) 电源与地线	熟练掌握
	4. X 线机的辅助装置	(1) X 线管支架	熟练掌握
		(2) 遮线器	熟练掌握
		(3) 检查台	熟练掌握
		(4) X 线影像增强器	熟练掌握
		(5) X 线电视系统	掌握

单　元	细　目	要　点	要　求
	5. CT	(1) CT 的分类、进展 (2) CT 的构成及其功能 (3) 主要技术参数 (4) CT 机房设计及运行环境	掌握 熟练掌握 掌握 掌握
	6. MR	(1) MRI 设备的分类 (2) MRI 设备的构成及其功能 (3) 主要技术参数 (4) MRI 设备的机房设计及运行环境	掌握 熟练掌握 掌握 掌握
	7. CR	(1) CR 系统构成及其功能 (2) 成像板结构 (3) 主要技术参数	熟练掌握 熟练掌握 掌握
	8. DR	(1) DR 的构成及其功能 (2) 探测器结构 (3) 主要技术参数	熟练掌握 熟练掌握 掌握
	9. 相机	(1) 医用相机分类 (2) 医用相机构成 (3) 医用相机主要技术参数	掌握 熟练掌握 熟练掌握
	10. 显示器	(1) 医用影像显示器的分类 (2) 医用影像显示器的构成及其功能 (3) 主要技术参数	掌握 熟练掌握 熟练掌握
	11. PACS	(1) 常用术语 (2) PACS 系统构成及其功能 (3) DICOM 协议与标准	掌握 熟练掌握 熟练掌握
	12. 乳腺 X 线机	(1) X 线发生系统 (2) 专用支架 (3) 影像检出系统 (4) 辅助系统	熟练掌握 熟练掌握 熟练掌握 掌握
六、医学影像质量管理	1. 概述	(1) 质量与质量管理的基本概念 (2) 质量管理的必要性和目标 (3) 质量管理程序及体系建立	掌握 掌握 熟练掌握
	2. X 线影像质量评价	(1) 主观评价法 (2) 客观评价法 (3) 综合评价	熟练掌握 掌握 熟练掌握

专业知识

各种医学影像成像理论，数字影像基本理论，照片后处理（胶片、增感屏、洗片机）

单　元	细　目	要　点	要　求
七、X线成像理论	1. X线成像原理	(1) X线影像信息的传递 (2) X线照片影像的形成 (3) X线对比度 (4) X线照片的光学对比度	熟练掌握 熟练掌握 熟练掌握 熟练掌握
	2. X线的几何投影	(1) X线管焦点成像性能 (2) X线束 (3) 焦点、被照体、胶片间投影关系	熟练掌握 熟练掌握 熟练掌握
	3. X线的散射线	(1) 散射线的产生及其含有率 (2) 散射线的减少与消除	熟练掌握 熟练掌握
	4. X线照片的锐利度	(1) 照片锐利度 (2) 影响锐利度的因素	熟练掌握 熟练掌握
	5. X线照片的颗粒度	(1) 照片颗粒性的 (2) 影响颗粒性的因素	熟练掌握 熟练掌握
	6. X线摄影条件	(1) 感光效应与摄影条件选择 (2) 自动曝光控制	熟练掌握 熟练掌握
	7. 体层成像原理	(1) 体层摄影原理 (2) 体层摄影基本概念 (3) 数字合成X线连续体层成像 (4) 曲面体层成像	熟练掌握 掌握 了解 掌握
	8. 软射线摄影	(1) 软射线摄影基本概念 (2) 乳腺摄影的原理和特性	熟练掌握 熟练掌握
八、医学影像照片处理技术	1. 医用X线胶片	(1) 胶片的分类和结构 (2) X线胶片的特性曲线 (3) X线胶片的感光测定方法	熟练掌握 熟练掌握 掌握
	2. 增感屏	(1) 增感屏结构与种类 (2) 增感屏的性能	熟练掌握 熟练掌握
	3. 照片自动冲洗技术	(1) 自动洗片机 (2) 冲洗药液及其性能 (3) 洗片机的质量管理	掌握 熟练掌握 熟练掌握
	4. 干式打印技术	(1) 激光热敏成像原理 (2) 直接热敏打印原理 (3) 彩色热升华打印原理	熟练掌握 熟练掌握 掌握
九、数字影像基本理论	1. 数字影像基础	(1) 模拟与数字 (2) 矩阵与像素 (3) 数字影像常用术语	掌握 熟练掌握 熟练掌握
	2. 数字X线影像的形成	(1) 采集 (2) 量化 (3) 转换 (4) 显示	熟练掌握 熟练掌握 熟练掌握 熟练掌握

单　元	细　目	要　点	要　求
	3. 数字影像处理	(1) 图像滤过 (2) 图像降噪 (3) 图像强化 (4) 图像重建 (5) 灰阶处理 (6) 频率处理 (7) 均衡处理	熟练掌握 掌握 掌握 熟练掌握 熟练掌握 熟练掌握 熟练掌握
十、数字 X 线摄影成像理论	1. CR	(1) 成像原理 (2) 四象限理论 (3) 曝光指数	熟练掌握 掌握 熟练掌握
	2. DR	(1) 概述 (2) 直接转换式平板探测器 (3) 间接转换式平板探测器 (4) 直接与间接方式性能比较	熟练掌握 熟练掌握 掌握 掌握
十一、DSA 成像理论	1. 基本原理	(1) 成像原理 (2) 成像方式 (3) 减影方式	熟练掌握 熟练掌握 掌握
	2. 特殊功能	(1) 旋转、岁差和钟摆运动 (2) 步进	掌握 掌握
十二、CT 成像理论	1. 成像原理	(1) X 射线的衰减和衰减系数 (2) CT 数据采集基本原理 (3) CT 的图像重建 (4) CT 的重建算法 (5) 多层螺旋 CT 的成像特点	熟练掌握 熟练掌握 掌握 熟练掌握 掌握
	2. 基本概念	(1) 层厚、间隔、体素 (2) 螺距 (3) 窗口技术 (4) 扫描野 (5) 部分容积效应 (6) 重建函数	熟练掌握 熟练掌握 熟练掌握 熟练掌握 熟练掌握 掌握
十三、MR 成像理论	1. 成像原理	(1) 进入磁场后人体内质子变化 (2) 磁共振信号的产生 (3) 磁共振信号的空间定位 (4) 磁共振的加权成像 (5) K-空间的基本概念	掌握 熟练掌握 熟练掌握 熟练掌握 掌握
	2. 基本概念	(1) 矩阵 (2) 扫描野 (3) 信噪比 (4) 对比信噪比 (5) 图像均匀度	熟练掌握 熟练掌握 熟练掌握 掌握 掌握

单　元	细　目	要　点	要　求
	3. 脉冲序列	(1) 基本概念	掌握
		(2) 自旋回波序列	熟练掌握
		(3) 快速自旋回波脉冲序列	熟练掌握
		(4) 反转恢复脉冲序列	熟练掌握
		(5) 梯度回波脉冲序列	掌握
		(6) 平面回波成像脉冲序列	熟练掌握
	4. 扫描参数	(1) 层厚与层间距	掌握
		(2) 扫描方位	熟练掌握
		(3) 相位编码方向	掌握
		(4) 采集带宽	熟练掌握

专业实践能力
各种检查技术(X线、CT、MR、DSA),数字影像后处理及影像质量控制各论

单　元	细　目	要　点	要　求
十四、常规X线检查技术	1. X线摄影的基本知识	(1) 解剖学基准线 (2) X线摄影学基准线 (3) X线摄影体位与方向 (4) 体表解剖	熟练掌握 熟练掌握 熟练掌握 熟练掌握
	2. 各部位常见病X线摄影体位选择	(1) 头颅常见病变的摄影体位选择 (2) 胸部常见病变的摄影体位选择 (3) 腹部常见病变的摄影体位选择 (4) 脊柱常见病变的摄影体位选择 (5) 四肢与关节常见病变的摄影体位选择	熟练掌握 熟练掌握 熟练掌握 熟练掌握 熟练掌握
	3. 常见摄影体位的标准影像所见	(1) 头颅 (2) 胸部 (3) 腹部 (4) 脊柱 (5) 四肢与关节	熟练掌握 熟练掌握 熟练掌握 熟练掌握 熟练掌握
	4. X线造影检查	(1) X线对比剂 (2) 对比剂的应用 (3) 泌尿系统造影 (4) 胆道T管造影 (5) 子宫输卵管造影	熟练掌握 熟练掌握 熟练掌握 掌握 掌握
	5. 乳腺X线摄影检查	(1) 体位设计 (2) 影像质量控制	熟练掌握 熟练掌握
十五、CT检查技术	1. 概述	(1) 适应证与禁忌证 (2) 扫描程序 (3) 扫描方法 (4) 被检者准备 (5) CT扫描注意事项	熟练掌握 熟练掌握 熟练掌握 熟练掌握 熟练掌握
	2. 人体各部位CT检查技术	(1) 颅脑CT扫描技术 (2) 鞍区CT扫描技术 (3) 眼及眼眶CT扫描技术 (4) 耳部CT扫描技术 (5) 鼻与鼻窦CT扫描技术 (6) 颌面部CT扫描技术 (7) 咽喉部CT扫描技术 (8) 颈部CT扫描技术 (9) 胸部CT扫描技术 (10) 冠状动脉多层螺旋CT扫描技术 (11) 腹部CT扫描技术 (12) 脊柱CT扫描技术 (13) 盆腔CT扫描技术 (14) 四肢骨关节及软组织CT扫描技术	熟练掌握 掌握 熟练掌握 掌握 掌握 熟练掌握 掌握 熟练掌握 熟练掌握 掌握 掌握 熟练掌握 掌握 掌握掌握

单　元	细　目	要　点	要　求
	3. 影像后处理	(1) 多平面重组	熟练掌握
		(2) 表面影像显示	掌握
		(3) 最大密度投影	掌握
		(4) 容积再现法	掌握
		(5) 仿真内镜成像	掌握
	4. 影像质量控制	(1) 影响影像质量的因素	掌握
		(2) 改善影像质量的措施	熟练掌握
十六、MR检查技术	1. 概述	(1) 适应证与禁忌证	熟练掌握
		(2) 扫描程序	掌握
		(3) 注意事项	掌握
	2. 人体各系统的 MR 检查技术	(1) 神经系统	掌握
		(2) 呼吸系统	掌握
		(3) 循环系统	掌握
		(4) 消化系统	掌握
		(5) 泌尿生殖系统	掌握
		(6) 五官及颈部系统	掌握
		(7) 骨、关节及肌肉系统	掌握
	3. MR 特殊检查技术	(1) 脂肪抑制成像技术	掌握
		(2) 化学位移成像技术	了解
		(3) 水成像技术	掌握
		(4) 血管成像技术	掌握
		(5) 扩散加权成像技术	掌握
		(6) 灌注加权成像技术	了解
	4. 质量控制	(1) 影响影像质量的因素	掌握
		(2) 改善影像质量的措施	熟练掌握
十七、DSA检查技术	1. 检查前准备	(1) DSA 适应证与禁忌证	熟练掌握
		(2) 术前准备	掌握
	2. 头颈部 DSA	(1) 血管解剖	掌握
		(2) 造影技术	掌握
	3. 胸部 DSA	(1) 血管解剖	掌握
		(2) 造影技术	掌握
	4. 心脏和冠脉 DSA	(1) 正常心脏及冠状动脉解剖	掌握
		(2) 造影技术	掌握
	5. 腹部 DSA	(1) 肝脏 DSA	掌握
		(2) 胃肠道 DSA	掌握
		(3) 胰、胆、脾 DSA	掌握
		(4) 肾脏及肾上腺血管 DSA	熟练掌握
		(5) 下腔静脉	熟练掌握
	6. 盆腔 DSA	(1) 正常盆腔血管解剖	熟练掌握
		(2) 造影技术	掌握
	7. 四肢 DSA	(1) 血管解剖	熟练掌握
		(2) 造影技术	掌握
	8. DSA 影像质量控制	(1) 影响影像质量的因素	熟练掌握
		(2) 改善影像质量的措施	掌握

后 记

近 20 年,医学影像技术取得了飞速的发展,各类医学影像新设备层出不穷。干式激光打印机、数字合成 X 线连续体层摄影装置、平板 DSA、双源 CT、320 层螺旋 CT、PET/CT、9T MR 等,使整个医学影像技术进入数字化、网络化时代的同时,医学影像技术开始向分子与功能成像渗透,并继续朝着图像质量更高、检查速度更快、功能更强的方向不断发展,以最小的代价为循证医学的发展提供技术保障。

也正是由于短时间内,医学影像技术的高速发展,让业内人员目不暇接。为了在短时间内,让广大从事医学影像技术的在职人员和医学影像专业的在校学生全面、系统、深层次、高效率了解和掌握医学影像技术学的相关知识,我们精心组织编写了此书,并考虑到上岗考试、职称考试、准入制考试、"三基"考核等多层次人员的需求而整理编写了千余道各类高频考题,目的就是为了满足医学影像技术在职人员和医学影像专业在校学生不同层次的需求,同时也为医学影像专业教师编写试卷提供参考。

本书的理论体系依据大学教材《医学影像技术》(江苏大学出版社 2008 年出版),与其一脉相承,是其学习的辅助教材,或者说是姊妹篇。在这次编写中,我们在突出介绍设备结构、成像原理的同时,强调各类检查技术的规范化作业,精简了医学影像技术历史及发展、评价等比较琐碎的知识点,一些仅需了解的内容在此并未列入。这样,本书在指明各章节的侧重点之后,内容上基础理论与知识考点并重,摒弃了当今市场上只是单纯以考题或是理论为主的同类图书的缺陷,使其独具特色,方便学习、掌握与记忆。

在编写过程中,我们得到了我国医学影像技术学界的前辈、全军医学会影像技术专业委员会前主任委员、广州军区武汉总医院张玉星教授的首肯。他冒着盛夏高温,利用一切可以利用的时间对全书逐字逐句地修改、审定,效率之高令晚辈们敬佩。张教授作为我国医学影像技术学界的资深专家,还在百忙之中为本书作序,热情洋溢,字里行间凸显对晚辈的呵护与关爱。

此外,江苏大学出版社的有关领导、编辑人员非常重视并大力支持本书的出版与发行,他们提出的诸多富有建设性的意见,为本书独具的特色奠定了基础。在此,我们谨代表全体编委,对他们的热忱帮助表示由衷的感谢与敬意!

尽管我们力求站在时代所能给予的高度,尽全力使本书的内容更加完善,但毕竟水平有限,不足之处在所难免,在此恳请广大读者将意见通过E-mail(yingsong@sina.com)告知我们,或者登录医学影像健康网(www.mih365.com)把信息反馈给我们。对您的真诚帮助我们深表谢意!

愿本书的出版发行能够搭建你我沟通的桥梁,为我国医学影像技术可持续发展作出一点微薄的贡献,真诚感谢大家!

编 者
2009 年 8 月